Das große Buch der

Heilpflanzen

Natürlich gesund durch sanfte Behandlung

Christian Neumeir

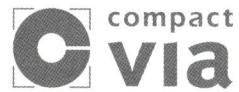

Über den Autor

Christian Neumeir arbeitet als Heilpraktiker in seiner eigenen Praxis im oberbayerischen Mauern. Neben anderen Therapieverfahren ist die Pflanzenheilkunde in der Praxisanwendung für ihn ein wichtiger Baustein. Auch in der eigenen Familie gehört der bewusste Umgang mit Heilpflanzen zu einer natürlichen und gesunden Lebensweise. Eine große Faszination übt für den Autor der riesige Wissensschatz aus, der zum Teil historisch überliefert wurde und in neuerer Zeit immer mehr auch wissenschaftlich belegt werden kann.

Zusätzlich zur Tätigkeit als Autor und Heilpraktiker ist Christian Neumeir als Schulleiter einer erfolgreichen Freisinger Heilpraktiker-Schule tätig, in der er sich auch als Dozent sehr engagiert. Seinen Beruf, anderen Menschen zu helfen sowie schulmedizinisches und naturheilkundliches Wissen verständlich weiterzugeben, hat er zur Berufung und Leidenschaft gemacht.

compact via ist ein Imprint der Compact Verlag GmbH

© Compact Verlag GmbH
Baierbrunner Straße 27, 81379 München
Ausgabe 2014

Text: Christian Neumeir
Chefredaktion: Dr. Matthias Feldbaum
Redaktion: Anja Fislage
Produktion: Ute Hausleiter
Abbildungen: siehe Bildnachweis S. 256
Titelabbildungen: shutterstock.com/gorillaimages (o.), shutterstock.com/B. and
E. Dudzinscy (u. l.), shutterstock.com/NilsPrause (u. Mi.), fotolia.com/flashpics (u. r.)
Gestaltung: seitenwind GmbH – Design und Kommunikation, Regensburg/
Roman Bold & Black, Köln
Umschlaggestaltung: seitenwind GmbH – Design und Kommunikation, Regensburg

ISBN 978-3-8174-9572-6
381749572/1

www.compactverlag.de

Vorwort

Für den einen ist es Unkraut, für den anderen vielleicht die natürlichste Heilmethode der Welt: die Anwendung von Heilpflanzen. „Gegen jede Krankheit ist ein Kraut gewachsen" – dieser Ausspruch ist bezeichnend für die umfassende Heilkraft von Pflanzen. Aus der Natur kennt man viele Beispiele dafür, wie Tiere in freier Wildbahn instinktiv spezielle Pflanzen fressen, wenn sie unter bestimmten Erkrankungen und Beschwerden leiden. Auch der Mensch nutzt diese Form der Naturmedizin seit jeher.

In unserer modernen Zeit bedeutet die zunehmende Anwendung von Heilpflanzen keinesfalls einen Rückschritt ins tiefste Mittelalter, in dem vor allem Mönche, Nonnen und weise Kräuterfrauen Zugang zu einem tiefen Wissensschatz besaßen. Im Gegenteil: Mit den heutigen Mitteln der Wissenschaft kann das traditionelle Wissen über die Heilkraft von Pflanzen überprüft und erklärt werden. So ist es nicht verwunderlich, dass Heilpflanzen heute sprichwörtlich in aller Munde sind.

In diesem Ratgeber lernen Sie die wichtigsten Heilpflanzen kennen. Außerdem erfahren Sie, welche Heilpflanzen Sie bei unterschiedlichen Beschwerden hilfreich einsetzen können. Zusätzlich sehen Sie, wie Sie Heilpflanzen am wirkungsvollsten zubereiten und vielseitig einsetzen können. Wir wünschen Ihnen dabei viel Freude und Erfolg!

Inhalt

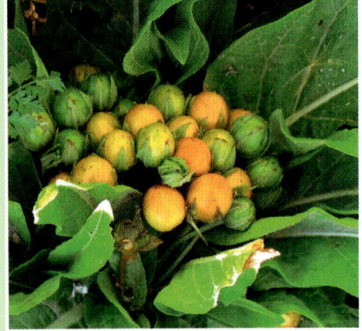

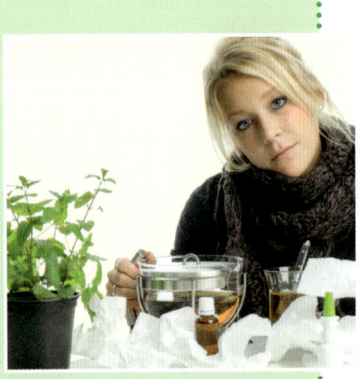

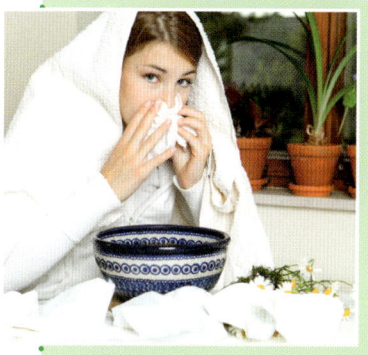

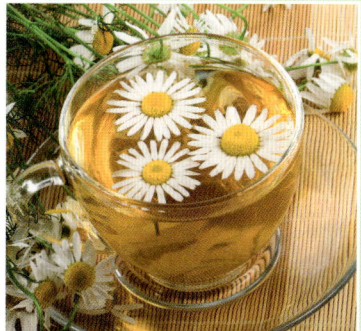

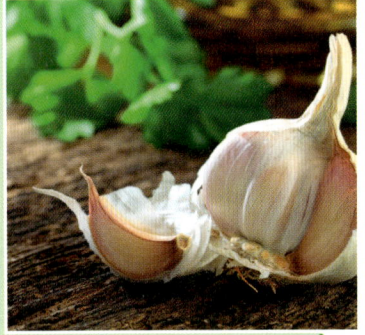

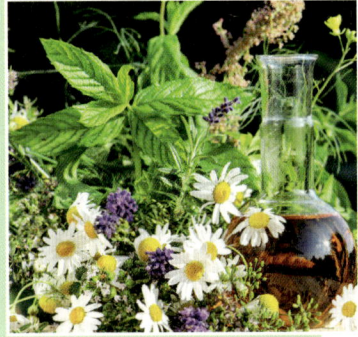

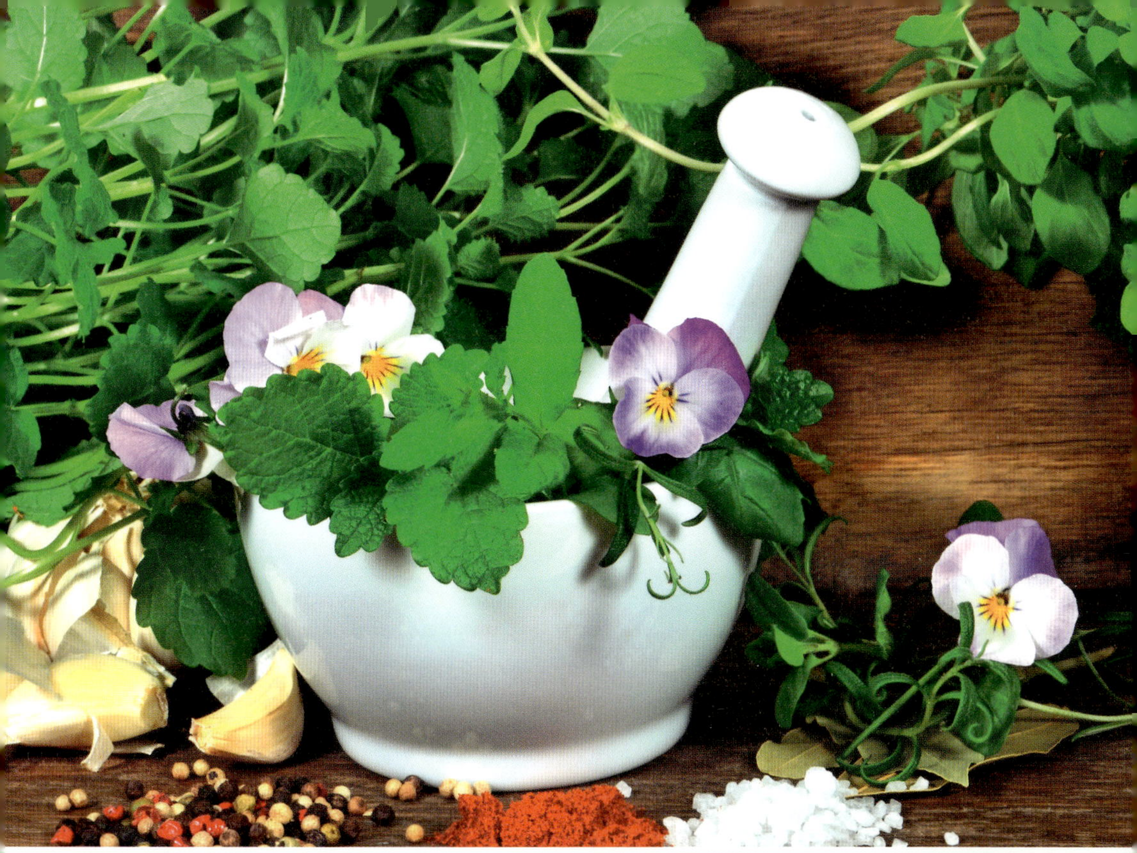

Heilpflanzen – unsere natürlichste Medizin

Heilpflanzen – von der Steinzeit bis heute

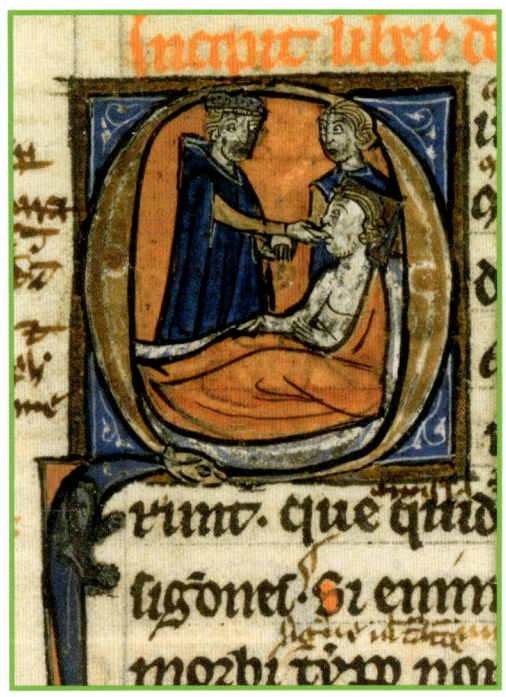

erklären, warum Heilpflanzen wirken. Dies war den Menschen zu früheren Zeiten nicht möglich. Sie verwendeten Heilpflanzen aufgrund ihrer eigenen und überlieferter Erfahrungen.

Als bei Ausgrabungen im Jahre 1874 eine etwa 20 m lange Papyrusrolle aus dem alten Ägypten gefunden wurde, kam das riesige Ausmaß des damaligen Heilpflanzenwissens ans Tageslicht: Auf dieser Schriftrolle waren um die 800 einzelnen Pflanzen und deren Anwendung aufgeführt. Man datierte diesen Fund auf das 2. Jahrtausend v. Chr.

Ein weiterer Meilenstein in der Pflanzenheilkunde ist im antiken Griechenland und im Römischen Reich zu finden. Diese Epoche brachte mehrere Medizingelehrte hervor. Heute weiß man, dass der Ursprung der damaligen Medizin die Pflanzenheilkunde war. Einer dieser Gelehrten war der Arzt Hippokrates (460–370 v. Chr.). Er gilt heute als Begründer der medizinischen Wissenschaft. Von ihm stammt der Ausspruch: „Lasst eure Heilmittel Nahrungsmittel sein und eure Nahrungsmittel Heilmittel."

Die Anwendung von Pflanzen ist vermutlich so alt wie die Menschheit selbst. Bei Ausgrabungen wurde festgestellt, dass bereits Steinzeitmenschen bestimmte Kräuter verwendeten. Das Wissen über die Wirkung dieser natürlichen Medizin hat sich im Laufe der Geschichte über verschiedene Stationen hinweg weiterentwickelt. Die heutige Wissenschaft kann verstehen und

Die Erkenntnisse wurden zur damaligen Zeit meist nur auserwählten Personen weitergegeben. Auf diesem Weg konnte das Wissen bis ins

Mittelalter überdauern. Hier waren es dann in erster Linie Mönche, die einzelne Schriften in mühevoller Handarbeit kopierten und somit weiterverbreiteten. Als 1452 schließlich der Buchdruck erfunden wurde, waren es neben der Bibel hauptsächlich Kräuterbücher, die „auf den Markt kamen".

Die Klöster lebten diesen Erfahrungsschatz weiter. Nicht nur die Verbreitung in schriftlicher Form, sondern auch die praktische Anwendung der Heilpflanzen in der Medizin wurde sogar durch kaiserliche Anordnung Aufgabe der Mönche und Nonnen. Auch heute noch existieren meist liebevoll gepflegte Klostergärten mit wertvollen Kräuterschätzen.

Diese traditionelle abendländische Medizin trat dann im Laufe der Geschichte jedoch etwas in den Hintergrund. Durch die Hexenverfolgungen wurde leider auch enormes Wissen vernichtet. Zusätzlich dazu drängte in der Neuzeit die aufkommende synthetische Herstellung von Arzneimitteln die Pflanzenmedizin mehr und mehr in den Hintergrund. Aber seit ein paar Jahrzehnten erlebt die Pflanzenheilkunde ein riesiges Come-

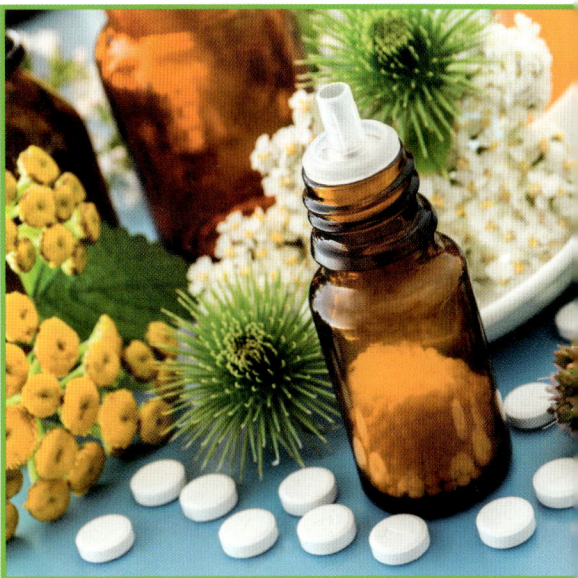

back. Inzwischen wächst das Bewusstsein für natürliche und sanfte Behandlungsmethoden in der Öffentlichkeit und die moderne Wissenschaft unterstüzt diese Bewegung. Es wird immer mehr darauf geachtet, Gesundheit zu erhalten, Krankheiten vorzubeugen sowie vorhandenen Beschwerden möglichst nebenwirkungsarm und auf natürlichem Wege zu begegnen.

Warum Heilpflanzen heilen

Die Wirkung einer Heilpflanze beruht keineswegs auf einem einzigen vorhandenen Pflanzenwirkstoff. Untersuchungen haben eindeutig ergeben, dass erst die enthaltene Wirkstoffkombination einer Pflanze zu den gewünschten Effekten führt. Einzelne isolierte Stoffe, die im Labor aus einer

Heilpflanze extrahiert wurden, sind dagegen weit weniger wirksam. Häufig sind ausgerechnet diejenigen Substanzen einer Pflanze wichtig, die zunächst als unbedeutend erachtet werden, da sie allein für sich keine Wirkungen aufweisen – z. B. verschiedene Ballaststoffe. Letztlich machen aber genau diese Substanzen die Gesamtwirkung einer Heilpflanze aus. Manche Pflanzen besitzen über 100 verschiedene Wirksubstanzen. Rosengewächse weisen sogar über 400 unterschiedliche Bestandteile auf. Darunter sind einige Hauptwirkstoffe enthalten, aber erst deren Kombination mit einer Vielzahl unterschiedlicher Begleitstoffe ergibt insgesamt eine Heilwirkung. Die Wissenschaft kennt viele einzelne Wirkstoffgruppen, die in unterschiedlicher Menge in Heilpflanzen enthalten sind. Sehr häufig vorkommende Wirksubstanzen sind z. B. Schleimstoffe, Alkaloide, Gerb- oder Bitterstoffe oder auch ätherische Öle. Auch andere zum Teil

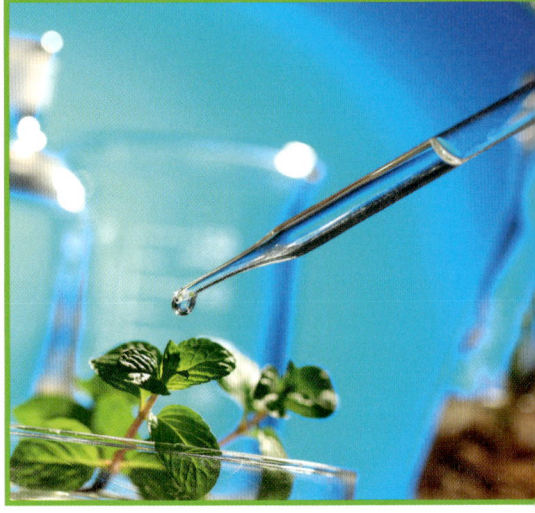

giftige Substanzen fallen hierunter. Die Pflanzen unterscheiden sich in ihrer Hauptwirkung aufgrund des Gehalts dieser und anderer Pflanzenstoffe.

Besonderheiten bei Pflanzen mit ätherischen Ölen

Ätherische Öle verflüchtigen sich rasch in der Umgebungsluft. Aus diesem Grund besitzen sie meist einen charakteristischen Duft, der über den menschlichen Geruchssinn aufgenommen werden kann. Für die Anwendung und die Aufbewahrung gibt es einige wenige Besonderheiten, auf die Sie achten sollten:

- Bewahren Sie Pflanzen mit ätherischen Ölen grundsätzlich gut verschlossen, aber nicht in einem Kunststoffbehältnis auf.
- Teezubereitungen sollten Sie immer abgedeckt ziehen lassen.
- Da die meisten ätherischen Öle bei der äußeren Anwendung Hautreizungen hervorrufen können, sollten Sie sie grundsätzlich nur mit Wasser verdünnt anwenden. Dies gilt auch für die Inhalation von ätherischen Ölen.

Für die Wirksamkeit einer Heilpflanze gibt es eine Grundregel: Je feiner die Zerkleinerung einer Heilpflanze, desto höher ist die erzielte Wirkung. Heilpflanzen können Sie zum Teil selbst aufbewahren (s. S. 17 ff.) oder Sie können sie z. B. über eine Apotheke beziehen. Vor allem Wurzeln werden dort häufig in pulverisierter Form angeboten. Das Kraut einer Pflanze ist hingegen in der Regel etwas gröber geschnitten. Falls Sie die Pflanzen selbst für die Aufbewahrung vorbereiten, bestimmen Sie natürlich selbst den Zerkleinerungsgrad. Allerdings gibt es bei fein zerkleinerten Heilpflanzen gleichzeitig einen wesentlichen Nachteil: Die Haltbarkeit reduziert sich, da verschiedene Keime eine größere Oberfläche vorfinden und sich darin umso besser einnisten können. Deshalb sollten Sie abwägen, ob Sie sich für eine längere Haltbarkeit oder für eine bessere Wirkung entscheiden möchten.

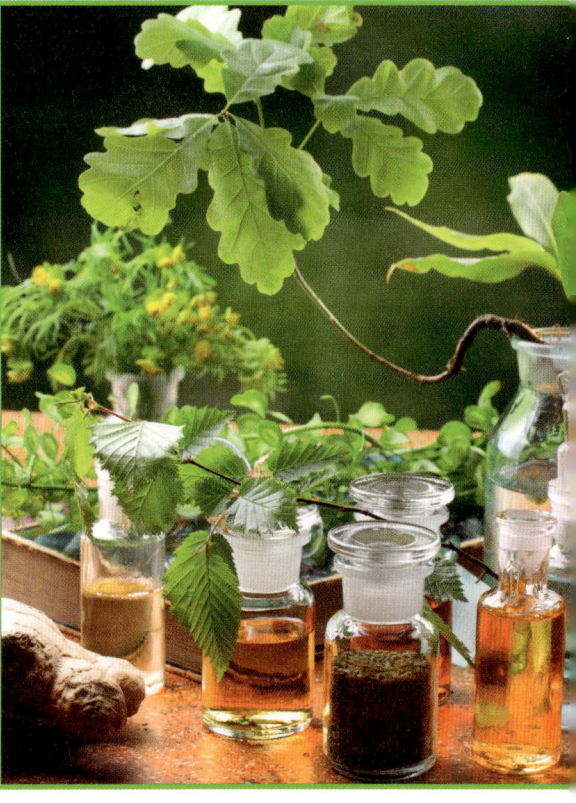

Eine Therapie ohne Nebenwirkungen?

Auch wenn es häufig den Anschein hat: Die Therapie mit Heilpflanzen ist nicht ungefährlich. Es handelt sich keinesfalls um eine völlig harmlose Behandlungsmethode. Philippus Theophrastus Bombastus von Hohenheim, besser bekannt unter der Bezeichnung Paracelsus (bedeutender Arzt, 1493–1541), prägte den Ausspruch: „Alle Ding' sind Gift und nichts ohn' Gift – allein die Dosis macht, das(s) ein Ding kein Gift ist." Dieser berühmte Satz bedeutet in etwa: „Die Dosis macht das Gift." Dieser Umstand ist für die Heilpflanzenkunde von enormer Wichtigkeit.

Die meisten Heilpflanzen können den Organismus schädigen, wenn sie über längere Zeit eingenommen werden. Auch gängige Heiltees sollten nicht länger als einige Wochen ohne Unterbrechung angewendet werden. Ebenso ist natürlich die Dosierung der jeweiligen Einnahme von großer Bedeutung.

Aber nicht nur lange Anwendungsdauer oder Überdosierung einer Heilpflanze können zu Schä-

Alraune & Co. –
kleine Pflanzenmythologie

Über fast jede Heilpflanze gibt es überlie-
ferte Sagen und Geschichten, die mystisch
anmuten. Die Wurzeln solcher Erzählungen
reichen oft weit zurück, teilweise sogar bis
in die klassische Sagenwelt der Antike.
Auch hier gilt die Regel: In jeder Geschichte
steckt zumindest ein bisschen Wahrheit.
Zu den Zeiten, als diese Erzählungen ent-
standen, konnte man sich die „magischen"
Wirkungen einer Pflanze mit den damaligen
Hilfsmitteln nicht erklären. Man vermutete
deshalb, es seien übernatürliche Mächte
am Werk. Diese Mächte reichten von Hexen
über Götter bis hin zum Teufel.

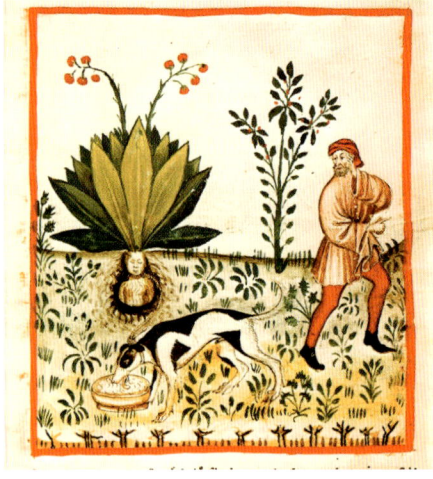

Aus heutiger Sicht lässt sich manch
magische Wirkung einer Pflanze durchaus
erklären. Häufig handelt es sich dabei
um sogenannte psychoaktive Pflanzen.
Dies sind meist hochgiftige Pflanzen, die
Auswirkungen auf Gehirn und Nervensystem haben. Sehr oft kommt es dabei zu
Halluzinationen und Wahnvorstellungen.
So entstand z. B. der Mythos der auf dem
Besen reitenden Hexe: Eine Mischung aus
ganz bestimmten Pflanzen, aufgetragen
auf die Haut, ruft tatsächlich ein Gefühl des
Fliegens hervor. Solche Flugsalben wurden
im Mittelalter verwendet, um den Ritt auf
dem Besen zu simulieren.

Auch im Bereich der Liebe hat die Pflan-
zenwelt einiges zu bieten. So sollen der
Sage nach Tristan und Isolde nach ihrem
Tod getrennt links und rechts einer Kirche
begraben worden sein. Aus beiden Gräbern
wuchsen Efeuranken, die sich schließlich
über dem Dach der Kirche trafen. So waren
die beiden doch noch vereinigt.
Seit jeher am meisten gefürchtet war wohl
die Alraune. Hierüber ranken sich die
seltsamsten Geschichten. Wer die Alraune
ausgräbt, der stürbe durch den durchdrin-
genden Schrei der Pflanze – so weit die
damals vorherrschende Meinung. So wurde
laut Erzählungen zu einer List gegriffen:

 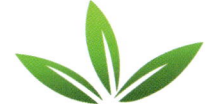 

Man band einen Hund an die Pflanze, der diese schließlich aus der Erde riss, jedoch dabei verstarb.

Das Farnkraut wurde früher als Hexenkraut bezeichnet. Man konnte sich nicht erklären, wie sich die Pflanze ohne Samen fortpflanzen könne. Es wurde vermutet, dass sie nur in der Johannisnacht blühe und dabei den Samen ausstoße. Dementsprechend begehrt war dieser. Erst im 19. Jahrhundert konnte die Fortpflanzungsfähigkeit des Farns durch Sporen geklärt werden. Dem imaginären Farnsamen wurden allerlei magische Wirkungen zugesprochen. Wer ihn besaß – was natürlich nicht möglich war –, konnte sich damit sogar unsichtbar machen. Das Farnkraut selbst ist allerdings stark giftig, wodurch es immer wieder zu Todesfällen kam. Natürlich förderte dieser Umstand umso mehr die Mystik der Pflanze. Auch in unserer Zeit gilt Farn als Symbol für Schatten und verborgene Welten, in denen z. B. Feen und Kobolde zu finden sein sollen.

Eine weitere mystische Heilpflanze ist der Salbei. Bereits der Name der Pflanze weist auf seine ausgesprochen heilsame Wirkung hin (lat.: *salvare* = heilen). Früher glaubte man, dass ein Strauß Salbeiblätter gegen das Einschlafen während der Predigt in den Kirchen wirkt. Deshalb wurde er oft in den Gebetbüchlein versteckt. Heute besitzt Salbei immer noch Wirkungen, die ihn bei manch wiederentdeckten Ritualen zum Einsatz kommen lassen, z. B. beim Räuchern. Dies war im traditionellen Brauchtum eine sehr verbreitete Anwendung, um sich an bestimmten Tagen des Jahres zu reinigen und vor schlechten Einflüssen zu schützen. Inzwischen weiß man, dass Salbei tatsächlich antiseptisch wirkt. Aber auch der reinigende Effekt auf der psychischen Ebene ist ein wichtiger Aspekt, sodass das Räuchern wieder stetig an Bedeutung zunimmt.

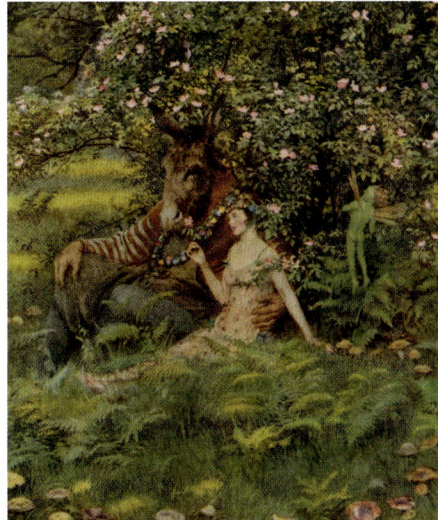

den führen. Von vielen Heilpflanzen weiß man darüber hinaus, dass sie Nebenwirkungen besitzen und häufig Allergien auslösen können. Einige Pflanzen stehen sogar in Verdacht, krebserregend zu wirken. Daneben gibt es Heilpflanzen, die leicht bis sehr stark giftig wirken. Dies sind insbesondere die Tollkirsche, Roter Fingerhut, Eisenhut, Maiglöckchen oder Gefleckter Schierling. Sogar Efeu ist leicht giftig. Insgesamt sind in Europa bis zu 50 verschiedene (Heil-)Pflanzen bekannt, die für den Menschen giftige Substanzen enthalten. Im Kapitel „Die 100 wichtigsten Heilpflanzen" ab S. 21 finden Sie bei einzelnen giftig wirkenden Heilpflanzen einen entsprechenden Hinweis darauf.

Bei manchen Heilpflanzen sind die rohen Pflanzenanteile zwar giftig, verlieren aber ihre schädigende Wirkung durch Abkochung. Dies ist z. B. beim Holunder der Fall: Im rohen Zustand sind die Blütendolden und insbesondere die Holunderbeeren leicht giftig und verursachen meist Verdauungsbeschwerden. Im gekochten Zustand entsteht daraus ein sehr hilfreiches Erkältungsmittel.

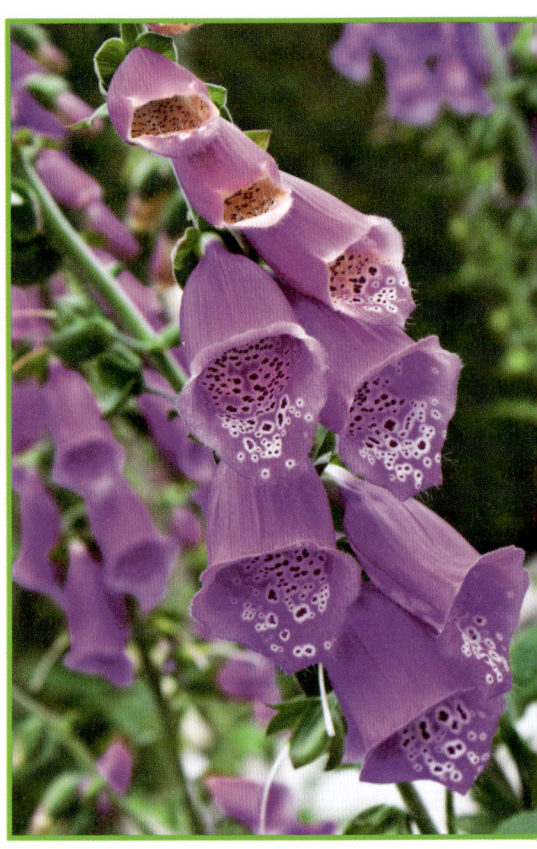

Was tun bei Vergiftungen?

Bereits der bloße Verdacht einer möglichen Vergiftung ist maßgeblich. In diesem Fall sollten Sie so schnell wie möglich den Notruf wählen. Rufen Sie anschließend zusätzlich bei einer Giftnotrufzentrale an (Telefonnummern sind im Anhang dieses Buches aufgeführt). Hier bekommen Sie wichtige Informationen, wie Sie in dieser Situation weiter vorgehen sollen. Bewahren Sie Heilpflanzenreste und eventuell Erbrochenes auf und geben Sie dies dem Rettungsdienst mit.

Zu den giftig wirkenden Heilpflanzen gehören auch Pflanzen mit sogenannten psychoaktive Wirkstoffen: Bestimmte Pflanzenanteile können auf die Psyche des Menschen – in schädlicher Weise – einwirken. Meist werden Halluzinationen oder sogar Bewusstseinsveränderungen hervorgerufen. Diese Wirkungen können bis zum Tod führen. Leider kommt es in unserer Zeit immer häufiger zu Vergiftungsfällen durch die beabsichtigte Einnahme dieser „natürlichen Rauschdrogen".

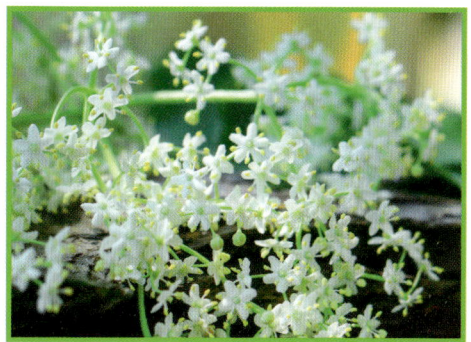

Wiesen, Wald, Feld und Flur: Heilpflanzen sammeln – aber richtig!

Sie streifen ruhig und genüsslich durch Wiesen und Wälder. Die Sonne geht gerade auf und taucht das Land in einen milden, hellen Glanz. Das fröhliche Konzert der Vögel begleitet Sie. Sie genießen diese ganz besondere Atmosphäre. Sie riechen den intensiven Geruch, den verschiedene Pflanzen verströmen, und freuen sich darüber, im Morgentau genau die gesuchten Heilpflanzen zu finden, die Sie benötigen. Zugegeben – ein herrliches Bild, das sicherlich verlockt: Heilpflanzen auf eigene Faust selbst in der „freien" Natur zu sammeln. Aber ist die Natur wirklich ganz so frei? Dürfen Sie sich an den Schätzen der Natur bedienen? Die Antwort lautet ja – aber unter ganz bestimmten Voraussetzungen, die Sie grundsätzlich beachten sollten.

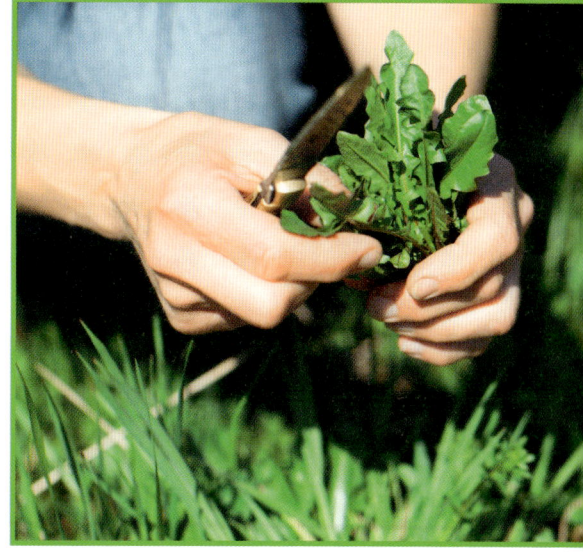

Um an die Heilpflanzen Ihrer Wahl zu kommen, gibt es im Grunde zwei Möglichkeiten: Sie können natürlich die Pflanzen in der Natur selbst sammeln oder Sie beziehen die Pflanzen über Ihre Apotheke. Im letztgenannten Falle stammen die Pflanzen meist aus dem sogenannten kontrollierten Anbau. Darunter versteht man den landwirtschaftlichen Anbau bestimmter Heilpflanzen und deren kommerzielle Ernte. Und wie so oft: Beide Alternativen haben eine Menge Vor-, aber auch Nachteile.

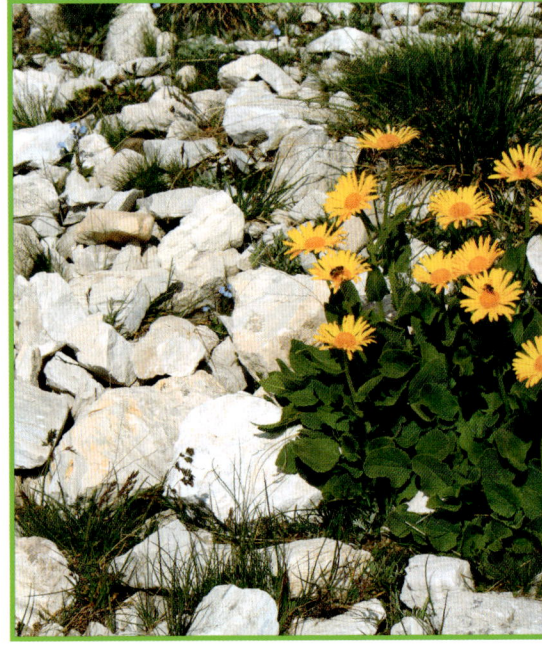

Wildpflanzen kontra kontrollierten Anbau

Für Sie als Anwender von Heilpflanzen ist zunächst ein sehr großer Vorteil des kontrollierten Anbaus nicht von der Hand zu weisen: Diese Pflanzenprodukte unterliegen einer ständigen Wirkstoffkontrolle. Das heißt, Sie können davon ausgehen, dass der Wirkstoffgehalt keinerlei Schwankungen unterliegt, sondern grundsätzlich gleich bleibt. Dies ermöglicht für Sie eine exakte Dosierung der Heilpflanze. Bei wild wachsenden Pflanzen schwankt der Wirkstoffgehalt von Pflanze zu Pflanze sehr stark, abhängig vom Standort der Pflanze. Somit spielen unterschiedliche Faktoren wie Bodenbeschaffenheit, Witterungseinflüsse, Wasserversorgung etc. eine große Rolle, die sehr unterschiedlich ausfallen können. Pflanzen aus kontrolliertem Anbau haben hier ganz klar die Nase vorn.

Daneben ist oft die Meinung verbreitet, wild wachsende Pflanzen hätten einen höhe-

ren Wirkstoffgehalt als angebaute Pflanzen. Untersuchungen konnten dies allerdings nicht bestätigen. In diesem Bereich können für beide Alternativen keine Punkte vergeben werden.

Wie sieht es aus mit der Schadstoffbelastung, mit Pflanzenschutzmitteln, Düngemitteln und weiteren Umweltbelastungen? Bei Pflanzen, die aus kontrolliertem Anbau stammen, kann dieser Hintergrund eventuell nicht wirklich bis ins Kleinste nachvollzogen werden. Die Gefahr, dass angebaute Heilpflanzen chemisch belastet sind, ist zumindest zu einem geringen Teil nicht auszuschließen. Beachten Sie deshalb beim Bezug von

Heilpflanzen, dass sie aus biologischem Anbau und möglichst nicht aus dem Ausland stammen. Allerdings: Kann eine Schadstoffbelastung bei wild wachsenden Pflanzen ausgeschlossen werden? Auch hier gibt es Faktoren wie Umweltverschmutzung, Düngemittel im Grundwasser, Schadstoffbelastung durch vorbeifahrende Autos oder Unkrautvernichtungsmittel von benachbarten Feldern. Hier kann ebenso wenig eine Belastung ausgeschlossen werden. Also: Auch hier gibt es ein Unentschieden zwischen den beiden Alternativen.

Und dann gibt es noch einen ganz eindeutigen Vorteil zugunsten von kontrolliert angebauten Pflanzen: der Natur- und Artenschutz! Heilpflanzen anzuwenden, ist zu einem bestimmten Teil auch damit verbunden, im Einklang mit der Natur zu leben und die Natur wertzuschätzen. Die Natur dabei zu beeinträchtigen oder gar zu schädigen, kann sicher nicht in diesem Sinne sein. Zumindest bei geschützten Pflanzen sollte deshalb

grundsätzlich auf angebaute Pflanzen zurückgegriffen werden.

Folgende Pflanzen, die in diesem Buch aufgeführt sind, sind geschützt und dürfen nicht gesammelt werden:
- Adoniskraut
- Arnika
- Bärentraube
- Gelber Enzian
- Herzgespann
- Maiglöckchen
- Schlüsselblume
- Sonnentau
- Tausendgüldenkraut

Heilpflanzen aufbewahren

Heilpflanzen, die Sie selbst gesammelt haben, bedürfen danach noch einer speziellen Behandlung. Um Pflanzen aufbewahren zu können, müssen sie zunächst getrocknet werden. Dies ist ein sehr wichtiger Schritt. Durch die Trocknung

Das richtige Sammeln von Heilpflanzen

Sollten Sie sich trotz allem für das Sammeln von Heilpflanzen entscheiden, beachten Sie bitte diese Grundsätze:
- Achtung, Verwechslungsgefahr: Sammeln Sie nur diejenigen Heilpflanzen, die Sie absolut zuverlässig bestimmen können! Ohne ausreichende Kenntnisse wäre dies unter Umständen sehr gefährlich.
- Sammeln Sie nur solche Mengen, die Sie für sich selbst benötigen.
- Schneiden Sie Pflanzen mit einer Schere oder einem scharfen Messer ab, sodass der Wurzelstock im Boden verbleibt.

Müssen Heilpflanzen gewaschen werden?

Sie sollten gesammelte Pflanzen keinesfalls waschen! Dadurch vergrößert sich die Gefahr der Schimmelbildung während der anschließenden Lagerung. Achten Sie vielmehr bereits beim Sammeln auf saubere Pflanzenanteile. Groben Schmutz wie Erdreste können Sie vielleicht mit einem kleinen Pinsel beseitigen. Allerdings gibt es hierzu eine Ausnahme: Bei Wurzeln lässt es sich meist nicht vermeiden, dass daran Erde anhaftet, sodass hier das Waschen – ausnahmsweise – notwendig ist.

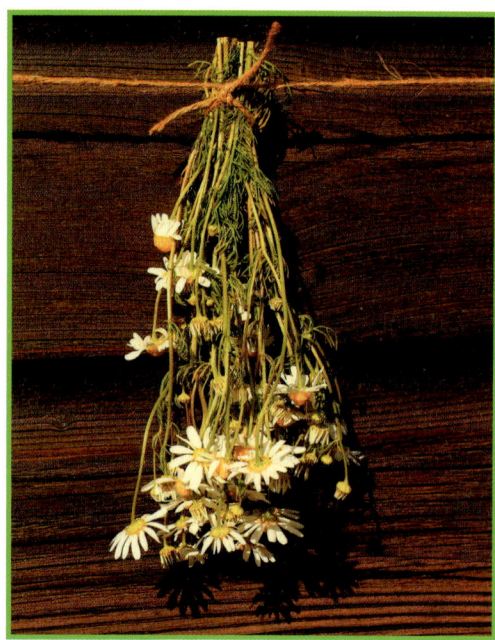

während der Lagerung nicht zu schimmeln beginnen. Ohne Trocknung würden verschiedene Mikroorganismen wie Bakterien und insbesondere Schimmelpilze ein optimales Milieu vorfinden. Der Heilpflanzenvorrat wäre dadurch nicht mehr zu gebrauchen. Die einfachste Möglichkeit, Heilpflanzen zu trocknen, ist das Auslegen an der frischen Luft. Selbstverständlich sollte dies an einem wind- und witterungsgeschützten Platz erfolgen. Ebenso sollten die Pflanzen nicht unmittelbar der prallen Sonneneinstrahlung ausgesetzt werden. Es genügt vollkommen, wenn Sie die Heilpflanzen im Schatten trocknen lassen. Kraut, Stängel, Blüten und Blätter sollten Sie vor dem Trocknen mit einem Messer klein schneiden. Beeren oder kleine Früchte können Sie ganz belassen. Größere Früchte sollten Sie etwas zerkleinern. Legen Sie die Pflanzenanteile anschließend in einer Lage zum Trocknen aus, sodass sie sich möglichst nicht berühren, und lassen diese über mehrere Tage bis Wochen vollständig austrocknen.

Wurzeln sollten Sie ebenfalls zum Trocknen aufhängen. Größere Wurzeln sollten Sie et-

wird der Heilpflanze jegliche Flüssigkeit entzogen, die Wirkstoffe verbleiben jedoch vollständig in der Pflanze. Dieser Wasserentzug ist eine notwendige Vorbereitung, damit die Pflanzenanteile

was zerteilen, kleinere Wurzeln können Sie im Ganzen trocknen. Hilfreich ist es, jedes Wurzelstück mithilfe einer Nadel mit einem Faden zu versehen und diesen dann wie die Kräutersträuße an einem weiteren Faden aufzuhängen. Auch hierbei ist es wichtig, dass sich die einzelnen Anteile möglichst nicht berühren. Nach der Trocknung der Wurzeln schneiden Sie diese in kleine Stücke und legen sie anschließend nochmals wie das Kraut der Pflanzen in einer Lage zur weiteren Trocknung aus.

Nach dem Trockenvorgang können Sie nun die Pflanzenanteile in saubere verschließbare Behältnisse (z. B. Twist-off-Gläser) füllen. Bewahren Sie die Heilpflanzen jeweils separat auf. Beschriften Sie die Behältnisse, um die getrockneten Pflanzen nicht zu verwechseln. Achten Sie dabei auch auf eine lichtgeschützte und trockene Lagerung. So können Sie Heilpflanzen ungefähr ein Jahr lang aufbewahren. Vor der weiteren Zubereitung der Pflanzen prüfen Sie sie bitte sorgfältig auf eventuellen Schimmelbefall. Wenn Sie fündig werden, sollten Sie den gesamten Inhalt leider nicht mehr verwenden.

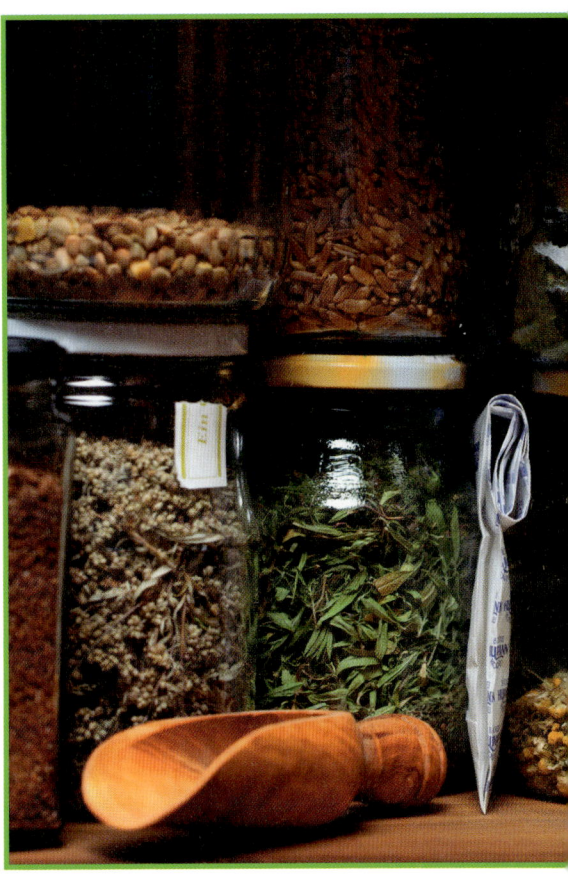

Kräuterzweige trocknen

Heilpflanzen, die an Stängeln wachsen, können Sie zu kleinen Sträußen zusammenbinden. Hierfür eignen sich insbesondere die Kräuterpflanzen wie Thymian, Lavendel oder Rosmarin. Anschließend können Sie die Sträuße an einem kleinen, quer verlaufenden Faden aufhängen. Sogar in gut belüfteten Wohnräumen ist dies möglich. Neben dem angenehmen Geruch sehen die Kräutersträuße auch äußerst dekorativ aus.

Klostermedizin –
wertvollstes Wissen vom Mittelalter bis heute

Die Klosterheilkunde entstand vor rund 1.500 Jahren. Als das Römische Imperium zusammenbrach, bedeutete dies auch das Aus für die antike Medizin. Jeder Mensch war nun selbst verantwortlich für seine Gesundheit. Das Christentum verbreitete sich zusehends und mit ihm der Gedanke der Nächstenliebe und der Barmherzigkeit. Dies hatte schließlich auch Einfluss auf die medizinische Versorgung. Vor allem der heilige Benedikt vertrat die damals revolutionäre Sichtweise, sich vorrangig um kranke Menschen zu kümmern. So wurden zunächst einzelne Mönche und Nonnen speziell hierfür ausgebildet. Mit den Jahrhunderten wurde das medizinische Wissen immer tiefer, insbesondere die Kenntnis über die Heilkraft bestimmter Pflanzen und Kräuter. Neben den Badern und Hebammen waren es Nonnen und Mönche, die im Laufe der Zeit einen wahren Wissensschatz erschufen.

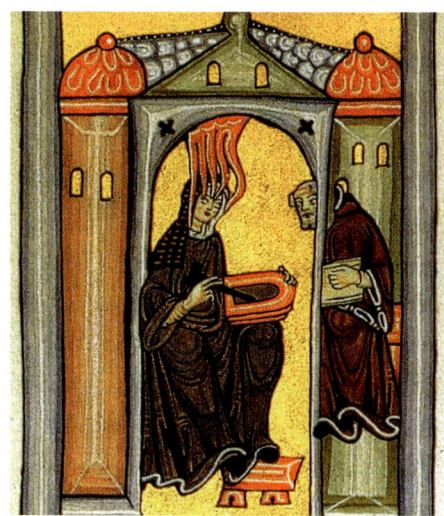

Mit der Klosterheilkunde eng in Verbindung steht die Äbtissin Hildegard von Bingen (1098–1179). Sie verfasste auf der Grundlage von Visionen einige bahnbrechende Schriften über verschiedene Heilpflanzen und ihre medizinischen Wirkungen. Da von diesen Werken auch heute noch Abschriften vorhanden sind, ist es möglich, das damalige Wissen zu erforschen und mit modernen Mitteln wissenschaftlich zu bestätigen. Dieses Erbe aus dem Mittelalter ist für die moderne Phytotherapie – die Pflanzenheilkunde – ein unendlich wertvoller Schatz.

Das Wissen der Klostermedizin geriet jedoch für lange Zeit in Vergessenheit. Ungefähr seit der Jahrtausendwende erleben wir nun eine Renaissance insbesondere der sogenannten Hildegard-Medizin. Wissenschaftliche Arbeitsgruppen beschäftigen sich mit den historischen Überlieferungen. Und auch das öffentliche Interesse daran nimmt stetig zu.

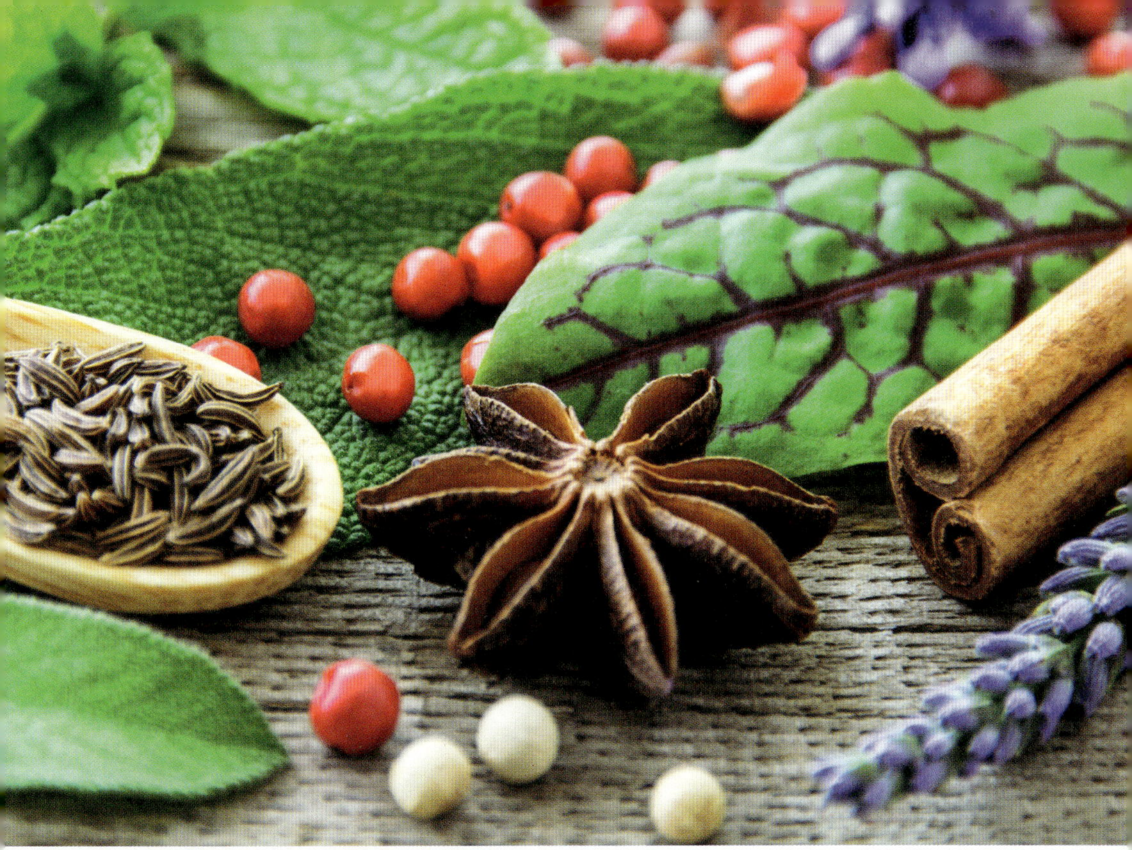

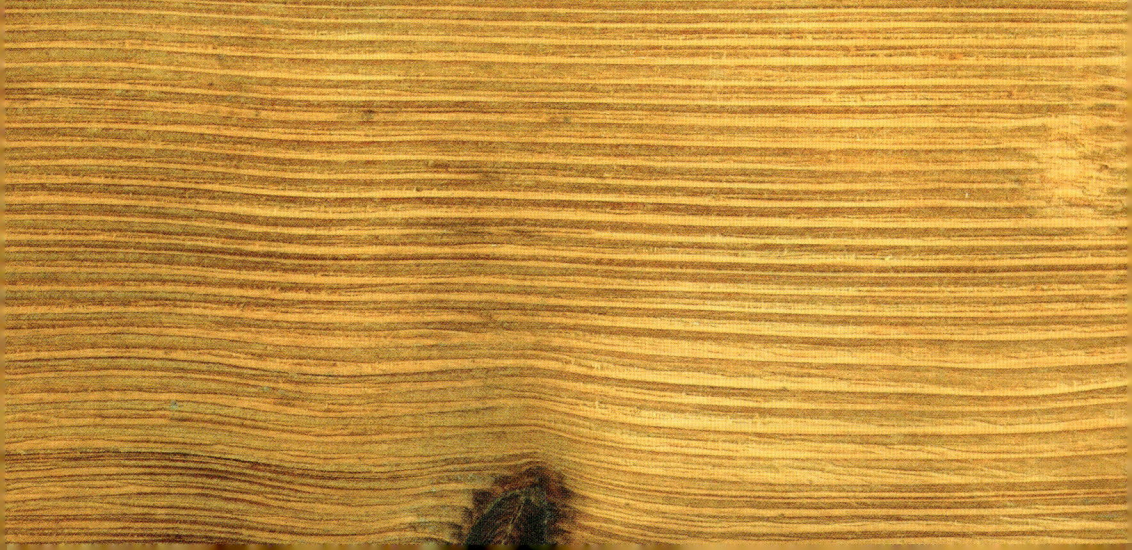

Die 100 wirkungsvollsten Heilpflanzen

Adoniskraut

(Frühlings-Adonisröschen, *Adonis vernalis*)

Merkmale

Das Adonisröschen ist eine niedrige Staude mit einem kräftigen Wurzelstock. Aus ihm entspringen einzelne Stängel, die jeweils den charakteristischen leuchtend gelben Blütenkopf tragen.

Standort

In unseren Breiten ist das Adonisröschen eher selten zu finden. Hauptsächlich im Osten Europas und im westlichen Asien ist es insbesondere in Steppengebieten verbreitet.

Wirkung und Anwendung

Das Adoniskraut zählt – ebenso wie z. B. der Rote Fingerhut, das Maiglöckchen oder die Meerzwiebel – zu den sogenannten Herzglykosiden. Dies ist ein spezieller Wirkstoff, der bei Herzinsuffizienz (Herzschwäche oder sogenanntes Altersherz) oder anderen Herzerkrankungen zur Herzstärkung eingesetzt wird. Da das Adoniskraut giftig ist und der Wirkstoff aus diesem Grund exakt dosiert werden muss, kommt die Heilpflanze nur in Fertigpräparaten zum Einsatz.

Gegenanzeigen

Aufgrund der Giftwirkung sollten Sie die Pflanze keinesfalls selbst sammeln oder anbauen. Außerdem ist die Pflanze gesetzlich geschützt. Auch bei der Verwendung von Fertigpräparaten sollten Sie zunächst Ihren Arzt um Rat fragen.

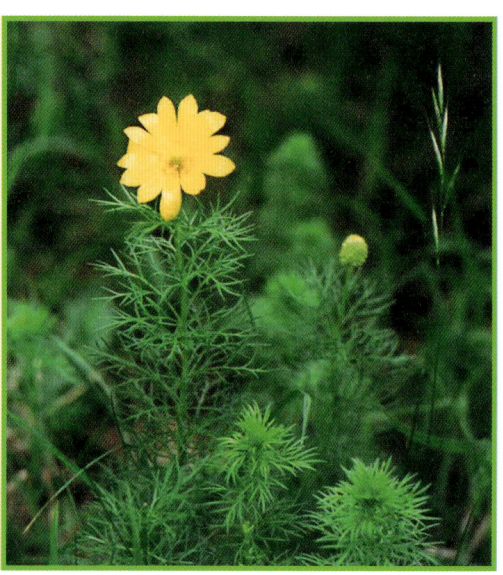

Griechisch-römische Mythologie

Um die Namensgebung dieser Pflanze ranken sich einige Sagen aus dem griechischen oder römischen Altertum. Adonis war ein Jüngling, der Aphrodite (oder auch Venus genannt) liebte. Der Gott des Krieges, Mars, war offenbar sehr eifersüchtig auf den jungen Liebhaber und ließ ihn kurzerhand durch einen Eber töten. Die Tränen oder das Blut des Adonis fielen zu Boden, woraus sich die auffallenden Blüten bildeten.

Aloe vera

(Echte Aloe, Wüstenlilie)

Merkmale

Die meist stammlose Pflanze besteht im Wesentlichen aus ihren großen, fleischigen Blättern, die aus einer zentralen Rosette ca. 50 cm nach oben wachsen. Die Blätter dienen der Aloe als Wasserspeicher und sind an ihrem Rand etwas gezackt oder besitzen sogar stachelförmige Ausläufer – dadurch erinnert die Pflanze an einen Kaktus. Sie gehört botanisch gesehen allerdings zur Familie der Liliengewächse.

Standort

Als Wüstenpflanze liebt sie trockene und subtropische Gebiete. Deshalb ist sie in unseren Breiten wild wachsend nicht zu finden. Ursprünglich stammt die Heilpflanze aus Arabien, ist inzwischen jedoch fast weltweit in sehr trockenen Gegenden zu finden.

Wirkung und Anwendung

Aloe vera ist eine hervorragende Heilpflanze zur äußerlichen Behandlung von Hauterkrankungen. Am besten verwenden Sie hierzu die frische Pflanze. Aloe vera können Sie zu Hause als Zimmerpflanze kultivieren. Warten Sie jedoch, bis die Pflanze mindestens zehn Blätter hat, bevor Sie mit der Ernte beginnen. Bei Bedarf schneiden Sie ein Blatt von der Pflanze ab und teilen dieses der Länge nach auf, sodass sich daraus zwei Hälften ergeben. Größere Blätter enthalten ein gelbliches Harz, das stark hautreizend wirkt. Lassen Sie dieses deshalb zunächst abfließen. Danach legen Sie das Blatt einfach mit der gelhaltigen Innenseite auf die betreffende Hautstelle auf. Dies hat auf der Haut eine sehr wohltuende kühlende und reizlindernde Wirkung. Außerdem wirkt Aloe vera entzündungshemmend sowie wundheilungsfördernd. Die Pflanze können Sie auf diese Weise bei fast allen Hauterkrankungen anwenden, z. B. bei Neurodermitis, Schuppenflechte, allergischen Hautausschlägen oder auch bei Verbrennungen, Sonnenbrand oder bei allen Arten von Juckreiz. Der Anteil des abgeschnittenen Blattes, den Sie im Moment nicht verwenden konnten, lässt sich in Frischhaltefolie verpackt im Kühlschrank einige Tage lagern. Auch zur inneren Anwendung lässt sich die beruhigende Wirkung der Pflanze nutzen. So kommt sie z. B. beim Reizmagen- oder Reizdarmsyndrom zum Einsatz. Lösen Sie dazu einfach das Gel der Pflanze mit einem Messer heraus und essen es am besten direkt frisch. Sie können es aber auch zum Joghurt oder Müsli geben. Allerdings sollten Sie es keinesfalls erhitzen!

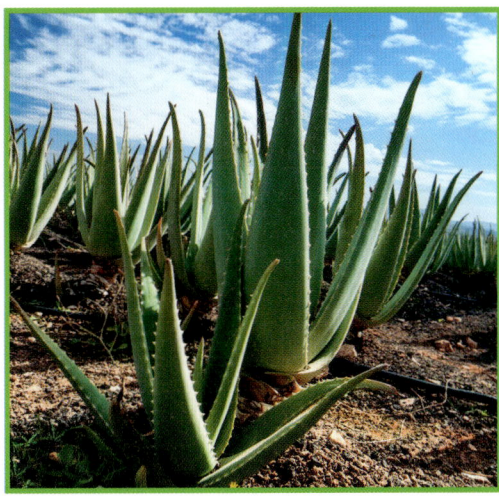

Anis

(Pimpinella anisum)

Merkmale

Anis ist eine ca. 50 cm hohe Pflanze, meist mit einzelnen zarten Stängeln, die am oberen Ende weiße Blütendolden tragen. Daraus entwickeln sich die einige Milimeter großen grün-braunen Anisfrüchte.

Standort

Die Pflanze stammt ursprünglich aus dem westlichen Asien. Inzwischen ist sie kultiviert und angebaut auch bei uns zu finden.

Wirkung und Anwendung

In erster Linie werden in der Phytotherapie die Anisfrüchte verwendet. Ihre enthaltenen ätherischen Öle wirken krampflösend, schleimlösend und auswurffördernd. Aufgrund dieser Eigenschaften werden Anisfrüchte häufig in Teemischungen oder in Fertigpräparaten zur Behandlung von Husten und weiteren Atemwegserkrankungen angewendet. Auch als unterstützende Behandlung bei Blähungen oder Verdauungsbeschwerden leisten Anisfrüchte eine wertvolle Hilfe, insbesondere in der Kinderheilkunde. Anisfrüchte sollten Sie als Abkochung zubereiten (s. S. 143).

Gegenanzeigen

Personen mit Pollenallergien (insbesondere auf Beifuß) können eine Kreuzallergie auf Anis entwickeln. Außerdem sollten Menschen, die an Brustkrebs erkrankt sind, vollständig auf Anis verzichten, da ein bestimmter Wirkstoff der Anispflanze ähnliche Eigenschaften besitzt wie das Hormon Östrogen. Bisher wurde angenommen, dass die Einnahme von Östrogenen die Ausbildung von Brustkrebs negativ beeinflussen könnte. Obwohl allerdings viele widersprüchliche Studien dazu vorliegen, muss bisher noch von dieser negativen Wirkung ausgegangen werden. Wie alle Heilpflanzen, die hohe Konzentrationen von ätherischen Ölen enthalten, sollten Sie Anis nicht während der Schwangerschaft anwenden.

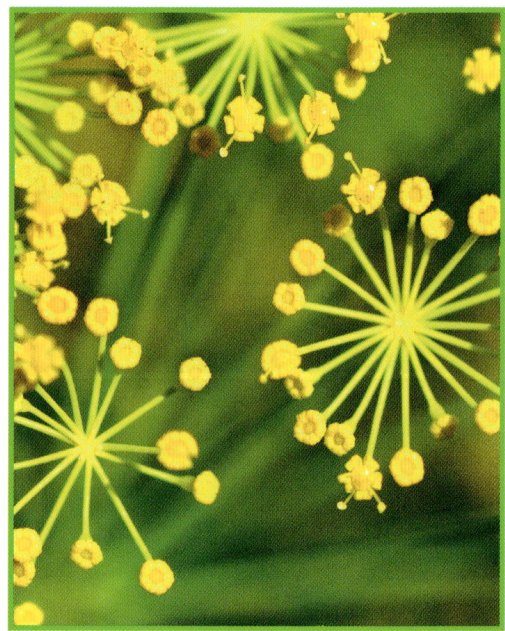

Arnika

(Bergwohlverleih, *Arnica montana*)

Merkmale

Arnika ist eine bis zu ca. 30 cm hohe Pflanze mit einer grundständigen Blätterrosette. Die breit-lanzettlichen grünen Blätter sind behaart. Aus der Rosette bildet sich ein aufrechter Stängel aus, an dem der leuchtend gelbe Blütenkopf sitzt.

Standort

Die Pflanze ist hauptsächlich in Mittelgebirgen Europas zu finden. Verwandte Arnika-Arten werden inzwischen kultiviert angebaut.

Wirkung und Anwendung

Arnika wirkt in erster Linie entzündungshemmend, antibakteriell sowie schmerzlindernd. Aufgrund dieser Eigenschaften kann die Heilpflanze bei unterschiedlichen Hautentzündungen oder bei Insektenstichen angewendet werden, ebenso wie bei Furunkeln oder Karbunkeln (eitrige Entzündungen unter der Haut). Ein sehr großes und traditionelles Einsatzgebiet von Arnika sind alle Arten von stumpfen Verletzungen. Hierzu zählen z. B. Verstauchungen, Prellungen, Blutergüsse oder Quetschungen. Bereiten Sie auch zur äußeren Anwendung einen Aufgusstee zu. Außerdem sind Fertigpräparate wie z. B. Arnikatinkturen oder -salben im Handel erhältlich. Bitte beachten Sie, dass Arnika, egal ob als Tee oder Fertigpräparat, grundsätzlich verdünnt angewandt werden sollte.

Gegenanzeigen

Wenden Sie Arnika bitte nur äußerlich und in verdünnter Form an. Bei der innerlichen Anwendung kann es eventuell zu massiven Nebenwirkungen wie z. B. Herzrhythmusstörungen bis hin zum Herzstillstand kommen. Bitte wenden Sie Arnika grundsätzlich nicht während der Schwangerschaft und Stillzeit sowie bei offenen Wunden an.

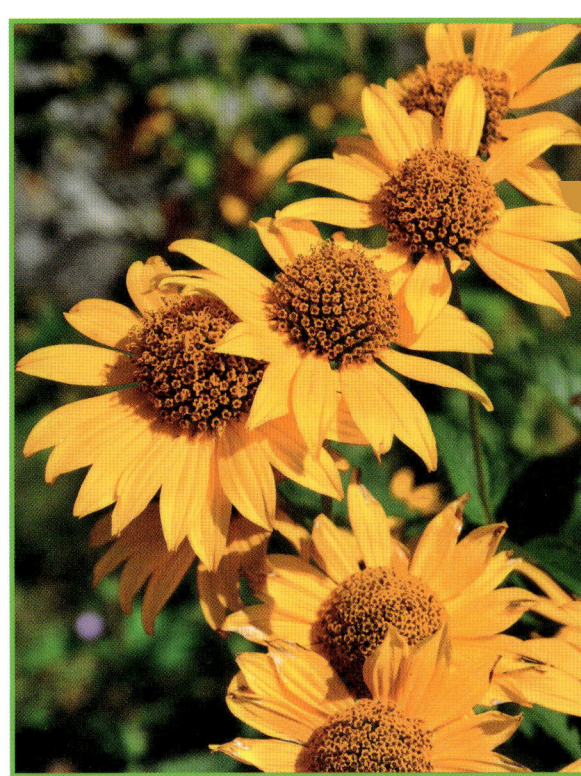

Artischocke

(Cynara scolymus)

Merkmale

Die Artischocke fällt in erster Linie durch ihre großen und farbenprächtigen violetten Blütenköpfe auf, die dachziegelartig mit mehreren Hüllblättern umgeben sind. Die großen länglichen Blätter der Pflanze sind teils dornenbesetzt und graugrün.

Standort

Die Heilpflanze wird heute vor allem als Gemüsepflanze angebaut und ist hauptsächlich in Südeuropa, aber auch in Nordamerika zu finden.

Wirkung und Anwendung

Das Hauptanwendungsgebiet der Artischocke liegt aufgrund ihrer gallensaftfördernden Wirkung in der Behandlung von Leber- und/oder Gallenerkrankungen. Neben diesen Effekten senkt die Artischocke den Blutfettspiegel, insbesondere den Cholesterinspiegel im Blut. Diese Wirkung der Pflanze macht sie für die Phytotherapie sehr wertvoll. Bereiten Sie getrocknete Artischockenblätter als Aufgusstee zu oder verwenden Sie Fertigpräparate aus der Apotheke.

Gegenanzeigen

Wenden Sie die Artischocke nicht bei bekannter Überempfindlichkeit gegen Korbblütler sowie bei Gallenwegsverschluss und/oder Gallensteinen an.

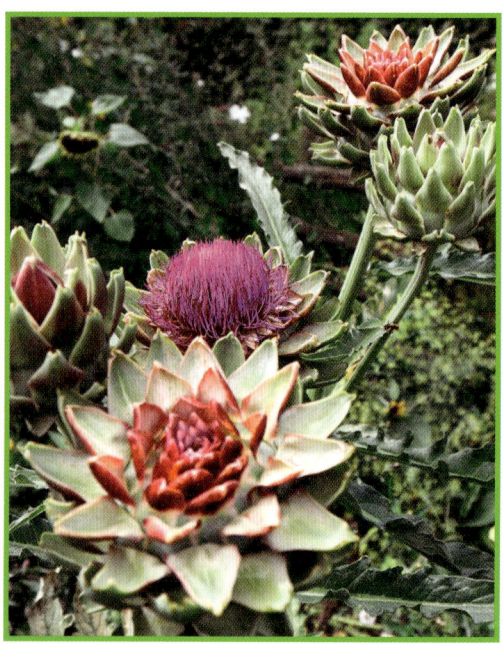

Augentrost

(Echter Augentrost, *Euphrasia officinalis*)

Merkmale

Es handelt sich hierbei um eine ca. 40 cm hohe Pflanze, die filigrane, stark gezähnte Blätter trägt. Die Pflanze bildet zweilippige gelb-weiße Blüten mit violetten Adern.

Standort

Die Pflanze findet sich in weiten Teilen Europas, insbesondere in Osteuropa auf nährstoffarmen Böden wie z. B. auf Wiesen, Weiden oder an Wegrändern.

Wirkung und Anwendung

Etwa seit dem 14. Jahrhundert wird Augentrost in der Naturheilkunde verwendet. Dabei ist es sicherlich nicht verwunderlich, dass die Heilpflanze vorwiegend bei Beschwerden an den Augen angewendet wird. So leistet sie wertvolle Dienste bei Bindehautentzündungen, allergischen Reaktionen, Gerstenkörnern oder übermüdeten Augen. Bei der äußerlichen Anwendung an den Augen sollten Sie auf selbst hergestellte Abkochungen oder Teezubereitungen verzichten. Greifen Sie stattdessen auf sterile Euphrasia-Augentropfen zurück.

Gegenanzeigen

Augentrost ist in der Regel gut verträglich. Gegenanzeigen sind nicht bekannt.

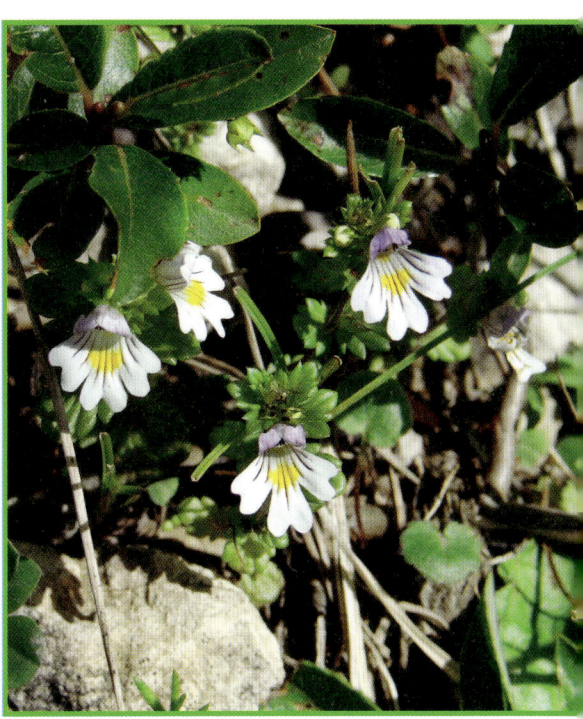

Bärentraube

(Echte Bärentraube, *Arctostaphylos uva-ursi*)

Merkmale

Die Bärentraube ist ein immergrüner Zwergstrauch mit dunkelgrünen, verkehrt eiförmigen,
ledrigen Blättern und kleinen weiß-rötlichen
Blütentrauben, aus denen sich kleine rote
Beeren entwickeln. Achtung: Rein äußerlich
besteht eine Ähnlichkeit zur Preiselbeere!

Standort

Die Heilpflanze ist in Europa, Asien und
Nordamerika heimisch und in Wäldern sowie
Heiden zu finden.

Wirkung und Anwendung

Bärentraubenblätter wirken antibakteriell.
Aus diesem Grund wird die Heilpflanze bei
Entzündungen und hier in erster Linie bei Harnwegsinfekten und bei Blasenentzündungen
angewendet. Um ihre vollständige Wirkung
zu entfalten, sollte man den Wirkstoff in ausreichender Höhe einnehmen. Dies ist bei der
Verwendung von Fertigpräparaten gewährleistet.
Falls Sie die Blätter der Bärentraube trotzdem
selbst zubereiten möchten, verwenden Sie die
Technik des Kaltauszugs (s. S. 143). Außerdem
wird vermutet, dass eine bessere Wirkung
erzielt wird, wenn der pH-Wert des Harns im
basischen Bereich liegt. Dies erreicht man
durch überwiegend pflanzliche Nahrung.

Gegenanzeigen

Verwenden Sie die Bärentraube nicht während
der Schwangerschaft, der Stillzeit sowie bei
Kindern unter zwölf Jahren. Außerdem sollte
die Pflanze nicht länger als eine Woche eingenommen werden.

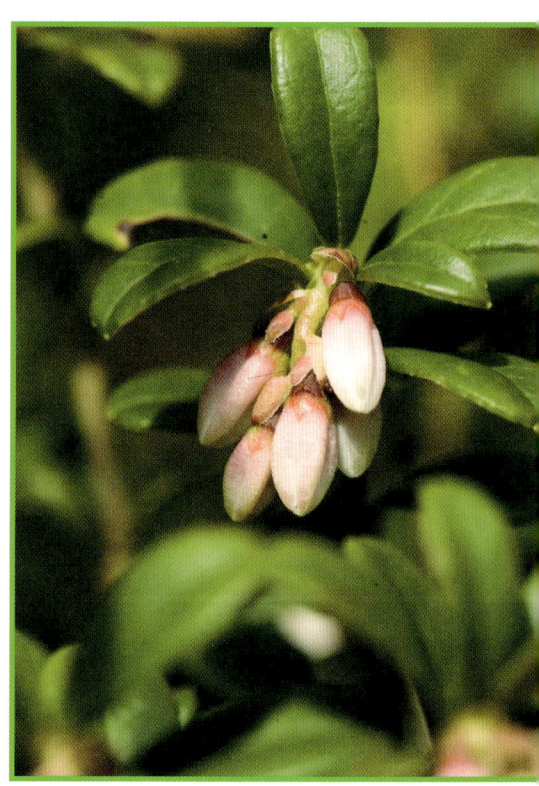

Bärlauch

(Allium ursinum)

Merkmale

Bärlauch ist ein enger Verwandter des Knoblauchs und der Zwiebel. Aus einer länglichen unterirdischen Knolle treiben im Frühjahr spitz zulaufende hellgrüne Lanzettenblätter. Etwa einen Monat nach den Blättern entstehen aus der Knolle gestielte weiße Blütenkugeln, die sich anschließend zu sechs einzelnen Blütenblättern mit einem grünen mittigen Fruchtknoten öffnen. Zerreibt man die Blätter der Pflanze zwischen den Fingern, bildet sich ein sehr charakteristischer Knoblauchgeruch. Oft riecht bereits die gesamte Umgebung danach. An Stellen, an denen sich der Bärlauch wohlfühlt, bedecken sehr viele einzelne Pflanzen meist ein großes Gebiet und bilden dadurch einen wuchernden Bärlauchteppich.

Standort

Anders als die Zwiebelgewächse Knoblauch und Zwiebel ist der Bärlauch in Mitteleuropa heimisch, weshalb er oft wild wachsend zu finden ist. Die Pflanze liebt mildes Klima, fühlt sich jedoch eher im Halbschatten als bei direkter Sonneneinstrahlung wohl. Häufig ist eine Bärlauchkolonie in Auwäldern, auf Lichtungen und unter Laubbäumen zu finden.

Wirkung und Anwendung

Seine Hauptanwendungen liegen in der Behandlung von Arteriosklerose und hohem Blutdruck. Beide Erkrankungen treten häufig gemeinsam auf und beeinflussen sich gegenseitig sehr negativ. Dass diese Erkrankungen zu den soge-nannten Zivilisationskrankheiten gehören, macht den Bärlauch als natürliche Therapiemöglichkeit umso wertvoller. Wenden Sie die Blätter der Heilpflanze am besten in ihrer frischen Form an. Teezubereitungen sind aufgrund des intensiven Aromas meist etwas gewöhnungsbedürftig. Außerdem verflüchtigen sich die Wirkstoffe, wenn die Blätter getrocknet werden. Verwenden Sie Bärlauch einfach als frische Bereicherung Ihrer Küche: als leckeren Frühlingsquark, zum Salat, als Bärlauch-Pesto, zur Garnierung von anderen Speisen – oder geben Sie klein geschnittene Bärlauchblätter in Suppen oder Soßen. Inzwischen ist das Sammeln des wilden Bärlauchs weit verbreitet, was zu einer Bedrohung der Pflanze führen kann. Deshalb sollten Sie auf frische Blätter aus Bärlauchkulturen zurückgreifen, die vermehrt z. B. auf dem Wochenmarkt angeboten werden. Auch ist hierbei die Verwechslungsgefahr mit Maiglöckchen oder Herbstzeitlose nicht gegeben. Achtung: Diese sind äußerst giftig! Deshalb sollten Sie beim Sammeln sehr sorgfältig darauf achten, dass es sich wirklich um Bärlauch handelt.

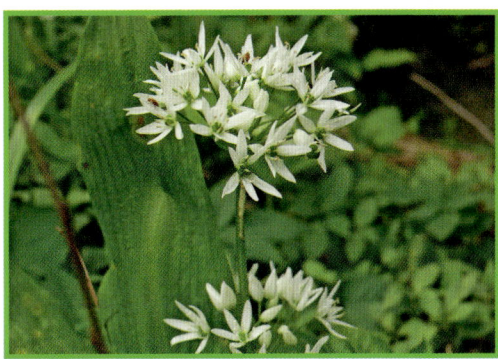

Baldrian

(Valeriana officinalis)

Merkmale

Es handelt sich um eine aufrecht stehende, bis zu ca. 2 m hohe Staude mit grünen, gefiederten Blättern und weiß-rosa Blütendolden.

Standort

Zu finden ist die Pflanze in Europa und Asien überwiegend an Feuchtgebieten und Flussufern.

Wirkung und Anwendung

Baldrian ist eine Heilpflanze, die bereits im Mittelalter bekannt und geschätzt war. Hauptanwendungsgebiet dieser Pflanze sind Unruhezustände, Nervosität oder Schlafstörungen. Außerdem wirkt Baldrian angstlösend sowie im Bereich der Muskulatur krampflösend und entspannend. Bereiten Sie den Wurzelstock des Baldrians als Abkochung zu oder greifen Sie auf Fertigpräparate zurück.

Gegenanzeigen

Setzen Sie Baldrian zwei Wochen vor einer geplanten Operation ab, da diese Heilpflanze die Wirkung von Narkosemitteln verändern kann.

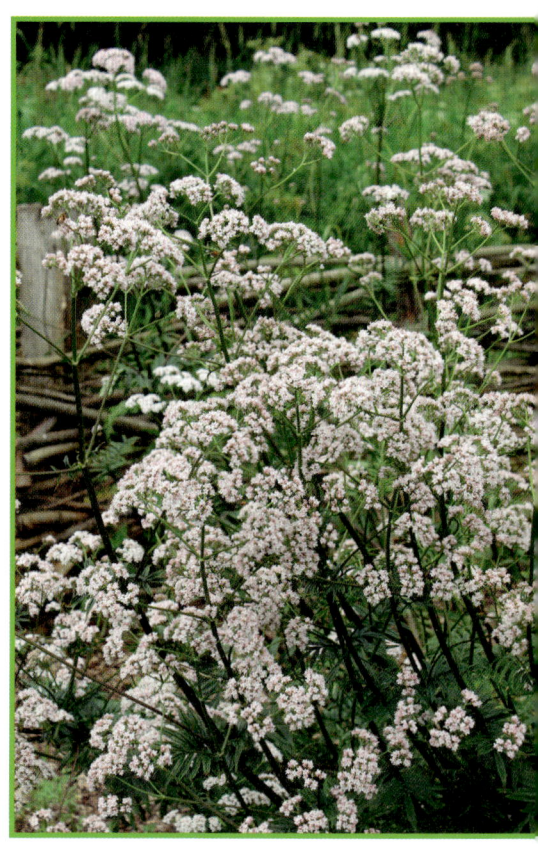

Beifuß

(Einjähriger Beifuß, *Artemisia vulgaris*)

Merkmale

Beifuß gilt bei uns meist als lästiges Unkraut und wirkt recht unscheinbar. Dabei wird die Pflanze bis zu 2 m groß. Auf einem harten, braunroten Stängel und dessen Ausläufern sitzen doppelt gefiederte Blätter, die auf der Oberseite kräftig grün und an ihrer Unterseite weiß und filzig sind. Die kleinen, unauffälligen Blüten sind grau bis gelblich gefärbt.

Standort

Die anspruchslose Heilpflanze ist in Nordamerika, Asien und Europa meist auf trockenen, kargen Böden wie z. B. Geröllhalden, Bahndämmen oder Böschungen zu finden.

Wirkung und Anwendung

Die Pflanze sieht zwar unscheinbar aus, hat jedoch einen hohen Stellenwert in der Naturheilkunde. Bereits im griechischen Altertum wurde sie nachweislich eingesetzt, um Geburten einzuleiten. Auch heute noch wird Beifuß gern bei Menstruationsstörungen und Unterleibskrämpfen eingesetzt. Darüber hinaus wirkt er beruhigend auf das Nervensystem, wie z. B. bei Nervosität oder Schlafstörungen. In der Frauenheilkunde sowie bei psychischen Beschwerden bereiten Sie Beifuß am besten als Aufgusstee zu. Ein drittes Einsatzgebiet der Heilpflanze liegt in der äußerlichen Anwendung bei müden und schmerzenden Beinen. Waren Sie den ganzen Tag auf den Beinen, gönnen Sie Ihren Füßen eine wohltuende Massage mit selbst angesetztem Beifußöl. Das wirkt Wunder!

Gegenanzeigen

Bitte nicht anwenden bei Allergien gegen Korbblütler. Ebenso sollte die Pflanze nicht während der Schwangerschaft eingenommen werden, da es zu Frühgeburten kommen kann.

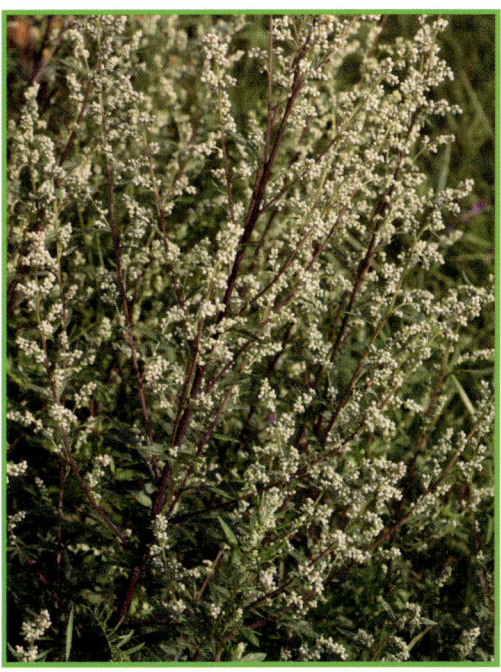

Beinwell

(Gewöhnlicher Beinwell, Echte Wallwurz, *Symphytum officinale*)

Merkmale

Der Beinwell stammt aus der Familie der sogenannten Raublattgewächse. So ist diese bis zu 1 m hohe Staude an Blättern und Stängeln bezeichnenderweise stark borstig behaart. Die Pflanze bildet mehrere röhren- bis glockenförmige, meist violette Blüten.

Standort

Vor allem an feuchten Standorten ist die Pflanze in ganz Europa, im westlichen Asien sowie in Nordamerika zu finden.

Wirkung und Anwendung

Verwendet werden in erster Linie der Wurzelstock sowie die Blätter der Pflanze. Diese Anteile haben ein breites Wirkspektrum: entzündungshemmend, abschwellend, wundheilungsfördernd sowie schmerzlindernd. Aufgrund dieser Wirkungen ist die Pflanze bestens geeignet, um – äußerlich angewendet – Prellungen, Schmerzen an Gelenken und im Bewegungsapparat, Muskelverletzungen, Zerrungen, Verstauchungen bis hin zu Blutergüssen und sogar Knochenbrüchen zu behandeln. Achten Sie bitte darauf, Beinwell nur äußerlich anzuwenden, da die Pflanze bei der inneren Behandlung in Verdacht steht, giftig und sogar krebserregend zu wirken. Bei der äußerlichen Anwendung ist diese Gefahr jedoch nicht gegeben. Verwenden Sie – auch für die äußere Anwendung – Fertigpräparate.

Gegenanzeigen

Wenden Sie Beinwell nicht innerlich und äußerlich bitte nur bei unverletzter Haut an. Vermeiden Sie dabei auch Kontakt zu Augen und Schleimhäuten. Außerdem sollte diese Heilpflanze nicht länger als sechs Wochen sowie während der Schwangerschaft, der Stillzeit und bei Kindern unter zwölf Jahren angewendet werden.

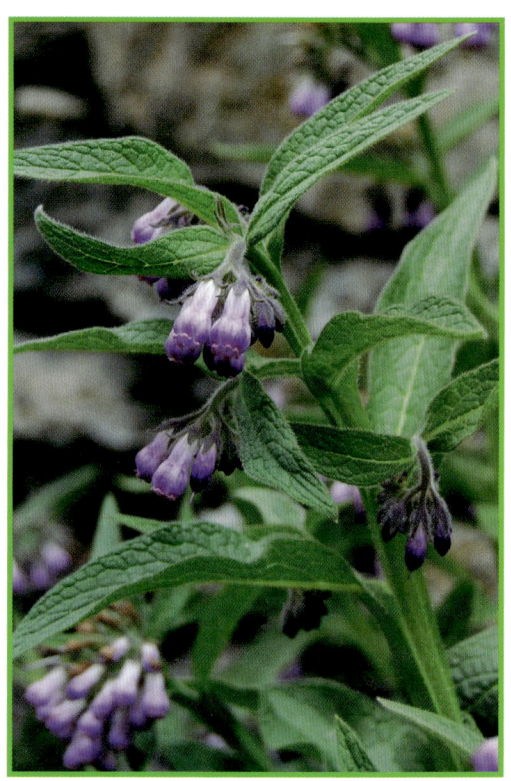

Birke

(Hängebirke, *Betula pendula*)

Merkmale

Bis zu ca. 30 m hoch wird der Laubbaum mit charakteristischer weißer Rinde. Die grünen Blätter der Birke sind doppelt gezähnt mit typischen Birkenkätzchen.

Standort

Die Birke ist in vielen Ländern Europas und Asiens (allerdings eher auf der Nordhalbkugel der Erde) in Laub- und Mischwäldern sowie als Zierbaum angepflanzt zu finden.

Wirkung und Anwendung

Die Birke ist bekannt für ihre harntreibende und entwässernde Wirkung. Aus diesem Grund kann sie angewendet werden, um bei akuten oder chronischen Nieren- oder Harnwegserkrankungen (z. B. Blasenentzündung, Nierenbeckenentzündung, Harnsteine, Nierengrieß) die Harnorgane durchzuspülen. Auch bei verschiedenen Erkrankungen, die mit Ödemen (Wasseransammlungen im Gewebe) einhergehen, ist eine pflanzliche Therapie mit Birkenblättern sehr wertvoll. Dies ist z. B. der Fall bei venösen Beschwerden, bei Herzschwäche oder wiederum bei anderen Nierenerkrankungen. Auch in sogenannten Blutreinigungstees (sinnvoll z. B. bei Gicht, Rheuma oder anderen Stoffwechselerkrankungen) sind Birkenblätter häufig zu finden. Sie können aus frischen oder getrockneten Birkenblättern einen Aufgusstee zubereiten.

Gegenanzeigen

Nebenwirkungen sind bei Birkenblättern nicht bekannt. Allerdings sollten Sie bei einer Durchspülungstherapie darauf achten, die verlorene Flüssigkeit durch eine entsprechend erhöhte Trinkmenge zu ersetzen. Bei der Ödemausschwemmung (insbesondere bei Herzschwäche) sollten die abgegebene und die aufgenommene Flüssigkeitsmenge in einem genauen Verhältnis zueinander stehen. Bitte befragen Sie hierzu zunächst Ihren Arzt oder Heilpraktiker.

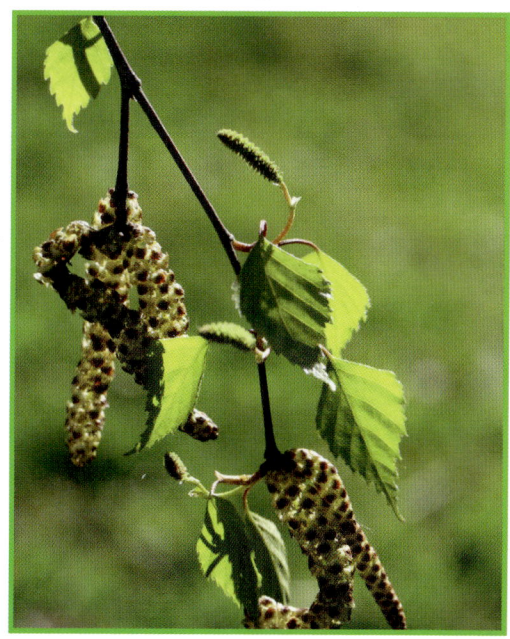

Blutwurz

(Tormentill, *Potentilla erecta*)

Merkmale

Es handelt sich um eine mehrjährige Pflanze mit niedrigen kriechenden Trieben, die stark verzweigt sind. An diesen Stängeln sitzen handförmig gefiederte grüne Blätter. Ein typisches Merkmal ist die rasche Rotfärbung des Stängels, wenn dieser abgebrochen wird. Die Pflanze besitzt kleine gelbe Blüten mit jeweils vier Blütenblättern. In der Phytotherapie wird nur der kräftige Wurzelstock der Pflanze verwendet, der sich an den Schnitträndern ebenfalls blutrot verfärbt.

Standort

Blutwurz kommt hauptsächlich in Mitteleuropa bis in den Norden Asiens vor. Die Pflanze sieht man auf Wiesen oder Waldlichtungen.

Wirkung und Anwendung

Hauptanwendungsgebiet der Blutwurz sind Durchfälle oder sonstige – meist entzündliche – Magen-Darm-Erkrankungen. Auch Entzündungen in der Mundhöhle oder im Rachen können durch Einpinseln mit Blutwurztinktur oder durch Gurgellösungen gelindert werden. Bereiten Sie den geschnittenen, getrockneten Wurzelstock als Abkochung (s. S. 143) zu. Tinkturen oder Gurgellösungen gibt es als Fertigpräparat im Handel.

Gegenanzeigen

Aufgrund des hohen Gerbstoffgehalts kann es bei der innerlichen Anwendung in Einzelfällen zu Magenschleimhautreizungen kommen.

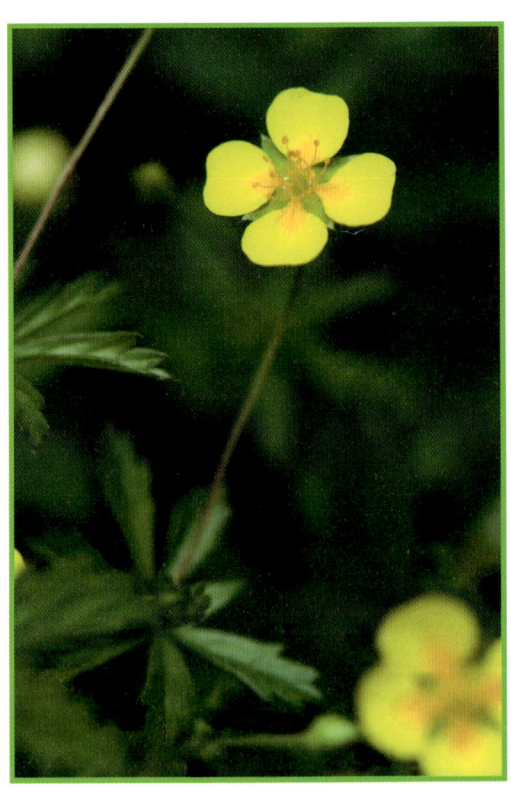

Bockshornklee

(Trigonella foenum-graecum)

Merkmale

Auf den ersten Blick wirkt die einjährige, ca. 50 cm hohe Heilpflanze etwas unscheinbar. Die dreigeteilten Blätter besitzen Ähnlichkeit mit dem bekannten Wiesenklee. Bockshornklee wird auch als sogenanntes griechisches Heu bezeichnet. Diese Bezeichnung geht vermutlich auf das sehr häufige Vorkommen insbesondere in Griechenland zurück – im Grunde ähnlich wie unser heimischer Klee. Die Pflanze bildet vereinzelte kleine weiße Blüten. Therapeutische Verwendung finden die in etwa würfelförmigen braungelben Samen der Pflanze, die in den ca. 10 cm langen Fruchthülsen enthalten sind.

Standort

Bockshornklee ist heute zwischen China, Indien über Vorderasien bis nach Afrika weitverbreitet. Er liebt sonnige und warme Plätze und hat sich an den dort meist herrschenden Wassermangel gut angepasst. Traurige Berühmtheit erlangten im Jahr 2011 ägyptische Bockshornkleesprossen, die auch in Europa durch eine Verunreinigung mit dem Bakterium EHEC zu einer Epidemie führten.

Wirkung und Anwendung

Hauptanwendung finden Bockshornkleesamen als feuchtwarme, breihaltige Umschläge bei entzündlichen Hauterkrankungen wie z.B. Schuppenflechte, allergischen Ekzemen oder Neurodermitis. Verwenden Sie dazu zerstoßene oder geschrotete Bockshornkleesamen oder pulverisierte Fertigpräparate, die Sie mit Wasser breiig aufkochen. Außerdem wird vermutet, dass die Heilpflanze den Cholesterinspiegel sowie den Blutzuckerspiegel senken kann. Dadurch stellt die Pflanze eine wertvolle Zusatztherapie bei Fettstoffwechselstörungen und sogar bei Diabetes mellitus bereit. Dabei können Sie die Heilpflanze als Teezubereitung in Form eines Kaltansatzes (s. S. 143) einnehmen.

Gegenanzeigen

Bei der Anwendung zur Behandlung von Diabetes mellitus sollten Sie den Blutzuckerspiegel häufiger messen, um Blutzuckerschwankungen frühzeitig erkennen zu können.

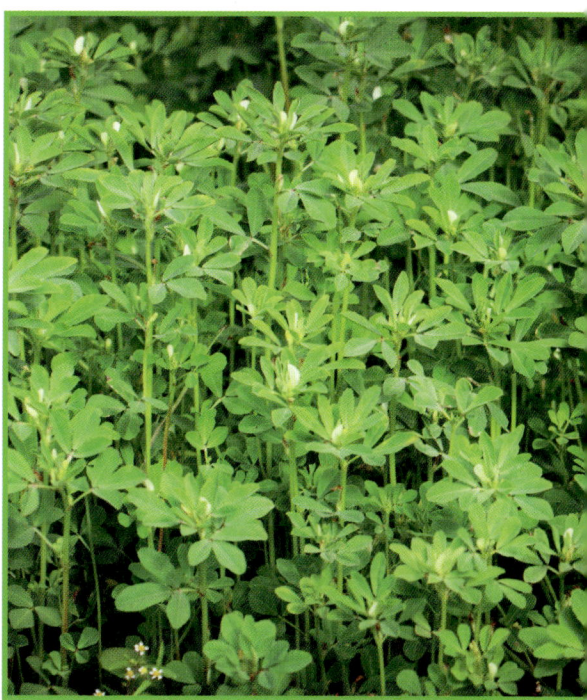

Brennnessel

(Große Brennnessel, *Urtica dioica*)

Merkmale

Wer kennt es nicht, dieses „Unkraut"? Gefürchtet, und doch eine der meistverwendeten Heilpflanzen überhaupt: die Brennnessel. Die mehrjährige Pflanze kann bis zu 1,5 m hoch werden und besitzt grüne, gesägte Blätter mit den typischen Brennhaaren.

Standort

Die Brennnessel ist in der Nordhalbkugel fast schon allgegenwärtig zu finden. Besonders in Auwäldern, an Wegrändern oder auch relativ anspruchslos auf Schutthalden ist diese Pflanze anzutreffen.

Wirkung und Anwendung

Ähnlich wie Birkenblätter wirken Brennnesselblätter harntreibend. Somit können sie bei Erkrankungen oder Entzündungen der Nieren, der Blase oder der harnableitenden Wege zur Durchspülungstherapie eingesetzt werden. Neben dieser Anwendung sind zwei zusätzliche Wirkungen bekannt: Bei Arthrose, einer degenerativen Gelenkerkrankung, kommt die Brennnessel aufgrund ihres hohen Gehalts an knorpelaufbauender Kieselsäure sehr häufig zum Einsatz. Sie können die Brennnesselblätter sowie das Brennnesselkraut als Aufgusstee verwenden. Außerdem befinden sich Brennnesselwurzeln (als Abkochung zuzubereiten) zur Behandlung der Prostatavergrößerung im Handel.

Gegenanzeigen

Die Brennnessel ist in der Regel sehr gut verträglich, Gegenanzeigen sind nicht bekannt. Fragen Sie jedoch bitte vor Anwendung Ihren Arzt oder Heilpraktiker, falls Sie unter Herzinsuffizienz oder einer eingeschränkten Nierenfunktion leiden.

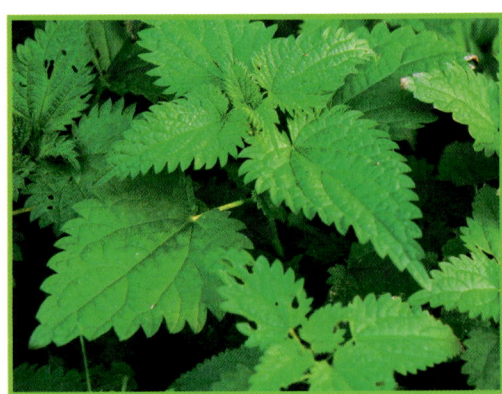

Hilfe bei einer typischen Männerkrankheit

Zusätzlich kann die Brennnessel bei der sogenannten Prostatahyperplasie sehr hilfreich sein – eine Erkrankung, die bei schätzungsweise ca. 50 Prozent aller über 60-jährigen Männer auftritt. Es handelt sich dabei um eine meist gutartige Vergrößerung der Vorsteherdrüse. Allerdings ist der Wissenschaft der genaue Wirkmechanismus der Brennnessel bei dieser Erkrankung noch nicht endgültig bekannt.

Buchweizen

(Echter Buchweizen, *Fagopyrum esculentum*)

Merkmale

Buchweizen ist eine einjährige, ca. 70 cm hohe aufrecht stehende Pflanze mit wechselständigen herzförmigen Blättern. Die Pflanze bildet an ihren Stängeln trauben- oder doldenförmige kleine weiße bis rosa Blüten aus. Aus diesen wachsen kleine rotbraune Früchte, die dreieckig geformt sind. Die Blütenblätter umhüllen diese kleinen Früchte, was in etwa an kleine Bucheckern erinnert und der Pflanze zu einem Teil ihres Namens verholfen hat. Allerdings hat sie botanisch gesehen nichts mit Weizen oder anderen Getreidearten zu tun. Buchweizen gehört zur Familie der Knöterichgewächse und ist z. B. mit Rhabarber und Sauerampfer verwandt.

Standort

Das vermeintliche Getreide stammt ursprünglich aus Zentralasien. Inzwischen wird es in unterschiedlichen Bereichen der Erde als Nutzpflanze angebaut. Es ist sehr kälteempfindlich, was die geographischen Anbaugebiete einschränkt.

Wirkung und Anwendung

Bereits um das 4. Jahrhundert v. Chr. haben die Menschen Buchweizen genutzt – allerdings nur als Nahrungsmittel. Erst 1970 wurde die bedeutende medizinische Wirkung entdeckt. Somit ist Buchweizen eine relativ junge Heilpflanze. Umso mehr Bedeutung hat sie allerdings inzwischen in der naturheilkundlichen Behandlung. Buchweizen wirkt enorm stärkend auf die Blutgefäße. Venen und Arterien des Körpers werden dadurch in ihrem Aufbau gefestigt, was eine bessere Durch-blutung zur Folge hat. So wird der Wirkstoff z. B. eingesetzt zur Behandlung einer chronischen Venenschwäche, bei Krampfadern oder bei Arteriosklerose und sonstigen Durchblutungsstörungen. Auch als vorbeugende Maßnahme kann Buchweizen eingenommen werden. Sie können das getrocknete Kraut der Pflanze als Aufgusstee verwenden oder Sie greifen auf Fertigpräparate zurück. In diesem Fall ist eine exaktere Dosierung möglich.

Gegenanzeigen

Da nur ungenügende Studien zu Wirkungen während der Schwangerschaft vorhanden sind, sollten Schwangere auf die Einnahme besser verzichten.

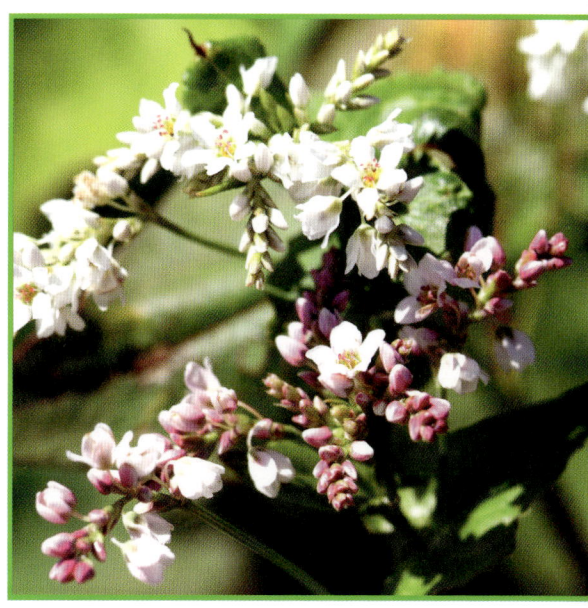

Cayennepfeffer

(Chili, *Capsicum frutescens*)

Merkmale

Cayennepfeffer ist kein Pfeffergewächs, sondern zählt zu den Nachtschattengewächsen und ist botanisch gesehen eng mit dem Gemüsepaprika verwandt. Die mehr oder weniger Schärfe enthaltenden Unterarten des Cayennepfeffers besitzen verschiedene Bezeichnungen, wie z. B. Pfefferschoten oder Chili. Die kleinen, zunächst grünen und dann leuchtend roten länglichen Früchte wachsen an einem buschigen Halbstrauch, der ca. 1 m hoch ist.

Standort

Diese Küchen- und Heilpflanze stammt ursprünglich aus Französisch-Guayana, dessen Hauptstadt Cayenne ist. Heute wird die Wärme liebende Pflanze in vielen (sub-)tropischen Gebieten kommerziell angebaut.

Wirkung und Anwendung

Ihre größere Bedeutung hat die Pflanze natürlich als Küchengewürz, meist als gemahlenes charakteristisch rotes Pulver oder auch als ganze Chilischote in schärferen Speisen verwendet. Allerdings gewinnt der Cayennepfeffer auch in der Naturheilkunde immer mehr an Bedeutung. Wissenschaftlich inzwischen sehr gut erforscht, wirkt der Wirkstoff Capsaicin enorm durchblutungsfördernd. Dieser Effekt wird z. B. in der Therapie von Muskel- oder Gelenkschmerzen (insbesondere an Schulter und Nacken), rheumatischen Beschwerden, Nervenschmerzen, Schmerzen an der Wirbelsäule oder auch bei Gürtelrose mit sehr großem Erfolg genutzt. Zusätzlich kann Capsai-

cin bei juckenden Hauterkrankungen wie z. B. Schuppenflechte oder Neurodermitis eingesetzt werden. Tragen Sie am besten capsaicinhaltige Cremes dünn auf die schmerzenden Hautbereiche auf oder wenden Sie salbenhaltige Umschläge an. Nach einer anfänglichen kurzen Verstärkung der Schmerzen nehmen diese schnell ab, das Gewebe wird vermehrt durchblutet und die Muskulatur entspannt sich deutlich.

Gegenanzeigen

Bei Überdosierung kann sich der heilende Effekt ins Gegenteil umkehren. Deshalb sollten Sie den Wirkstoff äußerlich nur dünn und auf das betroffene Gebiet beschränkt auftragen. Lokale Hauterscheinungen können auftreten. Tragen Sie den Wirkstoff nicht auf geschädigte oder offene Hautbereiche auf. Außerdem sollte ein Augenkontakt vermieden werden.

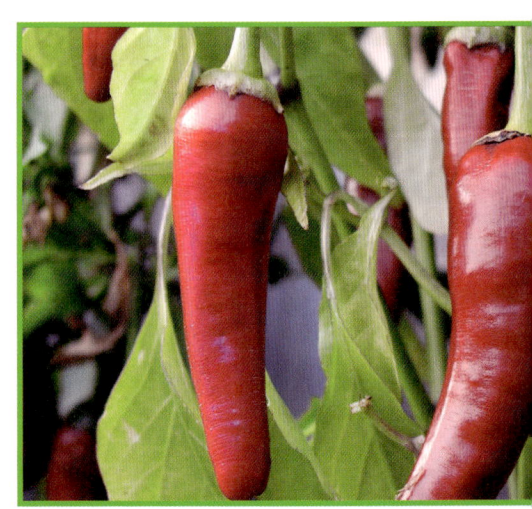

Chlorella

(Grünalge, *Chlorella pyrenoidosa*)

Merkmale

Es handelt sich hierbei um eine einzellige Süßwasseralge, die mit dem bloßen Auge nicht sichtbar ist. Die Bezeichnung Grünalge bezieht sich tatsächlich auf ihre Färbung, die auf die besonders hohe Menge an Chlorophyll, das sogenannte Blattgrün, zurückgeht. Mithilfe der Chlorella hat der amerikanische Biochemiker Melvin Calvin die Photosynthese erforscht und hierfür den Nobelpreis erhalten.

Standort

Chlorella kommt zwar auch in natürlichen Süßwasserseen vor, wird jedoch hauptsächlich kommerziell kultiviert.

Wirkung und Anwendung

Chlorella hat in der Natur ebenso wie im menschlichen Körper die wesentliche Eigenschaft, Schwermetalle und andere Schadstoffe an sich zu binden und diese somit im Wesentlichen unschädlich zu machen. Aus diesem Grund wird sie in der Naturheilkunde hauptsächlich zur Ausleitungstherapie von Schadstoffen und Schwermetallen eingesetzt. In klinischen Studien konnte die vermehrte Ausscheidung von schädlichen Stoffen nachgewiesen werden.

Gegenanzeigen

Nebenwirkungen oder Gegenanzeigen sind nicht bekannt. Der Stuhl kann sich aufgrund des hohen Chlorophyllgehalts eventuell grün verfärben. Dies ist jedoch vollkommen harmlos. Achten Sie bitte auf eine sehr gute Qualität und auf ein streng überwachtes ökologisches Herstellungsverfahren.

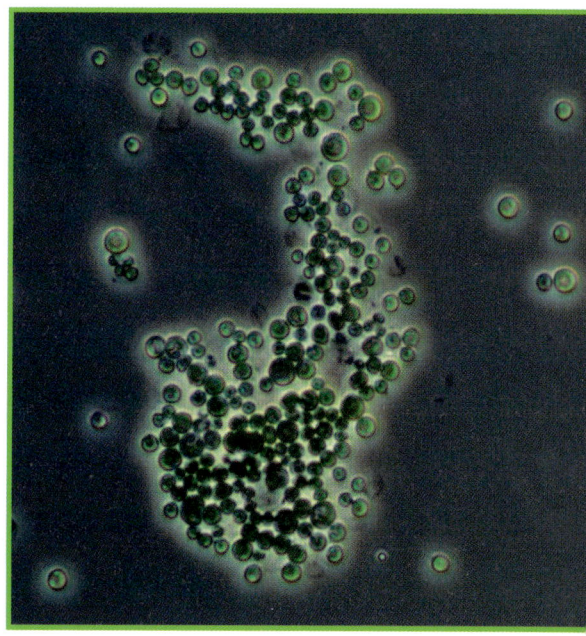

Cranberry

(Großfrüchtige Moosbeere, *Vaccinium macrocarpon*)

Merkmale

Wie eine übergroße Preiselbeere – so sehen die Früchte der Pflanze auf den ersten Blick aus. Tatsächlich sind sie mit unseren wild wachsenden Preiselbeeren sowie Heidelbeeren verwandt. Die zwischen 1 bis 2 cm großen Früchte wachsen – ähnlich wie die Preiselbeere – an einem immergrünen bodendeckenden Zwergstrauch, der kleine, eiförmige Blätter ausbildet. Die Früchte selbst besitzen eine rotglänzende Schale und ein weißes Fruchtfleisch mit vier Samenkammern.

Standort

Cranberrys wachsen vor allem in Nordamerika und sind dort wild oder im kommerziellen Anbau zu finden. In Deutschland sind sie bis auf sehr wenige Gebiete nicht vertreten.

Wirkung und Anwendung

Die kleinen Beeren haben es in sich: Sie sind richtige Powerpakete. Aufgrund ihres hohen Vitamin-C-Gehaltes wurden sie bereits bei Seefahrern gegen die gefürchtete Krankheit Skorbut eingesetzt. Eine Erkrankung, die durch einen Mangel an Vitamin C hervorgerufen wird. Auch heute noch können die Beeren bei Vitaminmangelerkrankungen eingesetzt werden. Ein weiteres Anwendungsgebiet liegt in der Vermeidung der Volkskrankheiten Arteriosklerose und erhöhtem Blutfettspiegel. Da die Cramberry das sogenannte „schlechte" Cholesterin – auf Medizinisch ausgedrückt: das LDL-Cholesterin – senken kann, ist sie insbesondere in der heutigen Zeit eine sehr wertvolle Heilpflanze. Darüber hinaus konnte in wissenschaftlichen Studien nachgewiesen werden, dass getrocknete Cranberrys sowie Cranberrysaft wirkungsvoll gegen immer wiederkehrende Harnwegsinfekte eingesetzt werden können. Auch während einer akuten Blasen- oder Harnwegsentzündung werden die Beeren häufig eingesetzt, da sie darüber hinaus vermutlich antibakteriell wirken. Cranberrys schmecken als frische Beeren sehr säuerlich und bitter. Getrocknet oder als Saft sind sie jedoch sehr wohlschmeckend und können so entweder in der Küche verwendet oder als gesunder Snack zwischendurch therapeutisch genascht werden.

Gegenanzeigen

Nebenwirkungen oder Gegenanzeigen sind derzeit nicht bekannt.

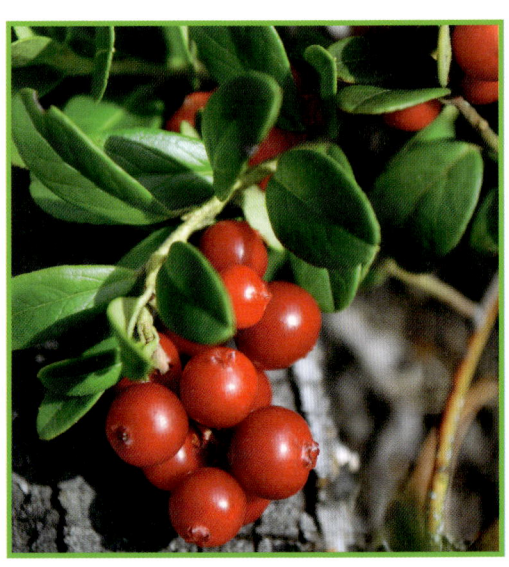

Damiana

(Turnera diffusa)

Merkmale

Damiana ist ein stark verzweigter Strauch, der bis zu 2 m hoch wächst. Er bildet kleine dunkelgrüne, gezahnte Blätter, die an der Unterseite stark behaart sind. An den Enden der Zweige bilden sich leuchtend gelbe Blüten, aus denen sich anschließend kleine und sehr süß schmeckende Früchte ausbilden.

Standort

Die Heilpflanze ist in Süd- und Mittelamerika beheimatet und liebt heiße sowie sandige bis felsige Standorte.

Wirkung und Anwendung

In der Naturheilkunde werden die getrockneten Blätter verwendet. Der ursprüngliche Name der Pflanze bei den Maya bedeutete in etwa „Asthmabesen". In der Tat besitzt Damiana eine krampflösende Wirkung, die bei Asthma bronchiale zur Bronchienerweiterung sehr hilfreich sein kann. Ein zweites Hauptanwendungsgebiet der Damiana ist die Psyche. Sie wirkt entspannend, stimmungsaufhellend, angstlösend, psychisch ausgleichend und beruhigend. Darüber hinaus stärkt sie gleichzeitig die Psyche sowie das Nervensystem und ist somit ein sehr wichtiges pflanzliches Heilmittel bei Depressionen, Angsterkrankungen, Erschöpfungszuständen und Burnout. Verwenden Sie getrocknete Damianablätter als Aufgusstee oder als Tinktur.

Gegenanzeigen

Zu Nebenwirkungen oder Gegenanzeigen liegen der Wissenschaft derzeit nur ungenügende Informationen vor, um eine gesicherte Aussage zu treffen. Schwangere sowie Kinder sollten deshalb auf die Einnahme von Damiana verzichten.

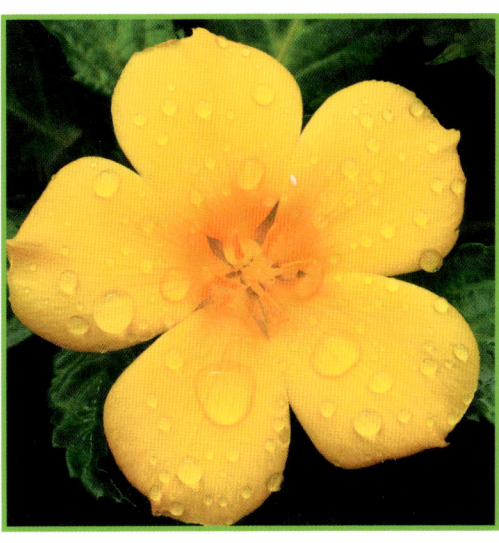

Efeu

(Hedera helix)

Merkmale

Efeu ist eine immergrüne Kletterpflanze mit charakteristischen ca. fünflappigen kleinen Blättern.
Die Pflanze bildet Luftwurzeln aus und kann sich
mit diesen bis zu 20 m z. B. an Hauswänden
emporwinden. Nach einigen Jahren entwickeln
sich sogenannte Altersblätter, die größer und
anders geformt sind als die jungen Blätter. Zu
diesem Zeitpunkt bildet die Pflanze kugelige Blütendolden, an denen anschließend runde, kleine
blaue bis schwarze Beerenfrüchte ausreifen.

Standort

Die Pflanze ist in Europa und Asien beheimatet.
Häufig ist sie in Wäldern, Gebüschen oder kultiviert in Gärten zu finden.

Wirkung und Anwendung

Die Heilpflanze kommt überwiegend bei der
Therapie von Atemwegserkrankungen, bei jeder
Form von akutem oder chronischem Husten
oder bei Erkältungskrankheiten zur Anwendung.
Der Hauptwirkstoff des Efeus, das Saponin,
wirkt schleimverflüssigend, somit auswurffördernd und krampflösend. Efeu wird überwiegend
als Fertigpräparat, aber auch als Aufgusstee
verwendet.

Gegenanzeigen

Efeu sollte nicht in erhöhten Konzentrationen
oder über einen längeren Zeitraum eingenommen werden. Fragen Sie hierzu im Zweifel Ihren
Arzt oder Apotheker. Äußerlich angewendet,
kann es häufig zu allergischen Reaktionen oder
zu Hautreizungen kommen, weshalb auf diese
Anwendungsform verzichtet werden sollte. Ebenso besteht diese Gefahr beim Schneiden und
Sammeln von Efeu.

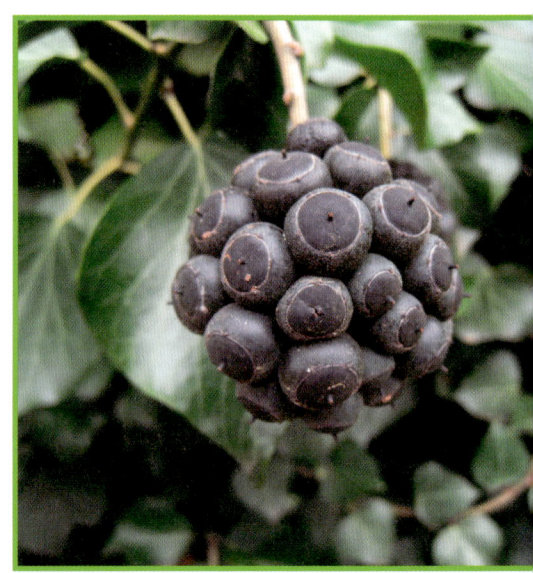

Eibisch

(Echter Eibisch, *Althaea officinalis*)

Merkmale

Eibisch ist eine mehrjährige Staude, die bis zu ca. 2 m hoch wächst. Sie besitzt samtige behaarte Stängel und Blätter sowie weiß-rosa Blütenkelche.

Standort

Die Heilpflanze ist fast weltweit verbreitet. Sie liebt salzhaltige Standorte, deshalb ist sie häufig in Küstennähe zu finden. Aber auch als Zierpflanze kultiviert ist sie in zahlreichen Gärten zu finden.

Wirkung und Anwendung

Hauptsächlich die enthaltenen Schleimstoffe machen den Eibisch als Heilpflanze so wertvoll: Sie wirken grundsätzlich reizlindernd. Deshalb wird Eibisch vor allem bei trockenem Reizhusten angewendet. Die Schleimstoffe legen sich schützend auf die geschädigten Atemwege und beruhigen dadurch den Hustenreiz. Auf ähnliche Weise wirkt Eibisch auch auf die Magenschleimhaut, sodass z. B. bei Magenschleimhautentzündungen die Pflanze zusätzlich zum Einsatz kommt. Außerdem stimuliert die Pflanze das menschliche Immunsystem. Eingedrungene Krankheitserreger können somit vom Körper selbst umso wirkungsvoller bekämpft werden.

Zusätzlich zu diesen Gebieten wird Eibisch äußerlich angewendet: Bei Wunden oder Verbrennungen fördert Eibisch die Wundheilung. Um die enthaltenen Schleimstoffe nicht zu zerstören, sollten Sie Eibisch grundsätzlich nur als Kaltansatz (s. S. 143) zubereiten. Meist werden hierzu Teile des Wurzelstocks verwendet. Aber auch aus Blättern und Blüten können Teezubereitungen hergestellt werden.

Gegenanzeigen

Eibisch ist im Allgemeinen sehr gut verträglich. Gegenanzeigen sind nicht bekannt. Allerdings können gleichzeitig eingenommene Medikamente in ihrer Wirkung verändert werden.

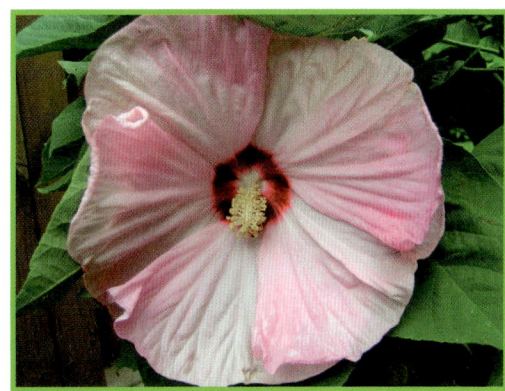

Nomen est omen

Die botanische Bezeichnung „Althaea" stammt ursprünglich von dem griechischen Wort „altho" ab, was so viel wie „heilen" bedeutet. So verwundert es nicht, dass diese Heilpflanze bereits im Altertum bekannt und weit verbreitet war.

Eiche

(Stieleiche, *Quercus robur*)

Merkmale

Bei der Eiche handelt es sich um einen bekannten heimischen Laubbaum, der bis zu 30 m hoch und schätzungsweise ca. 700 Jahre alt werden kann. Die Eiche besitzt einen sehr kräftigen breiten Stamm und ausladende, im Alter knorrige Äste mit markant geformten gezackten Blättern. Aus den unscheinbaren Blütenähren bilden sich die bekannten Eicheln.

Standort

Eichen sind außergewöhnlich robuste Pflanzen. Aus diesem Grund sind sie im Wald ebenso zu finden wie sogar einzeln stehend in Innenstädten als sogenannte Solitärbäume. Verschiedene Unterarten der Eiche sind fast weltweit zu finden.

Wirkung und Anwendung

Die Heilwirkung des Baumes war bereits im klassischen Altertum bekannt und sehr geschätzt. Verwendet wird damals wie heute in erster Linie die Rinde von jungen Trieben. Sie können fertige Eichenrindenextrakte anwenden oder selbst einen Tee als Abkochung herstellen. Beide Arten sind zur innerlichen sowie zur äußerlichen Anwendung gleichermaßen geeignet. Äußerlich ist die Eichenrinde in Form von Spülungen, Voll- und Teilbädern oder Umschlägen meist sehr hilfreich bei der Behandlung von Hautausschlägen, Schuppenflechte sowie Neurodermitis oder auch bei schlecht heilenden Wunden. Auch das sogenannte offene Bein, das z. B. im Rahmen von Diabetes mellitus oder bei Durchblutungsstörungen auftreten kann, ist ein wichtiges Anwendungsgebiet der Pflanze. Innerlich kann der Extrakt zur Eindämmung von leichten Durchfällen oder bei Mundschleimhaut- und Rachenentzündungen eingesetzt werden.

Gegenanzeigen

Nebenwirkungen und sonstige Gegenanzeigen sind nicht bekannt.

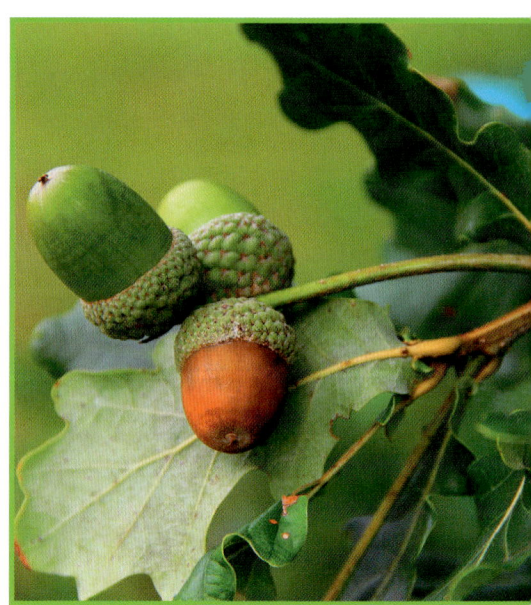

Eisenkraut

(Gewöhnliches Eisenkraut, *Verbena officinalis*)

Merkmale

So bedeutungsvoll das Eisenkraut in der Natur-heilkunde ist, so unscheinbar wirkt die Pflanze selbst: eine bis zu 1 m hohe Pflanze mit einigen sich verzweigenden Stängeln, nur wenige Blätter und kleine, in Ähren stehende weiße bis rosa Blüten.

Standort

Das Eisenkraut kommt fast weltweit vor und ist auf Ödland, Weiden oder an Wegrändern zu finden.

Wirkung und Anwendung

Auch wenn die Bezeichnung es vermuten lässt: Die Heilpflanze enthält kein Eisen – dafür allerdings eine Vielzahl anderer Wirksubstanzen, die die Pflanze so wertvoll machen. Sie findet hauptsächlich Anwendung zur Stimulierung des Immunsystems ebenso wie bei Erkältungskrank-heiten oder bei Infekten der oberen Atemwege und der Verdauungsorgane. Bereiten Sie hierzu am besten einen Aufgusstee zu. Trotz dieser vielseitigen Einsatzgebiete fehlt dieser Heilpflanze bis heute der wissenschaftliche Nachweis zur Wirksamkeit.

Gegenanzeigen

Anwendungsbeschränkungen oder Nebenwir-kungen sind bei dieser Pflanze nicht bekannt.

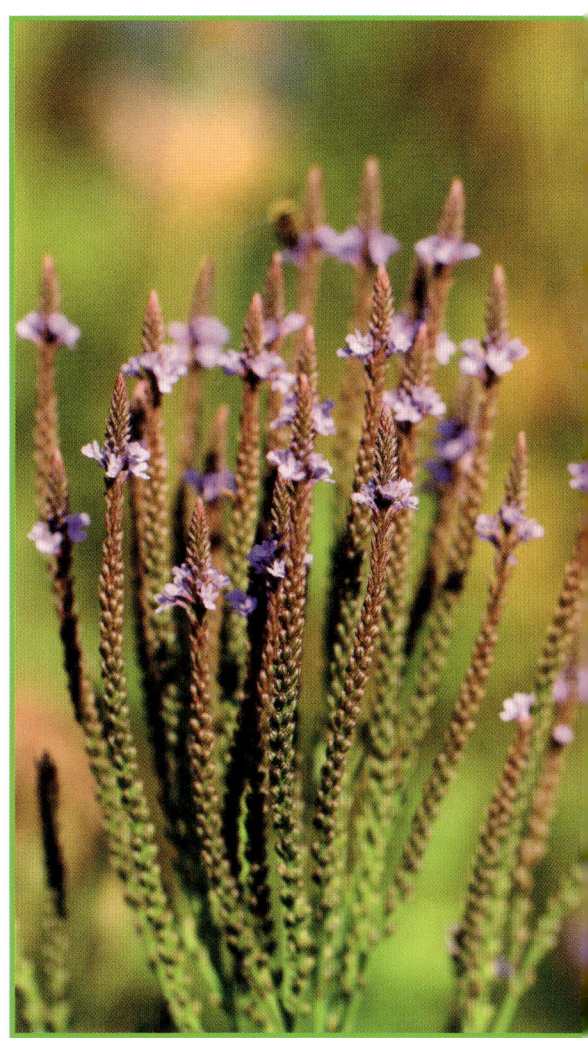

Eukalyptus

(Blaugummibaum, *Eucalyptus globulus*)

Merkmale

Der Eukalyptusbaum ist der Riese unter den Heilpflanzen: Sowohl seine Größe ist mit bis zu 50 m ebenso imposant wie der Reichtum seiner silbrig grünen Blätter an ätherischen Ölen. Diese Öle sind es, die in der Naturheilkunde häufig Verwendung finden. Der Laubbaum blüht erst nach ca. fünf Jahren und bildet dabei größere weiße Blüten.

Standort

Der Eukalyptusbaum benötigt sehr große Mengen an Wasser, die er an seine Blätter abgibt. Hierüber verdunstet die Flüssigkeit wiederum. Durch diese Eigenschaft wurde der Baum in tropischen Sumpfgebieten angepflanzt, um über die Trockenlegung der Sümpfe die Ausbreitung der Malaria übertragenden Anophelesmücke einzudämmen. Allerdings verträgt die Pflanze keinerlei Frost. Aus diesem Grund ist sie nur in wärmeren bis subtropischen Gebieten der Erde beheimatet, überwiegend in Afrika, Asien und Amerika.

Wirkung und Anwendung

Eukalyptusöl besitzt drei unterschiedliche Hauptwirkungen: Es stimuliert das Immunsystem, wirkt entzündungshemmend und kann Bakterien abtöten. Deshalb ist es häufig in Fertigarzneien gegen Erkältungen enthalten. Weitere große Anwendungsgebiete sind die Lunge und die Bronchien: Als Balsam auf die Brust aufgetragen wirkt es schleimlösend und sollte deshalb bei keiner Erkrankung fehlen, die mit Husten und Atembeschwerden einhergeht. Da Eukalyptusöl darüber hinaus in sehr hohem Maße durchblutungsfördernd wirkt, kann es bei sehr vielen Beschwerden des Bewegungsapparates eingesetzt werden. Hierzu zählen z. B. rheumatische Beschwerden, Muskelschmerzen, Zerrungen, Gelenkschmerzen oder auch Nervenschmerzen.

Gegenanzeigen

Bitte nehmen Sie Eukalyptus zur innerlichen Anwendung nicht gleichzeitig mit anderen Medikamenten ein, da deren Wirkung dadurch abgeschwächt werden könnte. Außerdem sollte keine innere Anwendung bei Magen-, Darm- oder Lebererkrankungen sowie während der Schwangerschaft erfolgen. Bitte beachten Sie bei der äußeren Anwendung bei Säuglingen und Kleinkindern: nie im Gesicht verwenden! Hierdurch könnte es zu einem reflexartigen Verschluss der Atemwege kommen.

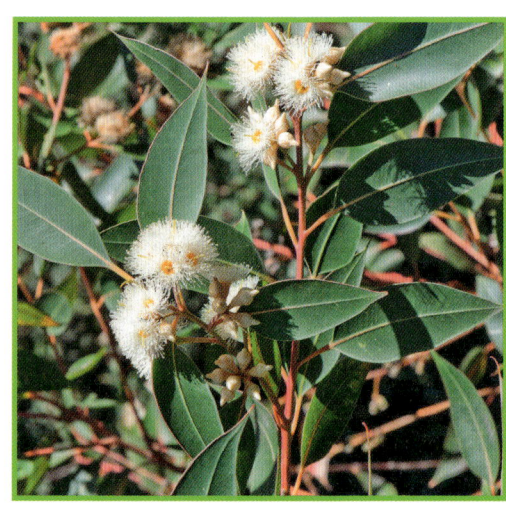

Faulbaum

(Gewöhnlicher Faulbaum, *Frangula alnus*)

Merkmale

Der Faulbaum ist ein Strauch oder kleiner Baum mit horizontal stehenden Ästen. Die grüne bis braungraue Rinde des Baumes verströmt tatsächlich einen etwas fauligen Geruch. Seine grünen eiförmigen Blätter erinnern durch ihre Form an die Blätter der Esche. Aus den weißen bis grünen Blüten entwickeln sich zunächst grüne, kugelige Steinfrüchte, die sich anschließend rotviolett und zuletzt sogar schwarz verfärben.

Standort

Der Faulbaum gilt als sehr pflegeleichte Pflanze, die anspruchslos meist im Halbschatten und eher auf feuchten Böden gedeiht. Sie kommt in Europa und Asien vor. Eine Unterart, der Amerikanische Faulbaum, ist an der Pazifikküste Nordamerikas zu finden.

Wirkung und Anwendung

Verwendet wird die Rinde des Faulbaumes, die allerdings keinesfalls frisch verwendet werden darf. Da sie im frischen Zustand stark giftig wirkt, muss sie zunächst ein Jahr gelagert werden. Sie können die etwas zerkleinerte Rinde als Kaltauszug ansetzen oder verfügbare Fertigpräparate anwenden. Im Grunde hat die Faulbaumrinde nur ein einziges Anwendungsgebiet: die Verstopfung. Dafür besitzt sie aber eine umso gründlichere Wirkung in diesem Bereich. Die Pflanze gilt im Vergleich zu anderen Arzneimitteln als sehr mildes, aber wirkungsvolles Abführmittel. Die Wirkungsweise auf die Vorgänge in Dünn- und Dickdarm konnte die Wissenschaft inzwischen sehr gut nachvollziehen. Wenden Sie die Heilpflanze am besten vor dem Schlafengehen an. Die Wirkung setzt erst in etwa acht Stunden ein, sodass am nächsten Tag die Stuhlausscheidung angeregt wird.

Gegenanzeigen

Bitte wenden Sie Faulbaumrinde, wie auch jedes andere künstliche oder natürliche Abführmittel, keinesfalls länger als maximal zwei Wochen an. Faulbaumrinde sollte darüber hinaus nicht bei Kindern unter zwölf Jahren, bei Schwangerschaft sowie während der Stillzeit verwendet werden. Bitte nehmen Sie die Heilpflanze nicht ein bei chronischen oder akuten Darmentzündungen, bei Darmverschluss sowie akuten unklaren Bauchbeschwerden.

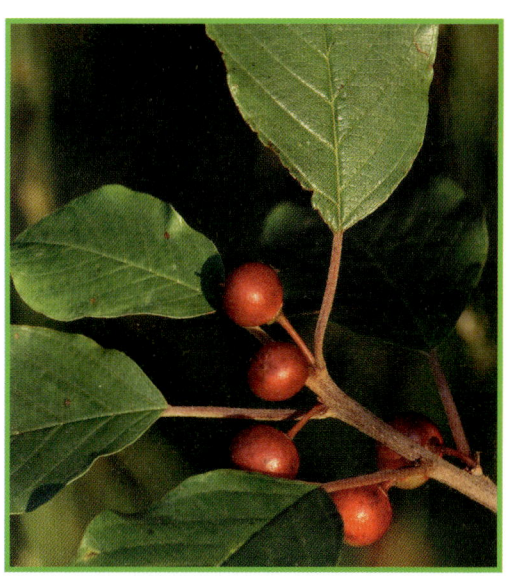

Fenchel

(Garten-Fenchel, *Foeniculum vulgare*)

Merkmale

Fenchel wächst als bis zu ca. 1,5 m hohe Staude mit verzweigten Stängeln, aus denen mehrere Blütendolden hervorgehen. Die Blüten bilden die grünbraunen Fenchelfrüchte aus, die ca. 10 mm lang sind.

Standort

Ursprünglich stammt Fenchel aus dem Mittelmeerraum. Inzwischen wächst er wild oder auch kultiviert in vielen Ländern der Erde.

Wirkung und Anwendung

Hauptwirkstoff des Fenchels stellen die enthaltenen ätherischen Öle dar. Deren Wirkungen sind überwiegend schleimlösend und somit auswurffördernd, krampflösend sowie antibakteriell. Fenchel findet sich häufig in Husten- und Bronchialtees. Außerdem wird Fenchel – insbesondere bei Kleinkindern – aufgrund der krampflösenden Wirkung bei Blähungen und Verdauungsstörungen angewendet, ebenso wie zusätzlich Anis und Kümmel. Bereiten Sie Fenchelfrüchte als Abkochung (s. S. 143) zu.

Gegenanzeigen

Ähnlich wie Anisfrüchte enthalten Fenchelfrüchte Estragol. Dies ist ein Wirkstoff, der ähnliche Wirkungen wie das Östrogen zeigt, also hormonelle Veränderungen herbeirufen kann. Personen, die an Brustkrebs erkrankt sind, sollten Fenchel nicht anwenden. Fenchel sollte generell nicht länger als vier Wochen angewendet werden. Außerdem sollten Sie täglich nicht mehr als zwei Tassen trinken. Aufgrund des hohen ätherischen Ölgehalts bitte nicht in der Schwangerschaft anwenden.

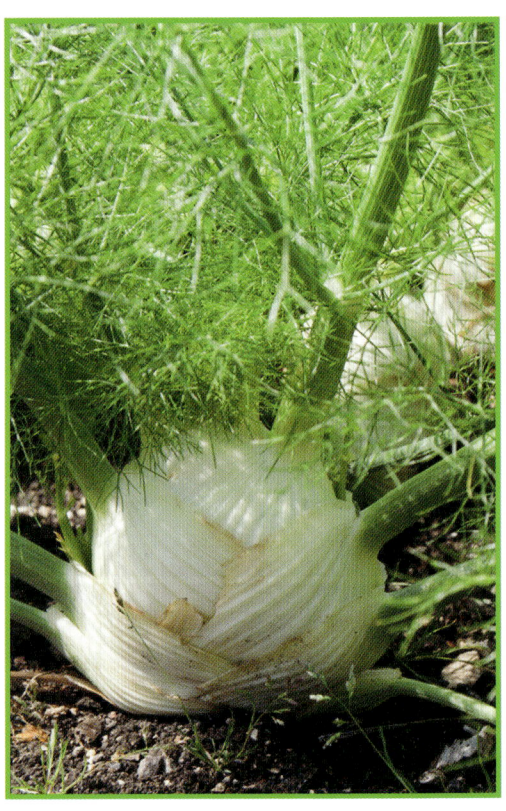

Fichte

(Gemeine Fichte, Rottanne, *Picea abies*)

Merkmale
Die Fichte ist ein sehr bekannter und verbreiteter Waldbaum mit grünen spitz zulaufenden vierkantigen Nadeln, die spiralig um die Zweige angeordnet sind. Der immergrüne Nadelbaum kann bis zu 40 m hoch werden, besitzt aber relativ flach verlaufende Wurzeln.

Standort
Die Fichte ist fast weltweit zu finden.

Wirkung und Anwendung
Verwendung findet hauptsächlich das wohltuende ätherische Öl der Fichte. Insbesondere bei Atemwegserkrankungen und bei Erkältungen ist es sehr wirkungsvoll.

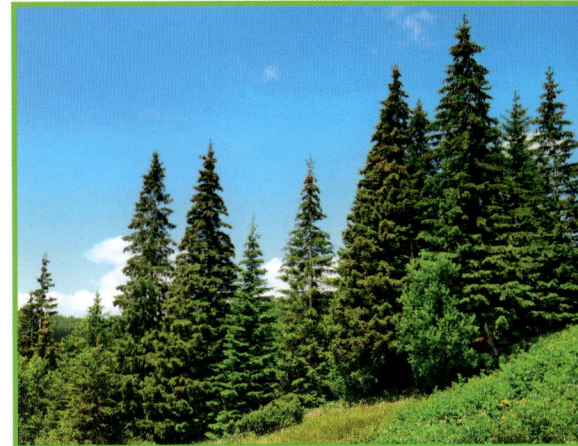

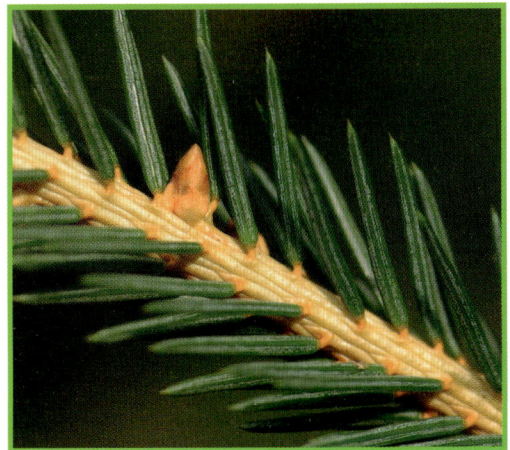

Aber auch zur äußeren Anwendung bei rheumatischen Beschwerden und Nervenentzündungen, wie z. B. im bekannten Franzbranntwein, ist es hilfreich. Geben Sie z. B. etwas Fichtennadelöl ins Badewasser oder inhalieren Sie über heißem Wasserdampf damit.

Gegenanzeigen
Wenden Sie Fichtennadelöl nie an bei Asthma bronchiale sowie im Gesicht und bei Kindern unter zwei Jahren. In diesen Fällen kann es zu einem reflexartigen Verschluss des Kehlkopfes kommen.

Frauenmantel

(Gewöhnlicher Frauenmantel, *Alchemilla vulgaris*)

Merkmale

Frauenmantel ist eine niedrige Pflanze mit grünen schwach gelappten Blättern, die an der Unterseite behaart sind. An kleinen Stängeln bilden sich unscheinbare, kleine, gelb-grüne Blüten.

Standort

Der Frauenmantel kommt überwiegend in Europa an Wegrändern, Wiesen oder Gebüschen vor. Aber auch in Nordamerika und Asien ist die Pflanze bekannt.

Wirkung und Anwendung

Frauenmantel hat in der Volksheilkunde eine sehr große Bedeutung als „Frauenmittel". So kommt die Pflanze z. B. bei Menstruationsbeschwerden, PMS, Veränderungen bei der Regelblutung oder bei Wechseljahresbeschwerden zur Anwendung. Aber auch bei leichten Durchfallerkrankungen kann Frauenmantel hilfreich sein. Bereiten Sie diese Heilpflanze als Aufgusstee zu.

Gegenanzeigen

Frauenmantel ist in der Regel gut verträglich. Allerdings sollte die Pflanze nicht über längere Zeit bzw. nicht in größeren Mengen angewendet werden, da dies eventuell zu Leberschäden führen kann.

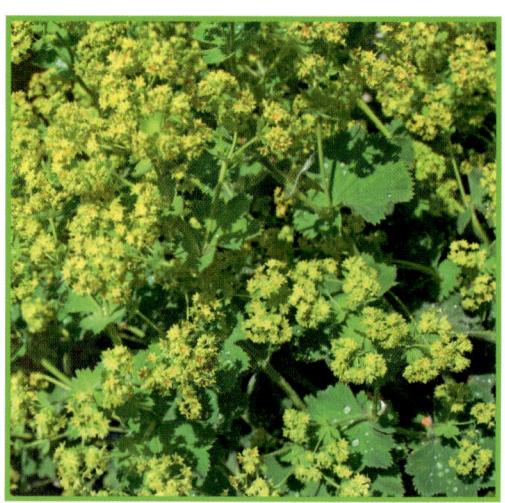

Die mythische Wirkung des Frauenmantels

Eine Besonderheit der Pflanze zeigt sich am frühen Morgen: Über Nacht sondert der Frauenmantel kleine Wassertropfen ab. Früher glaubte man, diese Tröpfchen könnten die verlorene Jungfräulichkeit wiederherstellen.

Gelber Enzian

(Gentiana lutea)

Merkmale

Diese Heilpflanze wird bis zu 1,5 m groß, besitzt einen etwa fingerdicken hohlen Stängel und trägt langgestielte, charakteristisch gelbe Blüten. Die Pflanze ist sehr robust und kann bis zu 50 Jahre alt werden. Trotzdem zählt sie zu den geschützten Pflanzenarten, da sie durch Menschenhand bereits fast ausgerottet worden wäre.

Standort

Gelber Enzian ist in Europa meist in den Alpen und den Mittelgebirgen zu finden. Er liebt kalkhaltige Böden und ist auf ungedüngten Wiesen und Weiden zu finden.

Wirkung und Anwendung

Bekanntheit erlangte der Gelbe Enzian hauptsächlich als alkoholisches Erzeugnis, vor allem als Enzianschnaps oder als Magenbitter. Arzneilich verwendet wird der lange Wurzelstock der Heilpflanze. Enzian gilt als die bitterste bekannte Pflanze. Seine Bitterstoffe sind es auch, die ihn therapeutisch so wertvoll machen: Sie wirken magensaftfördernd und somit verdauungsanregend. Da die Pflanze geschützt ist, sollten Sie auf Fertigarzneimittel oder auf Enzianwurzel aus der Apotheke zurückgreifen. Trinken Sie Enzian als Abkochtee oder auch als Kaltansatz dreimal täglich, jedoch mindestens eine Stunde vor den Mahlzeiten.

Gegenanzeigen

Wenden Sie Gelben Enzian bitte nicht bei Magen- oder Zwölffingerdarmgeschwüren an. Außerdem sollte er (nicht nur in der alkoholischen Form) nicht während der Schwangerschaft und Stillzeit eingenommen werden. Da über die Enzianeinnahme bei Kindern bisher nur wenige Erfahrungen bestehen, sollten Kinder unter zwölf Jahren auf Enzian verzichten.

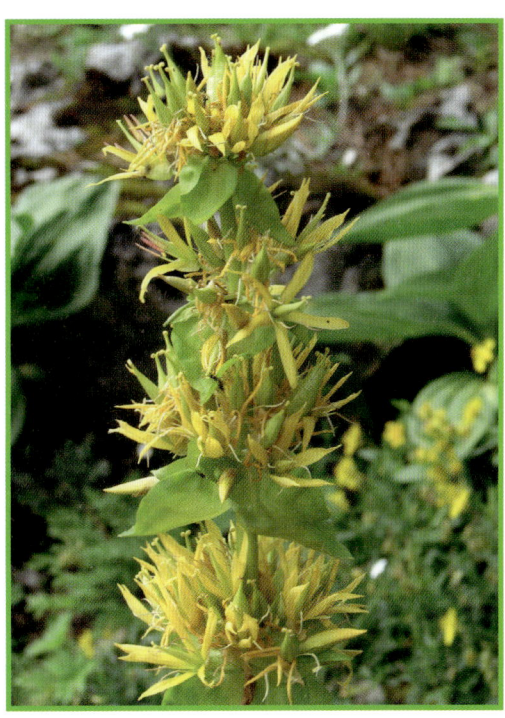

Gelbwurz

(Kurkuma, *Curcuma longa*)

Merkmale

Die Gelbwurz, oder meist als Küchengewürz unter dem Namen Kurkuma bekannt, ist eine Verwandte des Ingwers. Bei beiden handelt es sich um längliche Wurzelstöcke. Der Name der Gelbwurz weist deutlich auf die safrangelbe Färbung der Wurzel hin. Die überirdische Pflanze wird mit ihren lanzettenförmigen Blättern etwas über 1 m hoch. Der einzelne Blütenstand ist mittig gelegen und wird von den Blättern umschlossen.

Standort

Kurkuma stammt ursprünglich aus Indien, wo die Pflanze eine lange Tradition besitzt. Inzwischen wird Gelbwurz als Küchengewürz, aber auch als Heilpflanze in vielen tropischen Regionen angebaut.

Wirkung und Anwendung

Die häufigste Verbreitung findet die Pflanze als Bestandteil des Currypulvers. Durch Kurkuma erhält das Curry seine charakteristische Färbung. Auch die typisch orange Kleidung der buddhistischen Mönche wird teils durch den Pflanzenfarbstoff erreicht. In der Naturheilkunde ist Kurkuma eine sehr wertvolle Heilpflanze, wenn es um das Thema Leberstärkung geht. Hier stehen in erster Linie pulverisierte Fertigpräparate zur Verfügung. Die Inhaltsstoffe der Pflanze bewirken einen sehr effektiven Leberschutz und regen zusätzlich dazu die Fettverdauung an.

Gegenanzeigen

Bitte wenden Sie Gelbwurz nicht an, wenn Sie unter Gallensteinen oder einem Verschluss der Gallenwege leiden. Nehmen Sie die Gelbwurz bitte nicht zusammen mit anderen Medikamenten ein, da deren Wirkung herabgesetzt werden könnte. Außerdem kann bei gleichzeitiger Einnahme von blutverdünnenden Medikamenten (wie z. B. Aspirin) die Blutgerinnung herabgesetzt werden, was zu Blutungen führen kann. Fragen Sie in diesen Fällen bitte vorab Ihren Arzt. Außerdem sollte die Pflanze nicht während der Schwangerschaft und Stillzeit eingenommen werden, da hierzu aussagekräftige Studienergebnisse noch ausstehen.

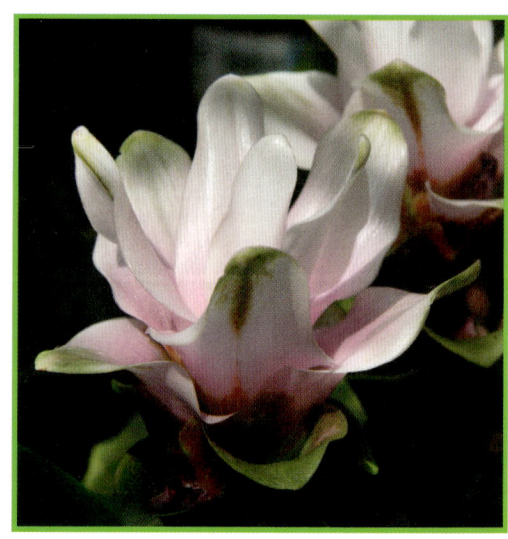

Gewürznelke

(Nelke, *Syzygium aromaticum*)

Merkmale

Gewürznelken sind die getrockneten Blüten-
knospen des Gewürznelkenbaums. Paradoxerweise zählt dieser Baum botanisch gesehen
nicht zu den Nelkengewächsen (damit sind die
Nelkenblumen gemeint), sondern zur Familie der
Myrtengewächse. Bereits der immergrüne, 10 bis
20 m hohe Baum selbst verströmt einen charakteristischen würzigen Geruch. Er besitzt spitze
eiförmige Blätter und zahlreiche doldenförmig
angeordnete kleine Blüten. Diese sind zunächst
rein weiß, verfärben sich dann grünlich und im
weiteren Verlauf dunkelrot.

Standort

Ursprünglich stammt die Pflanze aus dem heutigen Indonesien. Aus der damaligen holländi-
schen Kolonie brachten Seefahrer die Pflanze
nach Europa. Inzwischen wird sie kommerziell
überwiegend in tropischen Gebieten Afrikas
und Südostasiens angebaut.

Wirkung und Anwendung

Medizinische Verwendung findet hauptsächlich
das intensive ätherische Öl der Pflanze. Wer
schon mal auf eine Gewürznelke gebissen hat,
kennt vielleicht das betäubende Gefühl, das sich
im Mund ausbreitet. Gewürznelken werden deshalb häufig zur örtlichen Schmerzlinderung – wie
z. B. bei Zahnschmerzen – verwendet. In diesem
Fall legen Sie einfach eine Nelke zwischen Zahn-
fleisch und innere Lippe und lassen diese dort
ihre wohltuende Wirkung entfalten. Sie können
dazu aber auch eine Einreibung mit Nelkenöl

durchführen. Neben dem schmerzstillenden
Effekt besitzt Nelkenöl zudem eine sehr hilfreiche
antibakterielle Wirkung. Auch in der äußeren
Anwendung, z. B. bei Rückenschmerzen sowie
Muskel- oder Gelenkbeschwerden, hilft häufig
eine Einreibung mit Nelkenöl. Natürlich kennen
wir die Gewürznelke als intensiv schmeckende
Zutat z. B. zu Rotkohl oder in Lebkuchen. Da dieses Gewürz außerdem sehr verdauungsfördernd
wirkt, ist die Verwendung in der Küche sicherlich nicht verwunderlich, um die Speisen damit
bekömmlicher zu machen.

Gegenanzeigen

Bitte wenden Sie Gewürznelken nicht während
der Schwangerschaft, Stillzeit und bei Kindern
und Jugendlichen unter 18 Jahren an, da hierzu
keine Studienergebnisse vorliegen. In höheren
Dosierungen kann Nelkenöl hautreizend wirken.

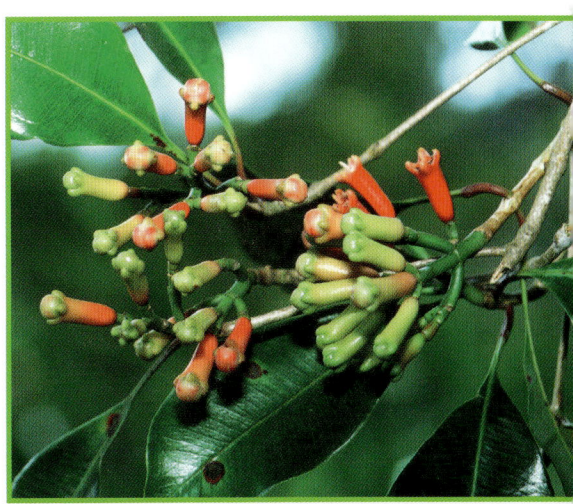

Giersch

(Gewöhnlicher Giersch, Geißfuß, *Aegopodium podagraria*)

Merkmale

Giersch ist eine bis zu 1 m hohe Staude mit wechselständigen gefiederten grünen Blättern. Die Pflanze entwickelt weißliche, filigrane Blütendolden.

Standort

Die Pflanze kommt in ganz Europa vor. Besonders in Auwäldern, Gebüschen oder als gefürchtetes „Unkraut" in Gärten ist sie zu finden.

Wirkung und Anwendung

Vor allem bei den Erkrankungen Rheuma und Gicht kommt die Pflanze durch ihre harntreibende und entzündungshemmende Wirkung zum Einsatz. Der Zusatz *podagraria* im lateinischen Namen weist auf diesen Zusammenhang hin. Im medizinischen Sprachgebrauch bedeutet der Begriff *Podagra* so viel wie „Zipperlein" und beschreibt damit die schmerzhafte Entzündung meist des Großzehengrundgelenks bei Gicht. Verwenden Sie Giersch als Aufgusstee.

Gegenanzeigen

Es gibt keine Gegenanzeigen zu dieser Heilpflanze. Allerdings sollte der Wurzelstock nicht verwendet werden, da dieser vermutlich giftige Substanzen enthält.

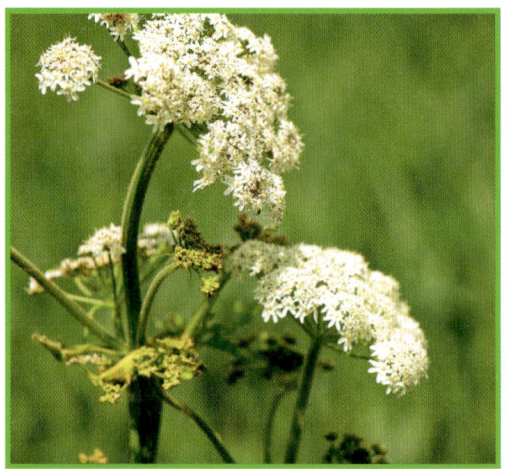

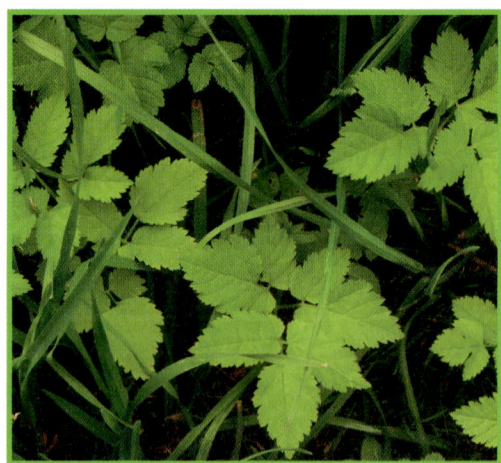

Ginkgo

(Elefantenohrbaum, *Ginkgo biloba*)

Merkmale

Ginkgo biloba ist ein Baumriese, der bis zu 40 m
hoch werden kann. Charakteristisch an diesem
Laubbaum ist vor allem die Form seiner Blätter,
die an einem langen Stil zwei Lappen ausbilden.
Der Ginkgo-Baum ist einer der ältesten Bäume
der Erde und vielleicht deshalb sehr widerstands-
fähig gegenüber Umweltgiften. Er trägt aprikosen-
ähnliche Früchte.

Standort

Aufgrund seiner Widerstandsfähigkeit wird der
Zierbaum häufig in städtischen Parkanlagen angepflanzt. Dort bereichert er durch sein besonderes Aussehen und seine Präsenz den Standort.
Ursprünglich stammt der Baum aus Ostasien.
Heute ist er allerdings in vielen Städten Europas
und Nordamerikas zu finden. In Asien dient er
an heiligen Stätten vielfach als Tempelbaum.

Wirkung und Anwendung

Verwendet werden die ledrigen Blätter der
Heilpflanze. Ginkgo besitzt eine stark durchblutungsfördernde Wirkung. Diesen wissenschaftlich gut untersuchten und offiziell anerkannten
Umstand nutzt man in der Naturheilkunde bei
allen Leiden und Erkrankungen, bei denen Blutgefäße erkrankt sind oder verschiedene Gewebe
nicht mehr richtig durchblutet werden. So ist
ein Hauptanwendungsgebiet die vermehrte
Durchblutung des Gehirns. Dies kann z. B. bei
Demenzerkrankungen hilfreich sein oder auch
bei weiteren Gedächtnis- und Konzentrationsstörungen. Aber auch bei Arteriosklerose, der

landläufigen Arterienverkalkung, fördert die
Heilpflanze die Durchgängigkeit der Blutgefäße.
Außerdem kann Ginkgo zur Vermeidung eines
Angina-pectoris-Anfalls (vorübergehende krampf-
artige Verengung der Herzkranzgefäße) sowie
zur Herzinfarkt- und Schlaganfallprophylaxe eingenommen werden. Zusätzlich wird der Pflanze
eine nervenschützende Wirkung zugeschrieben.
Sie können Ginkgo als Teezubereitung, Tinktur
oder als Fertigpräparat verwenden.

Gegenanzeigen

Da Ginkgo die Fließeigenschaften des Blutes
beeinflusst, sollte die Pflanze nicht gleichzeitig
mit sogenannten Blutverdünnern zur Thrombose-
prophylaxe eingenommen werden. Bitte setzen
Sie Ginkgo mindestens zwei Tage vor geplanten
Operationen ab, da es ansonsten zu verstärkten
Blutungen kommen kann.

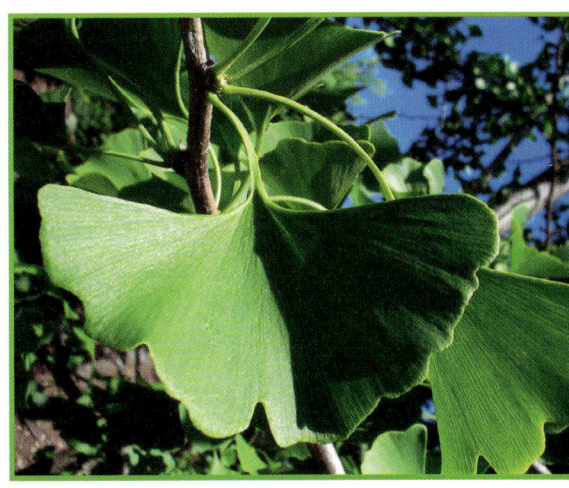

Ginseng

(Echter Ginseng, Koreanischer Ginseng, *Panax ginseng*)

Merkmale

Ginseng ist eine bis zu 1 m hohe Staude. Die dunkelgrünen Blätter wachsen quirlförmig angeordnet aus einem Stiel. Die unscheinbaren grünlich gelben Blüten stehen in Dolden zusammen. Aus ihnen entwickeln sich kleine leuchtend rote Beeren.

Standort

Ginseng ist in Teilen Asiens, insbesondere in China und in Korea, zu finden. Ansonsten gibt es einzelne kommerzielle Ginseng-Farmen.

Wirkung und Anwendung

Zur Anwendung kommt nur der charakteristische Wurzelstock der Pflanze. Mit etwas Fantasie sieht er einer menschlichen Gestalt ähnlich, wodurch die Pflanze auch als „Menschenwurzel" bezeichnet wird. Die Heilpflanze ist in Asien seit jeher bekannt und geschätzt. Das Haupteinsatzgebiet des Ginsengs liegt in der Vorbeugung: Anders als das Prinzip der meisten Heilpflanzen sollte Ginseng bereits prophylaktisch eingenommen werden, um den Organismus und insbesondere das Immunsystem gegen alle Widrigkeiten zu stärken. So findet die Pflanze hauptsächlich bei der Behandlung von Infektanfälligkeit Verwendung. Aber auch bei Nachlassen der körperlichen und/oder geistigen Leistungsfähigkeit, bei Schwächezuständen ebenso wie bei Konzentrationsschwierigkeiten ist Ginseng als sogenanntes Tonikum sehr hilfreich. Bereiten Sie Ginseng als Abkochung (s. S. 143) zu oder verwenden Sie Fertigpräparate aus der Apotheke. Um eine vollständige Wirkung zu erreichen, sollten Ginsengpräparate über einen Zeitraum von bis zu mindestens vier Wochen eingenommen werden.

Gegenanzeigen

Bei gleichzeitiger Einnahme von weiteren Arzneimitteln kann deren Wirkung verändert werden (unter anderem z. B. blutgerinnungshemmende Arzneimittel). Fragen Sie hierzu bitte vor Einnahme bei Ihrem Arzt oder in Ihrer Apotheke nach. Personen, die unter Arteriosklerose, hohem Blutdruck oder Diabetes mellitus leiden, sollten auf die Einnahme von Ginseng verzichten. Da keine ausreichenden Studien vorhanden sind, sollten Kinder unter zwölf Jahren keine Ginsengpräparate einnehmen.

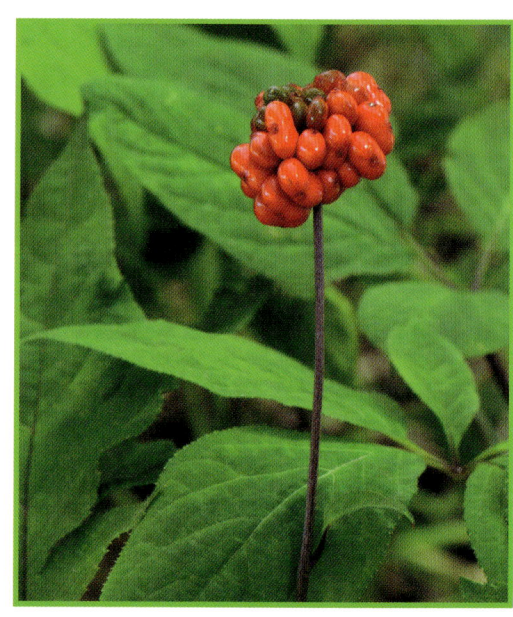

Guar

(Guarbohne, *Cyamopsis tetragonolobus*)

Merkmale

Die bohnenartige Pflanze wächst bis zu 2 m und bildet ca. 10 cm lange Hülsenfrüchte, die Guarbohnen. Diese enthalten sehr kleine kugelige Samen.

Standort

Angebaut wird die Bohnenpflanze überwiegend in Pakistan und Indien.

Wirkung und Anwendung

Neuere Forschungen haben ergeben, dass das gemahlene Mehl der Bohnen im menschlichen Verdauungstrakt große Mengen an Flüssigkeit an sich binden kann. Die dadurch entstandene breiartige Substanz legt sich an der inneren Darmwand ab und verzögert dadurch die Aufnahme von Kohlenhydraten und somit Zucker in den Körper. Dies hat zur Folge, dass der Blutzuckerspiegel nach der Nahrungsaufnahme nicht plötzlich ansteigt, sondern auf einem einigermaßen gleichbleibenden Niveau bleibt. Dieser Effekt ist hilfreich bei der unterstützenden Behandlung von Diabetes mellitus. Außerdem ist Guar in der Lage, den Cholesterinspiegel im Blut zu senken, und somit ein hilfreiches Naturheilmittel bei der Behandlung von Fettstoffwechselstörungen. Verwenden Sie die Heilpflanze als Fertigarzneimittel in Pulverform.

Gegenanzeigen

Nehmen Sie Guar immer mit ausreichend Flüssigkeit zu sich. Völlegefühl oder Blähungen können nach der Einnahme auftreten.

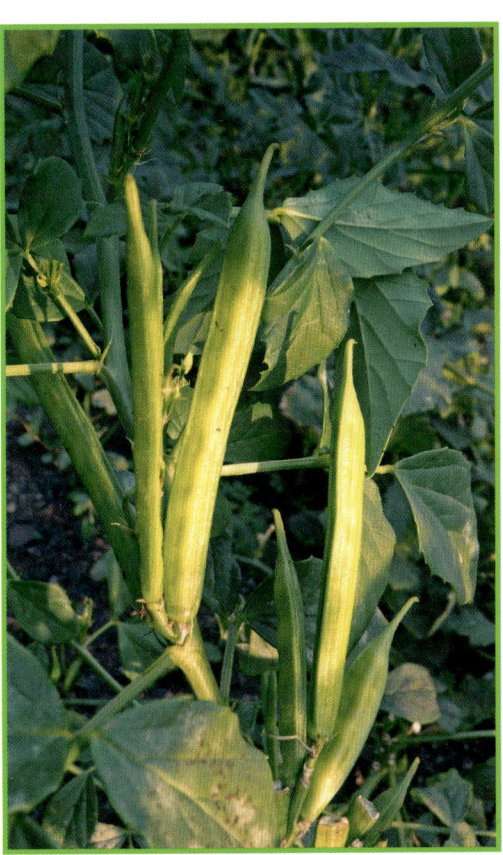

Pflanzliche Antibiotika

Als 1942 Penicillin als erstes Antibiotikum zur Anwendung kam, schien dies ein Meilenstein in der Medizingeschichte zu sein. Endlich war ein wirkungsvolles Heilmittel zur Behandlung von gefährlichen Bakterien gefunden worden. Neben dem Penicillin kamen in den folgenden Jahren aufwendiger Forschungstätigkeit weitere Wirkstoffe hinzu. Heute kennt die Wissenschaft ca. 70 Antibiotika-Arten, die je nach Krankheitserreger eingesetzt werden. Große Bedeutung liegt in den sogenannten Breitbandantibiotika, die unspezifisch gegen viele verschiedene Bakteriengruppen eingesetzt werden können.

Allerdings kommt in unserer Zeit die Erfolgsgeschichte des Antibiotikums zu einem jähen Ende: Immer mehr Bakterien entwickeln Strategien, um sich gegen Antibiotika zu schützen. Durch enorme Anpassungsvorgänge werden sie unempfindlich gegen jegliches Antibiotikum. Die Wissenschaft nennt diese Fähigkeit der Bakterien Bildung einer Resistenz. Das bedeutet, dass Antibiotika stetig wirkungslos werden. Die Bakterien werden immun dagegen. *Staphylokokkus aures* ist das erste Bakterium, gegen das heute bereits jedes Antibiotikum vollkom-

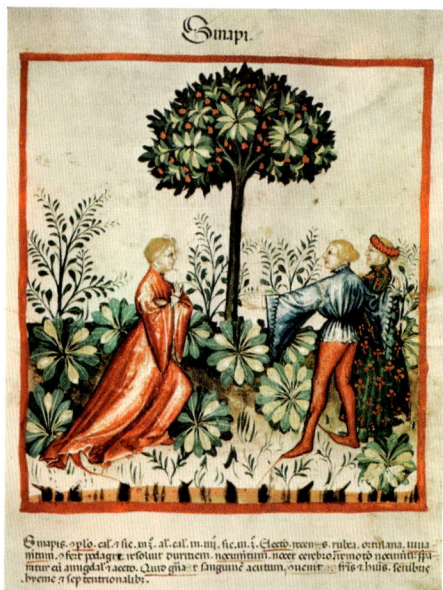

men wirkungslos ist. Dieser Keim wird auch als MRSA bezeichnet und ist im klinischen Alltag sehr gefürchtet. Schätzungen zufolge wird der Menschheit bereits in ca. 20 Jahren die Waffe Antibiotikum nicht mehr zur Verfügung stehen.

Vor diesem Hintergrund erlangen andere Substanzen immer mehr Bedeutung, die in der Lage sein könnten, wirkungsvoll gegen Bakterien anzukämpfen, wie z. B. Senf,

Meerrettich und Kapuzinerkresse. „Ausgerechnet diese Küchengewürze sollen die Menschheit vor Bakterien retten?", werden Sie sich nun vielleicht fragen. Und in der Tat: Wissenschaftlich gut belegt, hemmen diese Pflanzen das Wachstum der Bakterien und töten diese sogar ab – genauso wie Antibiotika, jedoch mit dem wesentlichen Vorteil, dass pflanzliche Antibiotika bisher keine Resistenzen bilden.

Die Pflanzen Senf, Meerrettich und Kapuzinerkresse haben einen sehr scharfen, intensiven Geschmack. Dies liegt an ihren Inhaltsstoffen, den sogenannten Senfglykosiden, die zu Senfölen abgebaut werden. Und diese Substanzen sind es, die antibiotisch wirken. *Cresso* bedeutete übrigens im althochdeutschen Sprachgebrauch so viel wie „scharf", was der Kresse zu ihrem Namen verhalf.

Es ist kein Zufall, dass die scharfen Inhaltsstoffe Bakterien zerstören können. Die Pflanzen setzen diese gezielt ein, um sich selbst vor Bakterien- und Pilzbefall zu schützen. Hier wird ein wesentlicher Vorteil der pflanzlichen Substanzen gegenüber den herkömmlichen Antibiotika deutlich:

Senföle wirken gegen Bakterien und sogar auch gegen Pilze und verschiedene Viren. Bisher bekannte Antibiotikaformen können ausschließlich gegen Bakterien eingesetzt werden. Gegen Pilze und Viren sind diese vollkommen nutzlos.

Bei herkömmlichen Antibiotika besteht häufig das Problem, dass nützliche Darmbakterien abgetötet werden. Daraufhin kommt es häufig zu Verdauungsproblemen und paradoxerweise zu einer erneuten Schwächung des Immunsystems. Hier punkten wiederum die pflanzlichen Antibiotika: Da diese zu einem großen Teil bereits in oberen Darmabschnitten aufgenommen werden, greifen sie wichtige Darmbakterien in den unteren Darmabschnitten nicht an. Dies stärkt wiederum nachhaltig das eigene Immunsystem.

In wissenschaftlichen Studien wurde die positive Wirkung von Meerrettich & Co. hauptsächlich bei Blasenentzündungen und Atemwegsinfekten untersucht. Aber auch viele andere Erkrankungen, bei denen Bakterien, Pilze oder bestimmte Viren im Spiel sind, können damit wirkungsvoll bekämpft werden.

Gundermann

(Gewöhnlicher Gundermann, Gundelrebe, *Glechoma hederacea*)

Merkmale

Gundermann ist eine unscheinbare kleine Pflanze mit bis zu ca. 20 cm hohen behaarten Stängeln, herzförmigen Blättern und kleinen hellvioletten Lippenblüten.

Standort

Die Heilpflanze ist in Wäldern und Wiesen in Europa und Asien verbreitet.

Wirkung und Anwendung

Äußerlich angewendet hilft Gundermann bei schlecht heilenden oder sogar eitrigen Wunden. Die innere Anwendung erstreckt sich in erster Linie auf den Bereich der Atemwegsentzündungen wie z. B. Husten oder Bronchitis. Auch bei Durchfall oder Magen-Darm-Verstimmungen ist Gundermann hilfreich. Bereiten Sie Gundermann als Aufgusstee zu.

Gegenanzeigen

Anwendungsbeschränkungen sind derzeit nicht bekannt. Sie sollten die Pflanze jedoch nicht in höheren Dosen anwenden.

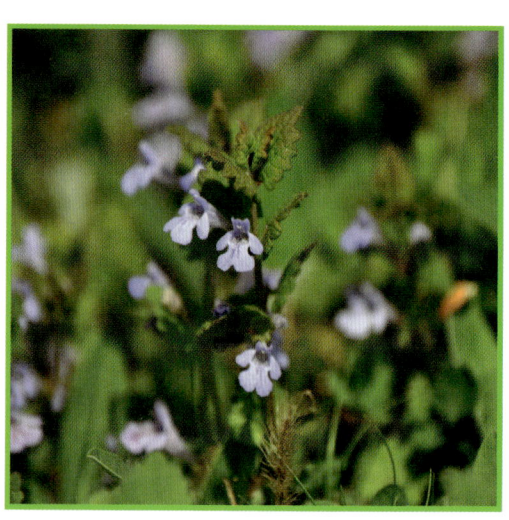

Hagebutte

(Hundsrose, Heckenrose, *Rosa canina*)

Merkmale

Hagebutten sind die sogenannten Scheinfrüchte bestimmter Rosenarten, insbesondere der meist wild wachsenden Hunds- oder Heckenrose. Im Sommer bilden sie leuchtend weiße bis rosafarbene Blüten, aus denen sich im Herbst die ungiftigen Früchte bilden. Hagebutten sind leicht an ihrer leuchtend roten Farbe und ihrer ovalen Form zu erkennen. Im Inneren dieser Sammelfrüchte befinden sich viele kleine Nüsschen, die eigentlichen Früchte der Pflanzen. Diese sind mit kleinen Widerhaken besetzt, die oft als „Juckpulver" verwendet werden. „Ein Männlein steht im Walde" – dieses bekannte Kinderlied aus dem Jahr 1843 von Hoffmann von Fallersleben bezieht sich übrigens auf die Hagebutte und nicht, wie man annehmen könnte, auf den Fliegenpilz. Die letzte Textzeile bringt die Auflösung des Liedrätsels: „… kann nur die Hagebutte sein".

Standort

Die wilden Rosengewächse finden sich in Europa meist in Gebüschen, Hecken oder am Wegesrand.

Wirkung und Anwendung

Die Hagebutte ist ein wahrer Vitamin-C-Schatz. Zum Vergleich: 100 g Zitrone enthalten in etwa 50 mg Vitamin C. 100 g Hagebutten besitzen ca. 400 mg davon. Dieser Umstand macht die Pflanze in der Heilkunde so wertvoll. Bei allen Erkrankungen, bei denen Vitamin C hilfreich ist, kann die Hagebutte eingesetzt werden, wie z. B. zur Stärkung der Immunabwehr, bei akuter Bronchitis oder bei Erkältungen. Das Vitamin C der Hagebutte verbessert auch die Aufnahme von Eisen in den Körper, sodass sie sehr hilfreich bei der Behandlung einer Eisenmangelanämie sein kann. Für die Zubereitung sollten Sie nur die Schalen der Hagebutten verwenden und die inneren Kerne mitsamt den kleinen Widerhaken vollständig entfernen. Danach können Sie die Hagebuttenschalen als Kaltansatz (s. S. 143) zubereiten. Aber Vorsicht: Vitamin C ist sehr hitzeempfindlich. Außerdem verlieren getrocknete Hagebuttenschalen ebenfalls sehr schnell ihren wertvollen Wirkstoff. Aus diesen Gründen nehmen Sie Hagebuttenschalen am wirkungsvollsten zu sich, wenn Sie die ungiftigen Schalen roh und frisch geerntet verzehren.

Gegenanzeigen

Hagebutten sind meist sehr gut verträglich. Nebenwirkungen sind derzeit nicht bekannt.

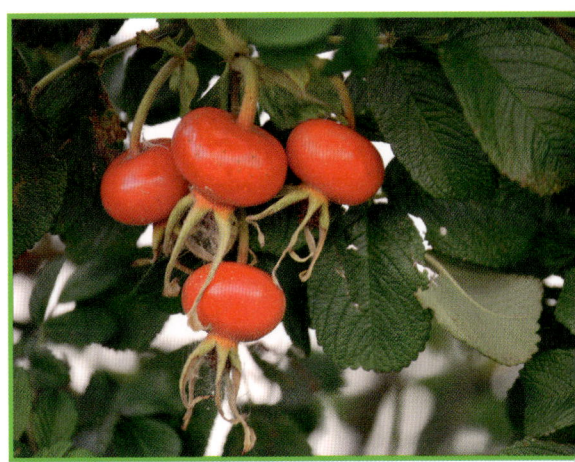

Hamamelis

(Virginische Zaubernuss, *Hamamelis virginiana*)

Merkmale

Die mit der Haselnuss entfernt verwandte Zaubernuss ist ein Strauch oder Baum, der bis zu ca. 3 m hoch wird. Die wechselständigen Blätter der Hamamelis ähneln denen der Haselnuss. Auch die Zweige sind wie diese braunrot. Das Besondere der Hamamelis sind allerdings ihre winterharten Blüten: Sie treten erst im Spätwinter auf, meist in der Zeit zwischen Dezember und Februar. Mit ihrer leuchtend gelben Farbe sind die büschelweise auftretenden fadenförmigen Blütenstreifen ein richtiger Farbklecks im sonst so trüben Wintergrau.

Standort

Die Pflanze stammt ursprünglich aus Nordamerika, wo sie hauptsächlich an der Ostküste heimisch ist. Aber auch in Europa ist sie inzwischen kultiviert anzutreffen. Sie liebt sonnige bis halbschattige Standorte und sandige Böden.

Wirkung und Anwendung

Verwendet werden die Rinde sowie die Blätter der Heilpflanze. Beide Teile der Pflanze können sowohl äußerlich, z. B. als heilende Auflage oder als Salbe, wie auch innerlich als Aufgusstee zur Anwendung kommen. Das Hauptanwendungsgebiet der Zaubernuss ist die Haut. Und dies in zweifacher Hinsicht: zum einen an der äußeren Haut bei sämtlichen Verletzungen, Blutergüssen, Hautentzündungen, Krampfadern oder auch bei Juckreiz, Sonnenbrand, Insektenstichen oder Neurodermitis und Schuppenflechte. Zum anderen kann die Hamamelis aber auch an der

inneren Haut des Körpers, der Schleimhaut, wirkungsvoll eingesetzt werden. Dies ist z. B. der Fall bei Zahnfleisch- oder Mundschleimhautentzündungen, bei Durchfall oder bei Hämorrhoiden. Bei Erkrankungen des Zahnfleisches oder der Mundschleimhaut können Sie sich aus getrockneten und geschnittenen Hamamelisblättern eine Gurgellösung herstellen. Zur Behandlung von Hämorrhoiden ist ein Hamamelis-Sitzbad geeignet.

Gegenanzeigen

Diese Heilpflanze sollte während der Schwangerschaft und Stillzeit weder äußerlich noch innerlich angewendet werden.

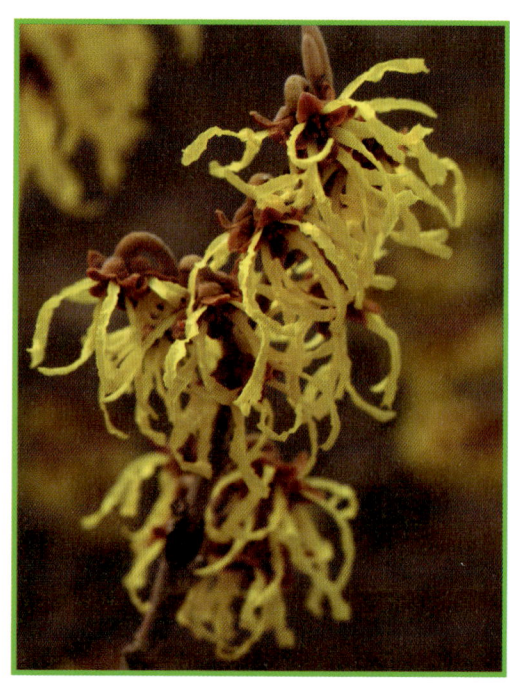

Herzgespann

(Echtes Herzgespann, Löwenschwanz, *Leonurus cardiaca*)

Merkmale
Das Herzgespann ist eine ca. 1,5 m hohe Staude mit grob gezähnten grünen Blättern, die nach oben immer kleiner werden. Zwischen diesen Blättern wachsen ährenartig kleine weiß-rosa Blütenkelche.

Standort
Die Heilpflanze findet man in Europa an Wegrändern, in Gebüschen oder auch in Gärten kultiviert.

Wirkung und Anwendung
Der Name der Pflanze lässt bereits die Verwendung bei Herzerkrankungen vermuten. Der Begriff „Gespann" war im Mittelalter bezeichnend für Drücken, Ziehen, Spannungen und Schmerzen. Auch der Zusatz in der lateinischen Bezeichnung *cardiaca* belegt die Verbindung zum Herzen. So ist z. B. die Kardiologie die medizinische Fachrichtung, die sich mit Herzerkrankungen beschäftigt. Herzgespannkraut wird bei Herzinsuffizienz oder nervösen Herzbeschwerden eingesetzt, um das Herz zu entlasten, damit es langsamer, aber kräftiger schlagen kann. Außerdem konnten neuere Studien belegen, dass es die eigene Blutversorgung des Herzens in den Herzkranzarterien erhöht. Neben diesen Wirkungen wird das Herzgespann zusätzlich z. B. bei Wechseljahresbeschwerden eingesetzt, bei Schilddrüsenüberfunktionen oder auch als wertvolles Hilfsmittel in der Geburtshilfe. Bereiten Sie aus den frischen oder getrockneten Blättern am besten einen Aufgusstee zu. Außerdem sind verschiedene Fertigpräparate, meist in Kombination mit anderen herzwirksamen Zutaten, im Handel erhältlich.

Gegenanzeigen
Das Herzgespann ist meist sehr gut verträglich. Konkrete Gegenanzeigen gibt es hierzu nicht.

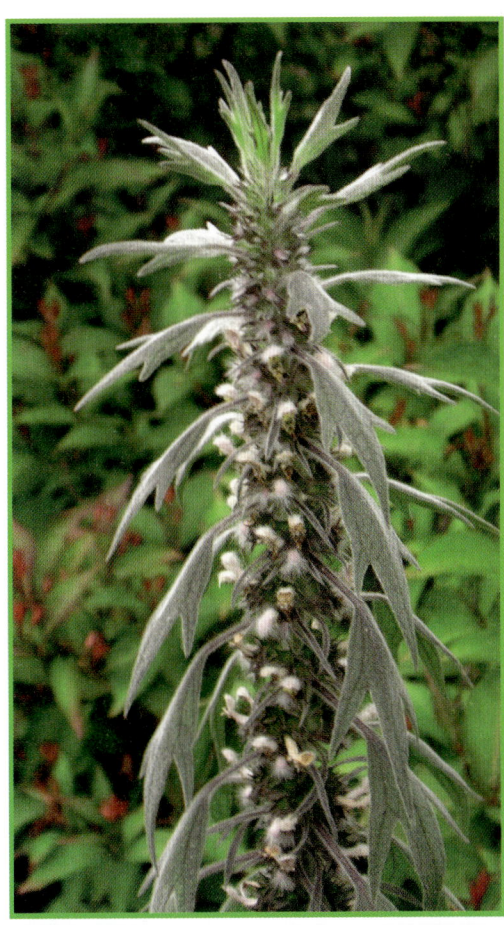

Holunder

(Schwarzer Holunder, *Sambucus nigra*)

Merkmale

Es handelt sich um einen Strauch oder niedrigen Baum mit doldenförmigen weißen Blüten. Daraus entwickeln sich anschließend die kleinen Holunderbeeren. Charakteristisch ist das innen liegende weiße Mark der Äste.

Standort

Holunder ist in Europa ebenso verbreitet wie in Asien, Nordafrika und Nordamerika. Die Pflanze ist teils an Wegrändern zu finden ebenso wie in Gebüschen, Laub- oder Mischwäldern.

Wirkung und Anwendung

Holunder wirkt vorwiegend fiebersenkend, schleimlösend sowie schweißtreibend. Aufgrund dieser Wirkungen ist diese Heilpflanze häufig in Fieber- oder Erkältungstees zu finden. Außerdem hat Holunder eine harntreibende Wirkung, sodass er bei Ausleitungstherapien (z. B. bei Gicht, Stoffwechselerkrankungen oder Rheuma) zur Anwendung kommt. Bereiten Sie Holunderblüten als Abkochung zu.

Gegenanzeigen

Achten Sie bitte bei der Teezubereitung darauf, Holunder ausreichend stark und genügend lange zu kochen, um eventuelle Giftstoffe dadurch unschädlich zu machen. Auch sollten Holunderbeeren (bzw. alle anderen Anteile des Holunders) nicht roh verzehrt werden.

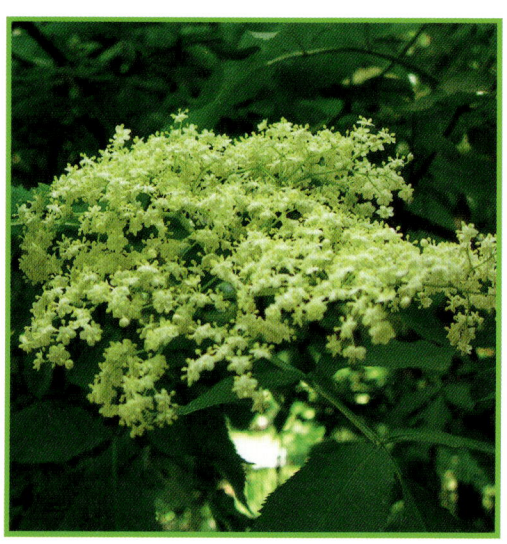

Hopfen

(Humulus lupulus)

Merkmale
Hopfen ist eine mehrjährige bis zu 10 m hohe
Kletterpflanze mit hellgrünen, gezahnten Blättern
und typischen Hopfenzapfen.

Standort
Hopfen stammt ursprünglich aus Osteuropa.
Inzwischen ist er kultiviert vor allem in sogenann-
ten Hopfengärten (überwiegend im Bereich der
Hallertau) zur gewerblichen Nutzung zu finden.

Wirkung und Anwendung
Hopfen wird vor allem in der Behandlung von
Unruhezuständen, Ängsten und Schlafstörungen
sehr erfolgreich angewendet. Sie können aus
den frischen Hopfenzapfen einen Aufgusstee
zubereiten oder Sie verwenden ein Fertigpräparat in Kombination mit anderen beruhigenden
Heilpflanzen.

Gegenanzeigen
Vermeiden Sie einen intensiven direkten Hautkontakt mit der Hopfenpflanze, da diese teilweise
hautreizend wirken kann.

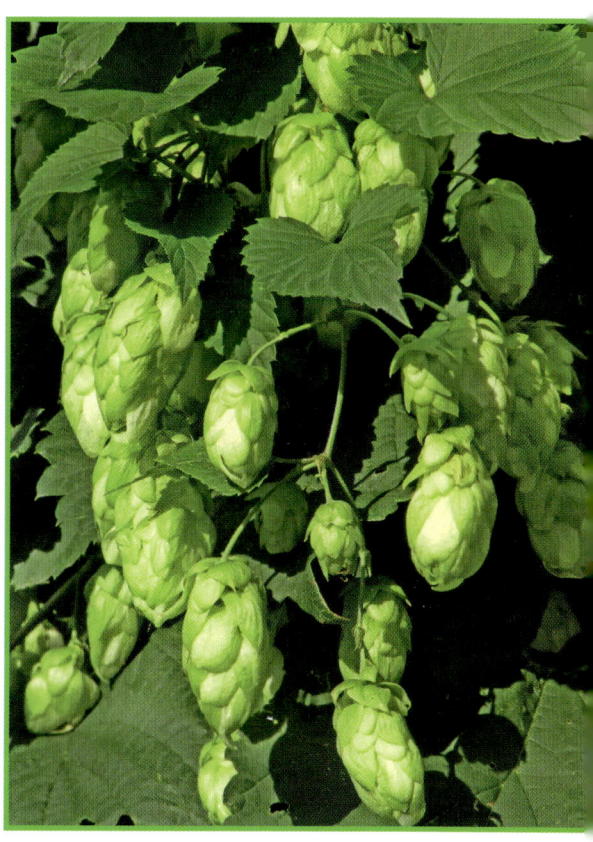

Huflattich

(Tussilago farfara)

Merkmale

Der Name dieser Heilpflanze stammt von der Form ihrer hufeisenförmigen Blätter ab, die an der Oberseite grün, an der Unterseite jedoch silbrig weiß gefärbt sind. Wenn die kleine mehrjährige Pflanze im Frühling austreibt, erscheinen zunächst ihre niedrigen, gelb leuchtenden Blütenköpfe. Erst danach entwickeln sich die charakteristischen Blätter.

Standort

Huflattich kommt in ganz Europa sowie in Asien und sogar in Nordafrika vor. Die Pflanze liebt lehmigen und kalkhaltigen Boden, sodass sie vorwiegend im Gebirge, an Uferböschungen oder auf Ödland zu finden ist.

Wirkung und Anwendung

Huflattich enthält eine hohe Konzentration von Schleimstoffen. Dadurch wirkt er in erster Linie reizlindernd. So wird die Heilpflanze z. B. gern bei trockenem Reizhusten eingesetzt, da sich die Schleimstoffe auf die gereizten Atemwege legen und dort einen schützenden Überzug bilden. Zusätzlich wirkt sie entzündungshemmend, was sich die Naturheilkunde z. B. bei der Behandlung von Erkältungskrankheiten oder zum Gurgeln bei Hals- und Rachenentzündungen zunutze macht.

Gegenanzeigen

Huflattich enthält verschiedene Substanzen, bestimmte Alkaloide, die in Verdacht stehen, krebserregend zu wirken. Um aus diesem Grund den Wirkstoff exakt dosieren zu können, sollten Sie auf das Sammeln oder Anbauen dieser Pflanze verzichten und auf Fertigpräparate zurückgreifen. Auch darf die Anwendungsdauer vier Wochen nicht überschreiten. Inzwischen ist es allerdings gelungen, Huflattich ohne Alkaloide zu züchten. Fragen Sie am besten in Ihrer Apotheke nach entsprechenden Präparaten. Grundsätzlich sollte Huflattich während der Schwangerschaft und Stillzeit nicht angewendet werden.

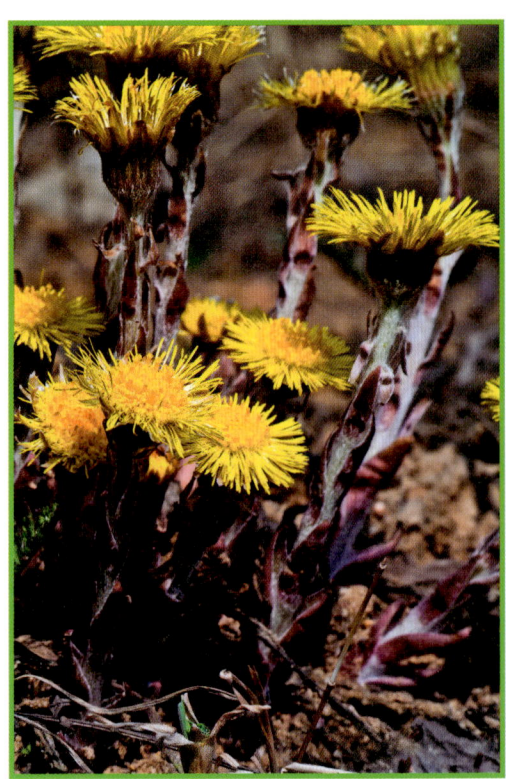

Indisches Flohsamenkraut

(Indischer Wegerich, *Plantago ovata*)

Merkmale

Diese Heilpflanze ähnelt unserer heimischen Spitzwegerichpflanze sehr. Ebenso wie diese handelt es sich um eine kleine einjährige Pflanze mit einer bodenständigen Blattrosette mit lanzettenähnlichen Blättern, aus der die Blütenähren hervorgehen. Diese enthalten den Flohsamen, der nur ca. 2,5 mm groß ist.

Standort

Wie bereits die Bezeichnung vermuten lässt, wächst das Indische Flohsamenkraut überwiegend auf dem indischen Subkontinent. Dort findet man es tatsächlich häufig an Wegesrändern („Wegerich").

Wirkung und Anwendung

Die Hauptwirkung der Heilpflanze liegt in ihrer enormen Quellkraft aufgrund ihrer großen Mengen an Ballaststoffen. Das heißt, in Verbindung mit Wasser quillt sie zu einem Vielfachen ihrer Größe auf. Innerlich angewendet, führt dies zu einer wirkungsvollen Aktivierung der Verdauungsorgane, was z. B. bei Verstopfung sehr hilfreich ist. Aber auch im gegenteiligen Fall wirken die kleinen Samen regulierend: bei Reizdarm oder sogar bei Durchfällen. Hierbei bewirken sie einen regelmäßigen, normalisierten Stuhlgang. Verwendet werden meist die ganze oder zerkleinerte Samen oder auch die Schalen des Flohsamens. Nehmen Sie pro Tag verteilt auf drei Einnahmen nicht mehr als 40 g Flohsamen oder nicht mehr als 10 g Flohsamenschalen mit jeweils ca. ¼ l Flüssigkeit zu sich. Eine zweite Anwendung findet die Pflanze bei Diabetes mellitus und/oder Fettstoffwechselstörungen, da sie vermutlich blutzucker- sowie blutfettsenkend wirkt.

Gegenanzeigen

Achten Sie bitte sehr sorgfältig darauf, Flohsamen grundsätzlich mit ausreichend Flüssigkeit zu sich zu nehmen. Die Heilpflanze darf keinesfalls bei einem Darmverschluss eingenommen werden. Außerdem können allergische Reaktionen auftreten.

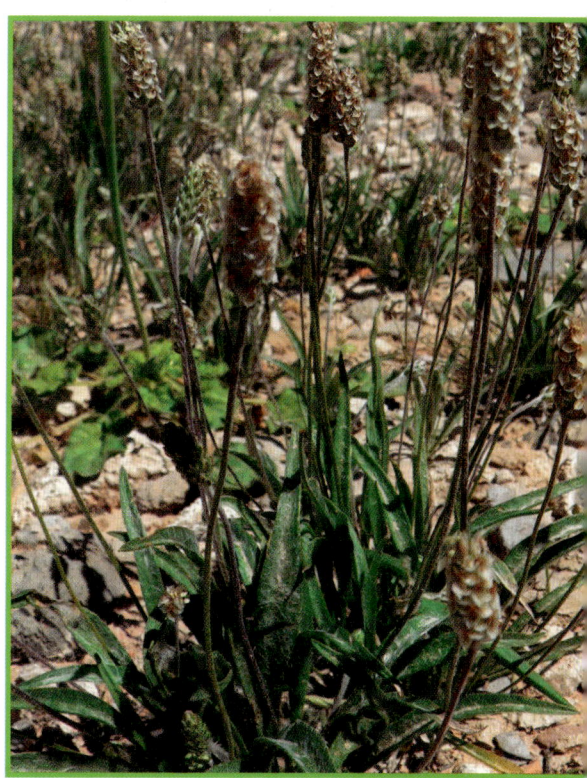

Ingwer

(Zingiber officinale)

Merkmale

Aus einem unterirdischen Wurzelstock heraus wachsen einzelne Stängel, die ca. 1 m hoch werden. An diesen befinden sich schilfähnliche grüne Deckblätter sowie zapfenartige gelbe Blütenähren.

Standort

Man vermutet, dass Ingwer ursprünglich aus China stammt. Dort wurde die Pflanze ca. 2.800 Jahre v. Chr. bereits als Heilmittel verwendet. Heute wird sie als kultivierte Heil- und Gewürzpflanze in vielen tropischen und subtropischen Gebieten meist auf Plantagen angebaut.

Wirkung und Anwendung

Verwendet wird in der Naturheilkunde ebenso wie in der Küche der Wurzelstock der Pflanze. Hauptanwendungsgebiet ist der Verdauungstrakt, da Ingwer die Verdauungstätigkeit harmonisiert und untereinander abstimmt. So kann er bei Übelkeit und Erbrechen, Völlegefühl, Blähungen oder auch bei Magenschleimhautentzündungen, Reizmagen und Reizdarm sehr hilfreich sein. Insbesondere bei Reiseübelkeit und Seekrankheit ist Ingwer das Mittel der Wahl. Sie können dazu einfach eine Scheibe des frischen geschälten Wurzelstocks kauen, vor allem um akute Übelkeit damit zu lindern oder sogar vorbeugend ca. 30 Minuten vor Reiseantritt. Außerdem ist eine Teezubereitung möglich. Überbrühen Sie ein etwa 2 cm großes Stück Ingwer (etwas zerkleinert) mit heißem Wasser und lassen es zugedeckt fünf Minuten lang ziehen. Mit Honig etwas gesüßt ist dies ein sehr leckerer und obendrein sehr gesunder Tee. Oder Sie greifen auf pulverisierte Fertigpräparate zurück, wodurch eine exaktere Dosierung möglich wird.

Gegenanzeigen

Kinder unter sechs Jahren sowie schwangere Frauen sollten Ingwer nicht anwenden – bitte auch nicht bei Schwangerschaftserbrechen. Neuere Studien ergaben Hinweise, dass die Pflanze eventuell blutverdünnend wirken könnte. Zusammen mit anderen gerinnungshemmenden Arzneimitteln könnte dies zu ernsteren Folgen führen. Deshalb sollte in diesem Falle die gleichzeitige Einnahme zunächst mit Ihrem Arzt abgeklärt werden.

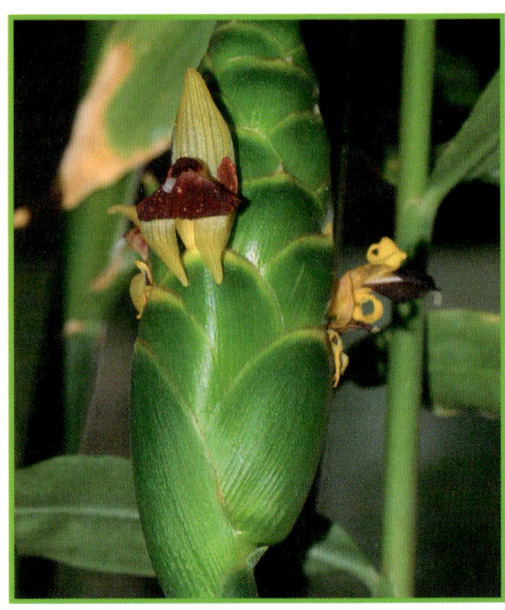

Johanniskraut

(Tüpfel-Johanniskraut, *Hypericum perforatum*)

Merkmale

Johanniskraut fällt mit seinen leuchtend gelben Blüten ins Auge. Es handelt sich um eine mehrjährige Pflanze, deren Stängel bis zu 1 m hoch werden. Die Blütenblätter besitzen am Rand schwarze Tüpfel (daher der Name Tüpfel-Johanniskraut), die als Öldrüsen fungieren.

Standort

Johanniskraut ist in Europa sowie Asien an Wegrändern oder kultiviert in Gärten zu finden.

Wirkung und Anwendung

Es gibt zwei Hauptanwendungsbereiche des Johanniskrauts: zur Wundheilung sowie bei leichten bis mittleren Depressionen bzw. bei Nervosität, Angstzuständen oder Schlafstörungen. Bei der äußerlichen Anwendung, z. B. um die Wundheilung zu unterstützen, wird in erster Linie das Johanniskrautöl verwendet. Wie Sie Johanniskrautöl und andere Kräuteröle zubereiten, sehen Sie auf S. 144. Bei der innerlichen Anwendung verwenden Sie das Johanniskraut entweder als Aufgusstee oder als Fertigpräparat aus der Apotheke. Allerdings sind manche Johanniskrautpräparate verschreibungspflichtig. Erkundigen Sie sich darüber am besten in Ihrer Apotheke. Johanniskrauttee bzw. -fertigpräparate sollten Sie mindestens sechs Wochen lang anwenden, da erst nach einiger Zeit eine spürbare Wirkung einsetzt.

Gegenanzeigen

Beachten Sie bitte, dass Johanniskraut die Wirksamkeit von bestimmten Arzneimitteln herabsetzen kann. Falls Sie weitere Medikamente einnehmen, sollten Sie deshalb vor der Anwendung mit Ihrem Arzt oder Apotheker sprechen. Achtung – Sonnenbrandgefahr: Bei der innerlichen und/oder äußerlichen Anwendung von Johanniskraut – insbesondere bei hellhäutigen Menschen – kann es zu einer Überempfindlichkeit der Haut gegen Sonnenlicht (oder Solariumsonne) kommen.

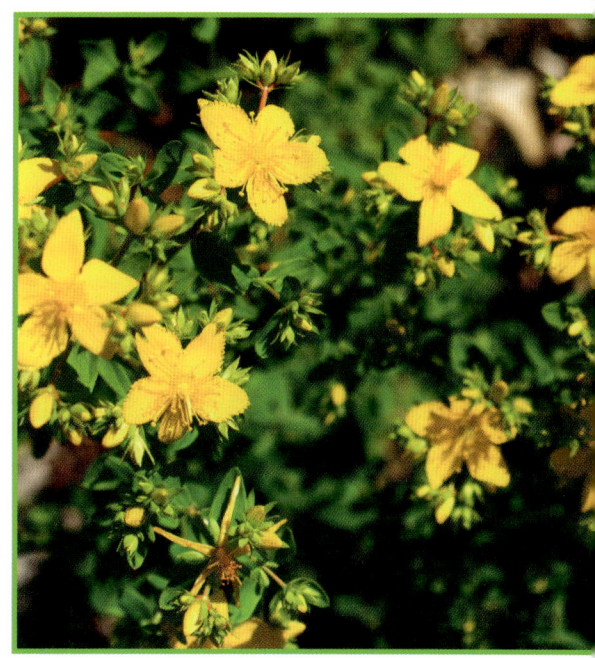

Kalifornischer Mohn

(Goldmohn, Schlafmützchen, *Eschscholzia californica*)

Merkmale

Die Bezeichnung Goldmohn leitet sich von der leuchtend gelbgoldenen Färbung der Blütenblätter ab. Bevor sich die Blüte öffnet, ist diese mit zwei Deckblättern bedeckt und ähnelt im geschlossenen Zustand einer Schlafmütze. Die Pflanze selbst ist bis zu ca. 50 cm groß, bildet eher kahle Stängel mit feingliedrigen graugrünen Laubblättern.

Standort

Tatsächlich ist diese Pflanze überwiegend in den südwestlichen US-Bundesstaaten und in Kalifornien zu finden. Dort verlieh man ihr sogar offiziell den Status als Staatsblume. Kalifornischer Mohn liebt sandige Böden und sonnige Standorte und ist häufig in Trockengebieten Südamerikas, Australiens und inzwischen teilweise auch in Europa heimisch.

Wirkung und Anwendung

Bereits die Ureinwohner Amerikas schätzten den Kalifornischen Mohn als Heilpflanze. Damals wie heute wurde er zur Behandlung von Schmerzen und Schlafstörungen verwendet. Auch bei der Behandlung von innerer Unruhe und Depressionen kann das natürliche Beruhigungsmittel eingesetzt werden, da es psychisch ausgleichend, angstlösend und schlaffördernd wirkt.

Verwenden können Sie die Blüten sowie das getrocknete Kraut als Fertigarzneimittel oder direkt als Teeaufguss z. B. einige Stunden vor dem Schlafengehen.

Gegenanzeigen

Wenden Sie die Pflanze nicht während der Schwangerschaft oder Stillzeit an.

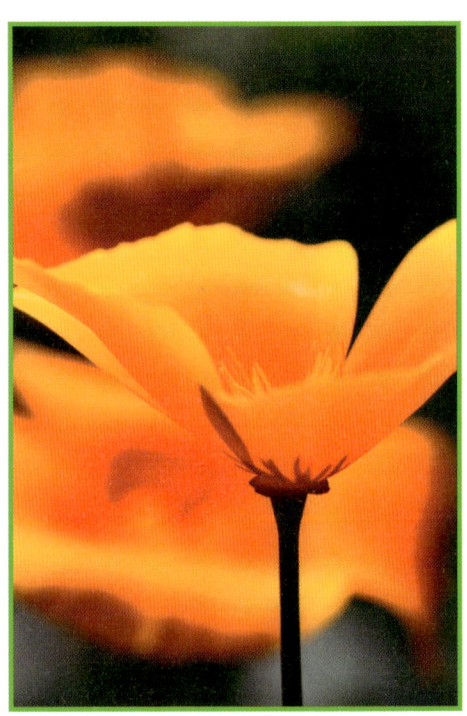

Kamille

(Echte Kamille, *Matricaria recutita*)

Merkmale

Die Kamille ist eine bis zu ca. 30 cm hohe und aufrecht stehende Pflanze mit gefiederten Stängeln. Die charakteristischen Blüten mit den weißen Blütenblättern und dem gelben, kegelförmigen Boden zeichnen die echte Kamille aus. Typischerweise ist der Blütenboden hohl.

Standort

Ursprünglich stammt die Kamille aus dem östlichen Mittelmeerraum. Inzwischen ist sie fast schon weltweit zu finden, z. B. an Wegrändern oder auf Ackerflächen.

Wirkung und Anwendung

Die wichtigste Eigenschaft der Kamille ist ihre entzündungshemmende Wirkung. Dadurch wird diese Heilpflanze in vielfältiger Weise eingesetzt: z. B. äußerlich bei Entzündungen der Haut, innerlich bei Hals-, Rachen- oder anderen Schleimhautentzündungen, bei Infektionen der Lunge und der Bronchien. Aber auch aufgrund ihrer beruhigenden Wirkung kommt sie bei Magen-Darm-Beschwerden zum Einsatz, wie z. B. bei Blähungen, Magenschleimhautentzündungen oder Krämpfen. Bereiten Sie die Kamille sowohl zur inneren als auch zur äußeren Anwendung jeweils als Aufgusstee zu.

Gegenanzeigen

Im Allgemeinen ist die Kamille sehr gut verträglich. Personen, die unter einer Korbblütlerallergie leiden, sollten die Pflanze allerdings vorsichtig anwenden.

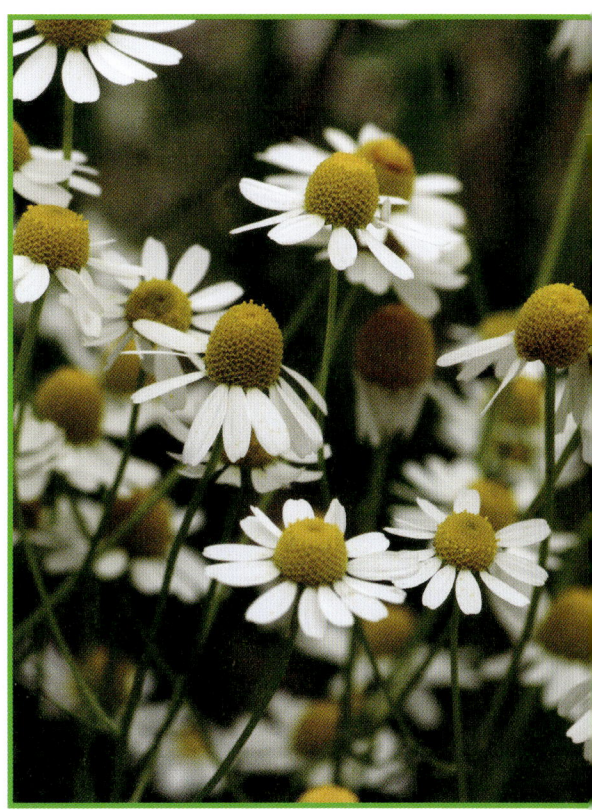

Kapuzinerkresse

(Tropaeolum majus)

Merkmale

Die einjährige kriechende oder teils kletternde Pflanze hat zwei sehr charakteristische Merkmale. Zum einen sind dies ihre kreisrunden Blätter – eine Seltenheit in der Natur. Zum anderen fallen ihre leuchtend orangen Blüten auf, die schon fast neonfarben wirken. An den Blütenansätzen befinden sich kleine Ausläufer, die entfernt an die Kapuzen von Mönchen erinnern, was sich in ihrer Bezeichnung wiederfindet.

Standort

Ursprünglich stammt die Pflanze aus Südamerika, wurde aber auch nach Europa eingeführt und ist inzwischen zu einer beliebten Pflanze des heimischen Gartens geworden. Da sie halbschattige bis schattige Plätze liebt, ist sie häufig sogar unter Bäumen oder Gebüschen zu finden.

Wirkung und Anwendung

Manchmal sind die dekorativen Blüten der Kapuzinerkresse als Garnierung von Speisen zu finden. Blüten sowie Blätter der Pflanze sind essbar. Die Blätter haben einen sehr markanten würzig-scharfen Geschmack und können klein geschnitten z. B. als Salatzutat verwendet werden. In der Naturheilkunde besitzt die Kapuzinerkresse aufgrund ihres sehr hohen Gehalts an Senfölglykosiden eine ganz besonders wertvolle Wirkung: Die Heilpflanze gilt als pflanzliches Antibiotikum (s. hierzu das Spezial auf S. 59). So kann sie z. B. bei Erkältungen eingesetzt werden, um dabei sehr wirkungsvoll Bakterien oder Viren zu bekämpfen. Auch bei Atemwegsinfektionen oder bei lästiger Blasenentzündung und sonstigen Harnwegsinfekten kommt sie zum Einsatz. Verwenden Sie die Pflanze am besten direkt frisch. Teezubereitungen sind hier aufgrund des rasch flüchtigen Wirkstoffes nicht möglich. Sie können aber auch auf Fertigpräparate aus der Apotheke zurückgreifen.

Gegenanzeigen

Bitte wenden Sie diese Heilpflanze während der Schwangerschaft und Stillzeit sowie bei kleineren Kindern und Säuglingen nicht an, ebenso bei vorhandenen Magen-, Darm- oder Nierenentzündungen.

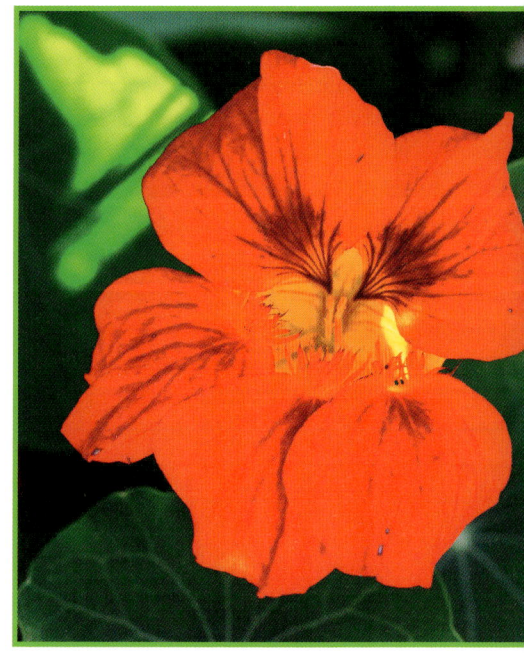

Kardamom

(Grüner Kardamom, *Elettaria cardamomum*)

Merkmale

Die Pflanze wächst als krautige Staude 2 bis 3 m hoch und zählt zu den Ingwergewächsen. Sie bildet einzelne Kapselfrüchte, die die Samenkapseln enthalten, die wir als das eigentliche Kardamom kennen.

Standort

Die Kardamomstaude stammt ursprünglich aus Südostasien. Als kultivierte Nutzpflanze wird sie heute meist in Indien, Sri Lanka und auch Guatemala angebaut.

Wirkung und Anwendung

Überwiegend verwendet werden die getrockneten und gemahlenen Kardamomsamen als Küchengewürz, insbesondere als aromatische Zutat zu Lebkuchen und Weihnachtsgebäck. Aber auch in der Naturheilkunde hat die Pflanze ihre Berechtigung: Da sie auf sämtliche Verdauungsdrüsen anregend wirkt, wird sie bei Verdauungsbeschwerden wie etwa Völlegefühl oder Blähungen, meist in Kombination mit anderen Heilpflanzen, eingesetzt.

Darüber hinaus besitzen die Kardamomsamen einen sehr hohen Gehalt an wertvollem Eisen. Deshalb kann Kardamom bei einer Eisenmangelanämie sehr wirkungsvoll zur natürlichen Eisenzufuhr eingesetzt werden. Verwenden Sie am besten nur ganze Kardamomkapseln, kein bereits gemahlenes Pulver. Brechen Sie dazu die grüne Fruchtkapsel auf und zermahlen dann anschließend selbst (z. B. mit einem Mörser) den innen liegenden Kardamomsamen.

Gegenanzeigen

Bei Erkrankungen der Galle sollten Sie Kardamom nicht anwenden. Auch sollte die Pflanze in der Stillzeit nicht oder nur in kleinen Mengen konsumiert werden. Weitere Nebenwirkungen sind bei mäßiger Anwendung nicht bekannt.

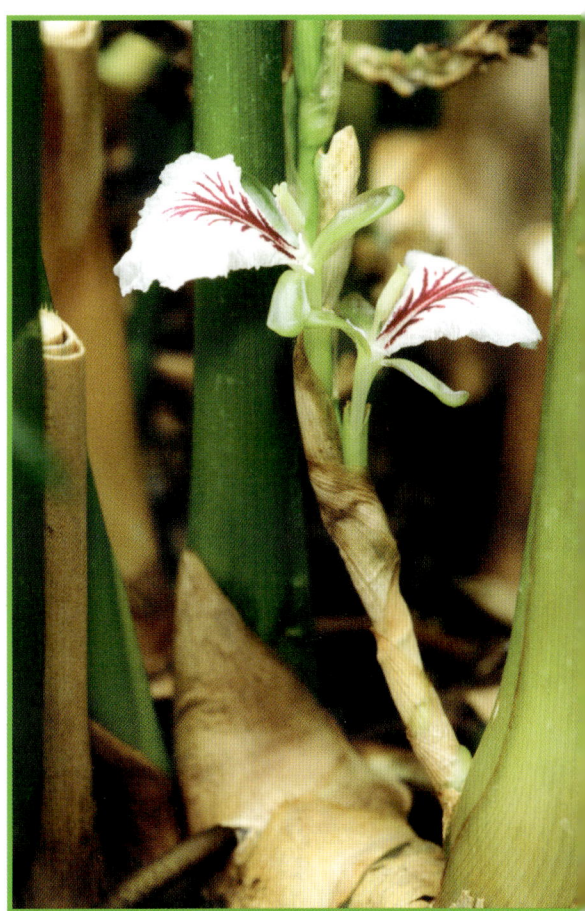

Knoblauch

(Allium sativum)

Merkmale

Knoblauchknollen und -zehen sind sicherlich allgemein bekannt. Aber wie wachsen diese schmackhaften Zwiebelgewächse? Es handelt sich dabei um eine mehrjährige Zwiebelpflanze, die längliche, flache, ca. 50 cm lange und meist graugrüne Blätter besitzt.

Standort

Knoblauch stammt ursprünglich aus Zentralasien und wird heute hauptsächlich in Südeuropa als Gewürzpflanze angebaut.

Wirkung und Anwendung

Neben der frischen Knoblauchzehe als Nahrungsmittel ist Knoblauchpulver im Handel erhältlich. Knoblauch ist seit dem Altertum für seine desinfizierende Wirkung bekannt. Daneben wirkt Knoblauch positiv auf die Regulierung der Blutfettwerte sowie auf die Blutfließeigenschaften und beugt dadurch der Thrombosegefahr vor. Außerdem wirkt die Knoblauchzwiebel gefäßerweiternd, was eine Senkung des Blutdrucks zur Folge hat.

Gegenanzeigen

Aufgrund des blutdrucksenkenden Effektes kann es bei Personen mit niedrigem Blutdruck zu Kreislaufschwäche kommen. Außerdem kann Knoblauch die Wirkung von gleichzeitig eingenommenen blutverdünnenden Arzneimitteln verstärken. Fragen Sie in diesem Falle vor der Einnahme von Knoblauchpräparaten Ihren Arzt.

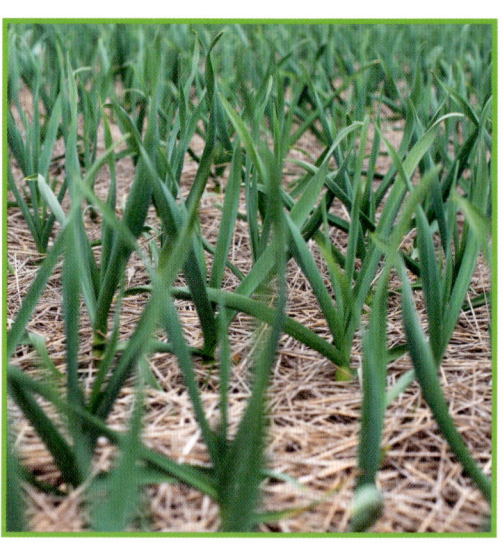

Warum es bei Knoblauchgenuss zu Mundgeruch kommt

Dagegen ist nicht einmal ein Kraut gewachsen: Der starke Knoblauchgeruch wird durch das Abbauprodukt des Knoblauchs, des sogenannte Allicin, hervorgerufen. Diese schwefelhaltige Substanz entsteht bei der Aufspaltung des Knoblauchs im menschlichen Organismus und wird über das Blut vor allem an Lunge und Haut abgegeben. Und übrigens: Bisher ist leider noch keine Substanz bekannt, die die Knoblauchausdünstungen dauerhaft stoppen würde.

Königskerze

(Großblütige Königskerze, Wollblume, *Verbascum densiflorum*)

Merkmale

Das charakteristische Merkmal der Königskerze sind wohl ihre leuchtend gelben Blüten. Diese wachsen an einem bis zu 3 m hohen Stängel, der aus einer grundständigen Rosette entspringt. Die Blätter der Königskerze sind filzig behaart. Aus diesem Umstand entwickelte sich die Bezeichnung „Wollblume".

Standort

Die Pflanze ist in Europa, in Kleinasien sowie auch in Nordafrika zu finden. An Wegrändern, sogar an Bahndämmen oder Kiesgruben, ist sie ebenso anzutreffen wie auch als stolze Zierpflanze in liebevoll angelegten Bauerngärten.

Wirkung und Anwendung

Verwendung finden in erster Linie die getrockneten Blütenkronen, die einen hohen Gehalt an Schleimstoffen aufweisen. So wird die Königskerze häufig bei der Behandlung des Reizhustens oder anderer Atemwegserkrankungen eingesetzt, da die Wirkstoffe reizlindernd und gleichzeitig entzündungshemmend wirken. Außerdem fördert die Pflanze bei der äußerlichen Anwendung die Wundheilung. Zur Teezubereitung sollten Sie den Kaltauszug bevorzugen, da die enthaltenen Schleimstoffe beim Kochen zerstört werden würden.

Gegenanzeigen

Wenden Sie die Königskerze bitte nicht während der Schwangerschaft oder Stillzeit an. Außerdem können nach Kontakt mit der Pflanze bei sensiblen Personen Hautreizungen auftreten.

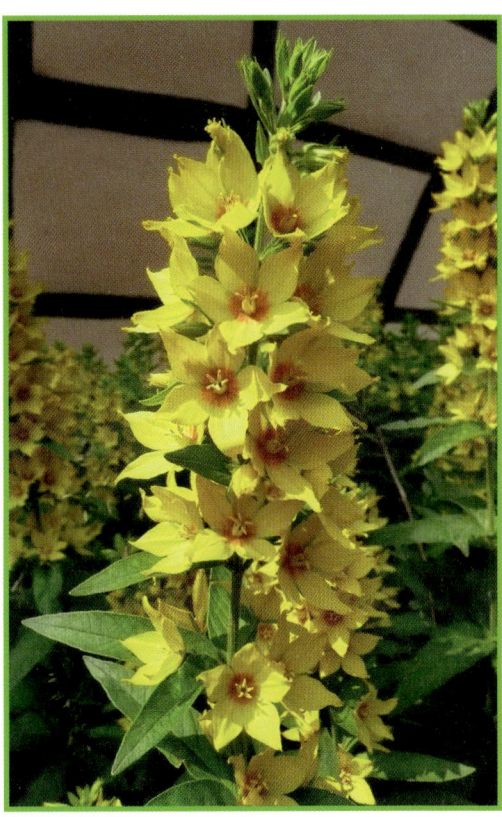

Lavendel

(Echter Lavendel, *Lavandula angustifolia*)

Merkmale

Lavendel wächst als niedriger Halbstrauch. Die Pflanze besitzt kleine silbergraue Blätter sowie ährenförmig angeordnete blauviolette Blütenstände, die intensiv und angenehm duften.

Standort

Lavendel ist als Zier- und Heilpflanze in Europa weit verbreitet. Ursprünglich aus dem Mittelmeerraum stammend, wird er auch in unseren Breiten angebaut.

Wirkung und Anwendung

Lavendel wirkt sowohl auf den Körper als auch auf die Psyche beruhigend und krampflösend. Aufgrund dieser Eigenschaften wird er z. B. bei Schlafstörungen, Unruhezuständen und Angstzuständen eingesetzt, aber auch körperlich z. B. bei leichten Verdauungsstörungen, Kreislaufschwäche und mit großem Erfolg bei Kopfschmerzen und Migräne. Wirksamer Bestandteil der Pflanze sind die Lavendelblüten, die in vielen Teemischungen als sogenannte Schmuckdroge enthalten sind, um die Teemischung optisch ansprechender zu gestalten. Daneben wirkt Lavendel durch die ätherischen Öle, die sich in einer Vielzahl von Fertigpräparaten, Salben, Badezusätzen und Tinkturen im Handel befinden. Sie können Lavendel als Aufgusstee zur innerlichen Anwendung einsetzen, als Badezusatz für ein entspannendes Vollbad oder das ätherische Öl in der Duftlampe.

Gegenanzeigen

Achtung: Gemäß der entspannenden Wirkung des Lavendels kann die Reaktionsfähigkeit im Straßenverkehr oder in anderen Situationen herabgesetzt sein. Außerdem sind allergische Reaktionen bekannt. Wenden Sie Lavendelöl nur in verdünnter Form an.

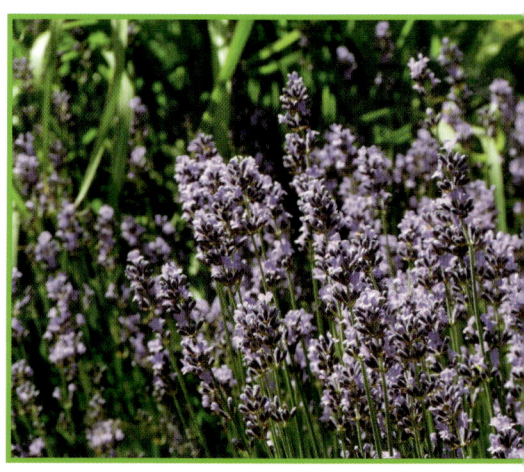

Lavendel – ein natürlicher Insektenschutz

So angenehm Lavendel für den Menschen duftet: Für Insekten muss er dagegen sehr abstoßend riechen. So ist Lavendelöl z. B. als Mottenschutz bekannt oder als Körperlotion (stark verdünnt) als Schutz gegen Mückenstiche. Auch sollen Lavendelpflanzen im Garten andere Schädlinge von benachbartem Gemüse abhalten.

Löwenzahn

(Gewöhnlicher Löwenzahn, *Taraxacum officinale*)

Merkmale

Wer kennt sie nicht, die Pusteblume mit den kleinen braunen Samenfrüchten, die wie mit einem Fallschirm durch die Lüfte getragen werden. Auch die leuchtend gelben Blütenköpfe sind für die Heilpflanze sehr charakteristisch, die aus einer bodenständigen Rosette auf einzelnen Stängeln getragen werden.

Standort

Löwenzahn ist weltweit auf Wiesen, Weiden und Fluren verbreitet und wird inzwischen sogar kultiviert als Salatpflanze angebaut.

Wirkung und Anwendung

Die Heilpflanze hat vielfältige Wirkungen: Da sie die Verdauungssäfte anregt, wird sie bei Verdauungsbeschwerden, Völlegefühl oder bei Blähungen eingesetzt. Ebenso ist Löwenzahn hilfreich bei Leber- und Gallenerkrankungen sowie zur Förderung der Urinausscheidung. Auch bei Stoffwechselerkrankungen wie z.B. bei Gicht, Diabetes mellitus oder auch bei Rheuma. Bereiten Sie die Löwenzahnwurzel als Abkochung (s. S. 143) zu. Das Löwenzahnkraut sowie die Blüten können Sie ebenfalls als Abkochung oder auch als Aufgusstee verwenden.

Gegenanzeigen

Wenden Sie Löwenzahn nicht bei Darmverschluss oder bei Verschluss der Gallenwege an.

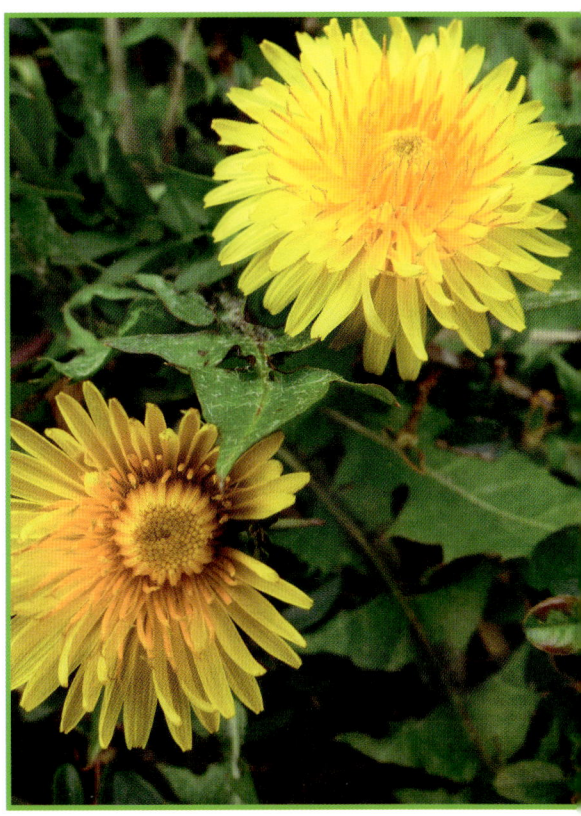

Mädesüß

(Echtes Mädesüß, *Filipendula ulmaria*)

Merkmale

An ca. 1,5 m hohen Stängeln wachsen cremefar-
bige bis gelbliche doldenförmige Blütentrauben.

Standort

Mädesüß ist vor allem auf feuchten Wiesen und
Weiden oder in der Nähe von Bächen und Seen
in Europa und Asien zu finden.

Wirkung und Anwendung

Diese Heilpflanze besitzt eine ähnliche Wirkungsweise wie die Weidenrinde. Der Hauptwirkstoff
beider Pflanzen ist die Salicylsäure, die – als
Acetylsalicylsäure künstlich hergestellt – in einer
Vielzahl von Arzneimitteln zu finden ist. Mädesüß
wirkt fiebersenkend, entzündungshemmend
und schmerzlindernd. Die Pflanze wird oft in
Kombination mit Weidenrinde eingesetzt, um
z. B. rheumatische Beschwerden oder andere
chronische Schmerzen zu behandeln. Zusätzlich
wirkt Mädesüß schweißtreibend, sodass es oft
bei beginnenden Erkältungen angewendet wird.
Ein harntreibender Effekt ist eine weitere Wirkung
der Pflanze, deshalb kommt sie bei Nieren-
oder Stoffwechselerkrankungen (z.B. Gicht)
zum Einsatz. Bereiten Sie Mädesüßkraut am
besten als Aufgusstee zu.

Gegenanzeigen

Wenden Sie die Pflanze nicht bei vorhandenen
Magen-Darm-Erkrankungen sowie bei Asthma
bronchiale an. Außerdem sollte Mädesüß nicht
während der Schwangerschaft, der Stillzeit sowie
bei Säuglingen und Kleinkindern zum Einsatz
kommen.

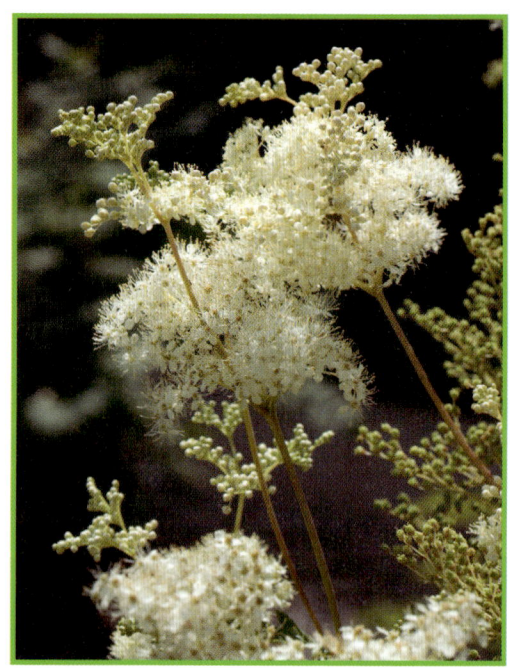

Maiglöckchen

(Convallaria majalis)

Merkmale

Das Maiglöckchen ist eine niedrige Staude mit breiten, lanzettförmigen Blättern. Die Pflanze bildet in der Blütezeit hängende, glockenförmige weiße Blüten, aus denen kleine rote Beeren entstehen.

Standort

Maiglöckchen sind in Europa und Asien weit verbreitet und in Laubwäldern oder in Gärten zu finden.

Wirkung und Anwendung

Maiglöckchen zählen – ebenso wie auch der Rote Fingerhut oder die Meerzwiebel – zu den sogenannten Herzglykosiden. Dies ist ein spezieller Wirkstoff, der bei Herzinsuffizienz (Herzschwäche oder sogenanntes Altersherz) oder anderen Herzerkrankungen zur Herzstärkung eingesetzt wird. Da Maiglöckchen stark giftig sind und der Wirkstoff aus diesem Grund exakt dosiert werden muss, kommt die Heilpflanze nur in Fertigpräparaten zum Einsatz.

Gegenanzeigen

Aufgrund der starken Giftwirkung (tödliche Vergiftungen kommen leider vor) sollten Sie die Pflanze keinesfalls selbst sammeln oder anbauen. Außerdem ist die Pflanze gesetzlich geschützt. Auch bei der Verwendung von Fertigpräparaten sollten Sie zunächst Ihren Arzt um Rat fragen.

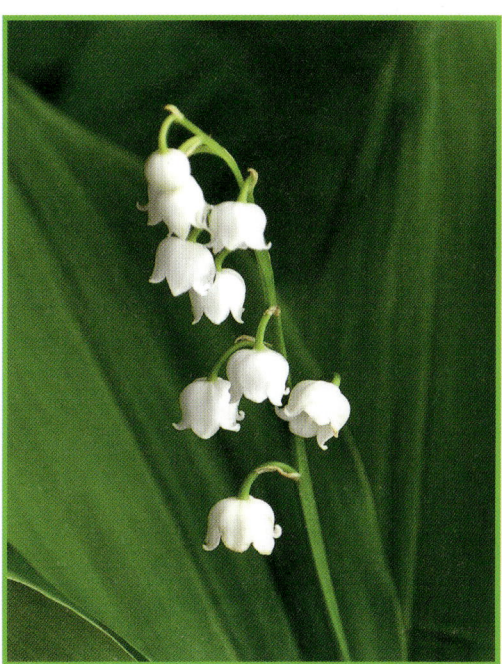

Malve

(Wilde Malve, *Malva sylvestris*; Weg-Malve, *Malva neglecta*)

Merkmale

Die Malve ist eine ca. 30 cm hohe Pflanze mit nieder liegenden Stängeln, an denen größere dunkelgrüne Blätter wachsen sowie charakteristische leuchtend rosaviolette Blüten.

Standort

Die Pflanze ist fast weltweit zu finden, insbesondere an Wegrändern oder auf nährstoffreichen Unkrautfluren.

Wirkung und Anwendung

Malvenblätter und -blüten wirken auf Magen, Verdauungstrakt und Atemwege sehr reizlindernd. Diese Wirkung verdankt die Heilpflanze ihrem hohen Gehalt an Schleimstoffen. Ähnlich wie Spitzwegerich oder Eibischwurzel legen sich die Schleimstoffe als schützende Schicht auf die Schleimhäute und wirken dadurch beruhigend auf Magen-, Darm- und Bronchialschleimhaut. Auch bei Hals- oder Mandelentzündungen kommt die Malve häufig zum Einsatz. Zur Teezubereitung sollten Sie den Kaltauszug wählen, um die Schleimstoffe der Pflanze nicht zu zerstören.

Gegenanzeigen

Die Malve ist im Allgemeinen sehr gut verträglich. Gegenanzeigen sind nicht bekannt. Allerdings können gleichzeitig eingenommene Medikamente in ihrer Wirkung verändert werden.

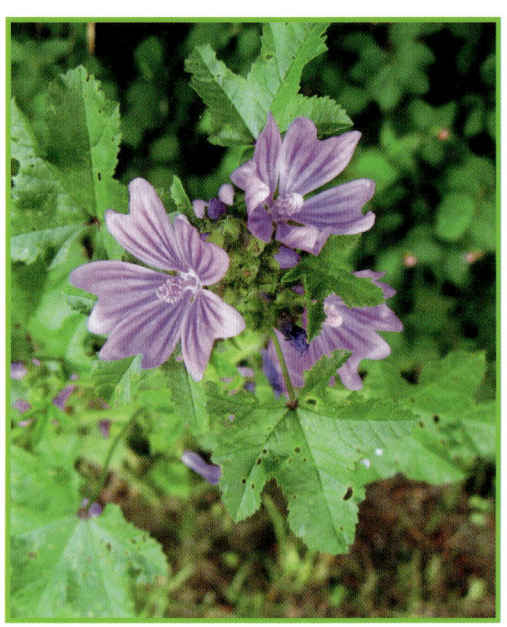

Achten Sie beim Malventee auf den Inhalt

Unter der Bezeichnung Malventee sind viele Teemischungen im Handel erhältlich. Allerdings handelt es sich hierbei um Teezubereitungen, die nicht aus der Heilpflanze Wilde Malve hergestellt sind. Vielmehr bestehen diese „Malventees" meist aus Hibiscus-Blüten. *Hibiscus sabdariffa* gehört zwar zur Familie der Malvengewächse, allerdings enthält Hibiskus nicht die arzneilich wirksamen Substanzen der Wilden Malve wie z. B. Schleimstoffe.

Mariendistel

(Silybum marianum)

Merkmale

Die Pflanze bildet eine bodenständige dunkelgrüne Blätterrosette mit typischer weißer Marmorierung. Aus dieser Rosette erwächst im zweiten Jahr ein bis zu ca. 1 m hoher einzelner Stängel, an dem sich die purpurrote große Blüte entwickelt.

Standort

Ursprünglich stammt die Pflanze aus dem Mittelmeergebiet und Westasien. Inzwischen ist sie in Mitteleuropa sowie in Nordamerika verbreitet.

Wirkung und Anwendung

Die Mariendistel wird hauptsächlich bei chronischen und/oder entzündlichen Lebererkrankungen, wie z. B. bei Leberzirrhose, angewendet. Auch bei Gallenstörungen findet sie Anwendung. Außerdem wirkt die Pflanze verdauungsfördernd und allgemein stoffwechselanregend. Verwendung finden zumeist die kleinen, ca. 6 mm großen Früchte der Pflanze, die mit ihrem Fallschirm, ähnlich dem des Löwenzahns, durch den Wind verbreitet werden. Im Handel befinden sich Fertigpräparate. Sie können aber auch selbst einen Aufgusstee mit den Mariendistelfrüchten zubereiten.

Gegenanzeigen

Verwenden Sie diese Heilpflanze bitte nicht während der Schwangerschaft oder Stillzeit.

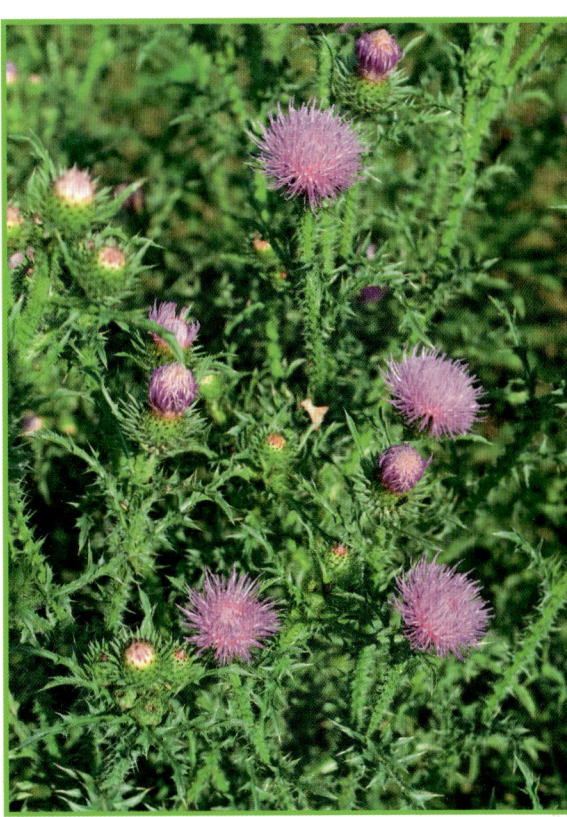

Meerrettich

(Armoracia rusticana)

Merkmale

Aus der bekannten fleischigen Pfahlwurzel heraus wächst eine etwa 1 m große Staude mit einzelnen, senkrecht stehenden Stängeln, die sich nach oben hin verzweigen und kleine weißliche Blütentrauben ausbilden. Die großen, breiten Blätter der Pflanze sind sattgrün und gestielt.

Standort

Die Pflanze stammt vermutlich aus Mittel- oder Südeuropa. Heute wird sie kultiviert fast weltweit angebaut. Sie wächst häufig in der Nähe von Flüssen, Bächen oder Seen.

Wirkung und Anwendung

Durch die enthaltenen Senfglykoside wirkt die Pflanze antimikrobiell. Das heißt, sie wirkt gegen Bakterien, Viren und Pilze und kann deshalb sehr effektiv als pflanzliches Antibiotikum eingesetzt werden (s. hierzu auch das Spezial auf S. 58 f.). Hierzu gibt es viele wissenschaftliche Studien, die die therapeutische Wirkung des Meerrettichs hauptsächlich bei Infektionen der Atemwege sowie bei Harnwegsinfektionen und Blasenentzündungen belegen konnten. Außerdem kann die Heilpflanze in der Schmerztherapie äußerlich angewendet werden. Durch den stark reizenden Effekt des Senföls kommt es zu einer lokalen Durchblutungssteigerung, was alle Arten von Schmerzen (vom Muskelkater über Zerrungen, Rheuma bis hin zu Neuralgien) sehr wirksam bekämpfen kann. Egal ob innerlich oder äußerlich angewendet, können Sie Meerrettich z. B. frisch und eventuell fein gerieben verwenden. Streichen Sie zur äußeren Anwendung die Masse einfach auf ein Tuch und legen dieses auf die Haut auf. Achten Sie allerdings darauf, dass direkter Hautkontakt sowie zu große Mengen bzw. längere Anwendungen zu massiven Hautreizungen führen können. Zur inneren Anwendung nehmen Sie die fein geriebene Wurzel dreimal täglich mit der Nahrung auf. Außerdem sind verschiedene Fertigpräparate im Handel.

Gegenanzeigen

Wenden Sie Meerrettich nicht an, wenn Sie unter einer Schilddrüsenunterfunktion, Magen- oder Darmgeschwüren sowie unter chronischen Darm- oder Nierenentzündungen leiden. Außerdem sollte bei Kindern unter vier Jahren auf Meerrettich verzichtet werden.

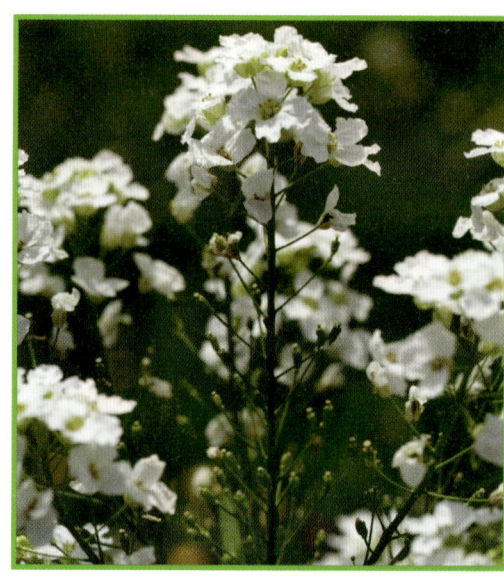

Meerzwiebel

(Gewöhnliche Meerzwiebel, *Urginea maritima*)

Merkmale

Bei der Meerzwiebel handelt es sich um eine Pflanze mit einzelnen grünen, breiten Blättern. Meist entwickelt sich daraus ein einzelner Blütenschaft, an dem viele einzelne kleine Blüten zu finden sind. Die Pflanze wächst aus einer Zwiebel heraus, die bis zu ca. 3 kg schwer werden kann.

Standort

Wie der Name der Pflanze und die lateinische Bezeichnung vermuten lassen, ist die Meerzwiebel in erster Linie am Meer heimisch – auch hier wie so oft insbesondere am Mittelmeer.

Wirkung und Anwendung

Die Meerzwiebel wird zu den sogenannten Herzglykosiden gezählt. Dies ist ein spezieller Wirkstoff (auch z. B. in Maiglöckchen oder Adoniskraut enthalten), der bei Herzinsuffizienz (Herzschwäche oder Altersherz) oder anderen Herzerkrankungen zur Herzstärkung eingesetzt wird. Da die Meerzwiebel stark giftig ist und der Wirkstoff aus diesem Grund exakt dosiert werden muss, kommt die Heilpflanze nur in Fertigpräparaten zum Einsatz.

Gegenanzeigen

Aufgrund der starken Giftwirkung sollten Sie die Pflanze keinesfalls selbst sammeln oder anbauen. Auch bei der Verwendung von Fertigpräparaten sollten Sie zunächst Ihren Arzt um Rat fragen.

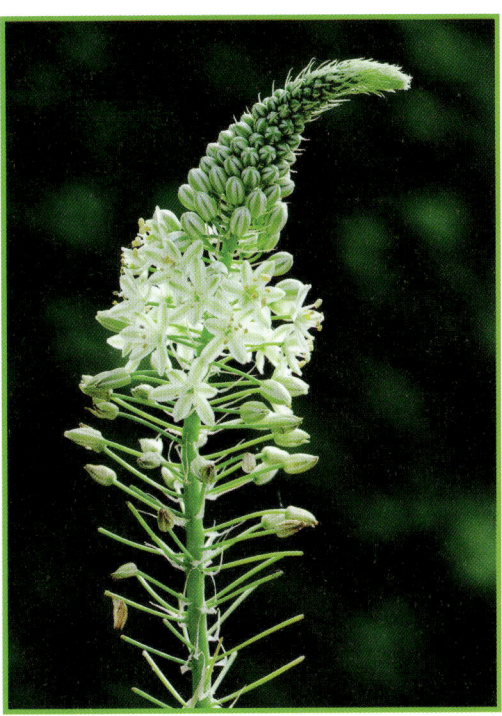

Melisse

(Zitronenmelisse, *Melissa officinalis*)

Merkmale

Die Zitronenmelisse erkennt man am intensiven Zitronengeruch. Die Blätter sind grob gekerbt bis gesägt, ähnlich der Brennnessel.

Standort

Ursprüngliche Heimat der Melisse ist Kleinasien. Inzwischen wird sie aber auch in unserem Bereich angepflanzt und ist verwildert zu finden.

Wirkung und Anwendung

Hauptwirkstoff der Melisse ist das ätherische Öl Citronellal. Da es beruhigend auf den Organismus wirkt, wird es überwiegend bei nervösen Beschwerden und Schlafstörungen angewandt, aber auch bei Verdauungsbeschwerden oder Herz-Kreislauf-Erkrankungen. Neben diesen Anwendungen kommt Melisse meist als Fertigpräparat bei der Behandlung des Lippen-Herpes zum Einsatz, da es zusätzlich virushemmend wirkt. Sie können die Melissenblätter als Aufgusstee verwenden oder zur Herstellung von Salben zur äußeren Anwendung.

Gegenanzeigen

Die Melisse ist in der Regel sehr gut verträglich. Allerdings sollten Sie mit Ihrem Arzt oder Heilpraktiker über die Anwendung sprechen, wenn Sie unter Schilddrüsenunterfunktion leiden.

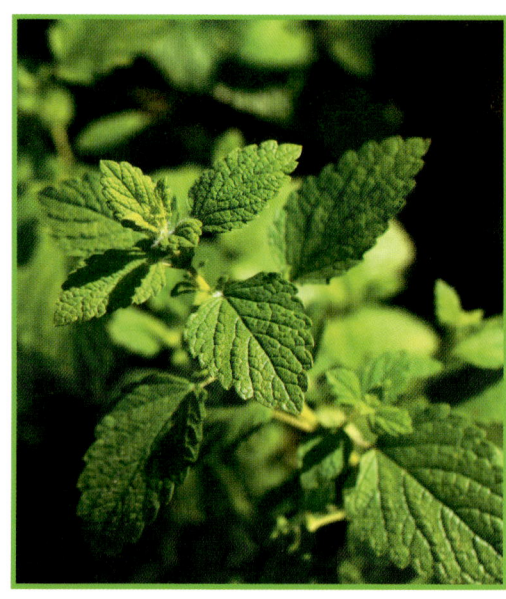

Mistel

(Viscum album)

Merkmale

Das auffälligste Merkmal dieses immergrünen Halbstrauches ist wohl sein Standort: Die Mistel wächst auf Bäumen. Sie bezieht Wasser und einen Teil der Nährstoffe aus dem Baum, auf dem sie wächst. Meist lassen sich die Mistelnester im Winter gut erkennen, wenn der Baum sein Laub abgeworfen hat. Die Blätter sind eiförmig und ledrig. Die Pflanze bildet weiße Scheinbeeren.

Standort

Man unterscheidet drei verschiedene Arten der Mistel: Kiefer-Mistel, Tannen-Mistel und Laubbaum-Mistel.

Wirkung und Anwendung

Verwendet wird das getrocknete Kraut der Pflanze z. B. als Teezubereitung oder als Fertigpräparat. Die Mistel findet traditionell Anwendung zur Regulierung des Kreislaufes, insbesondere bei zu hohem Blutdruck oder auch bei Arteriosklerose. Bereiten Sie Tee aus Mistelkraut ausschließlich als Kaltauszug (s. S. 143) zu. Misteltee darf grundsätzlich nicht kochen, da wichtige Wirkstoffe dadurch verloren gehen würden, aber auch Giftstoffe herausgelöst werden könnten.

Gegenanzeigen

Wenden Sie die Mistel nicht an bei fieberhaften Infekten.

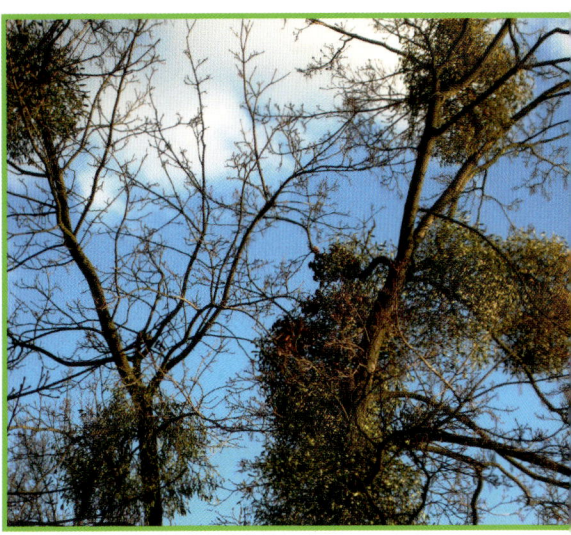

Die Misteltherapie in der Naturheilkunde

Mistelextrakte werden seit einiger Zeit – meist in Form von Injektionen – in der Tumortherapie eingesetzt. Bestimmte Wirkstoffe der Mistel bewirken offenbar eine grundlegende Umstimmung des geschwächten Organismus. Nach anfänglicher Skepsis verwendet nun auch die Schulmedizin inzwischen vermehrt Mistelpräparate bei Tumorerkrankungen. Allerdings sollte die Therapie in diesem Falle grundsätzlich nicht als Selbstbehandlung durchgeführt werden, sondern gehört in die Hände eines erfahrenen Therapeuten.

Mönchspfeffer

(Keuschlamm, *Vitex agnus-castus*)

Merkmale

Mönchspfeffer ist ein bis zu 6 m hoher sommergrüner Strauch oder kleiner Baum. Die grünen Blätter dieser Heilpflanze sind fingerförmig gefiedert. An langen Blütenständen entwickeln sich ährenartig weiß-violette Lippenblüten, aus denen kleine schwarze Fruchtbeeren hervorgehen.

Standort

Mönchspfeffer findet man überwiegend im Mittelmeerraum, meist in Feuchtgebieten oder an Flussufern, aber auch als Zierpflanze kultiviert.

Wirkung und Anwendung

Neben dem Frauenmantel ist Mönchspfeffer eine zweite große Heilpflanze, wenn es um Frauenleiden geht. Da diese Pflanze hormonell ausgleichend wirkt, wird sie häufig z. B. bei Menstruationsbeschwerden, Unfruchtbarkeit, nach der Menopause oder beim prämenstruellen Syndrom (PMS) eingesetzt. Verwenden Sie Mönchspfeffer am besten als Fertigpräparat. Die Heilpflanze sollte mindestens über einen Zeitraum von drei Monaten eingenommen werden, um die vollständige Wirksamkeit zu erreichen.

Gegenanzeigen

Da die Heilpflanze in das Hormonsystem eingreift, sollten Sie Mönchspfeffer keinesfalls während der Schwangerschaft, der Stillzeit oder in der Pubertät verwenden. Bei bösartigen Krankheiten sowie bei Endometriose sollte Mönchspfeffer ebenfalls nicht eingesetzt werden. Befragen Sie bitte außerdem Ihren Arzt oder Ihren Apotheker, falls Sie gleichzeitig weitere Arzneimittel einnehmen.

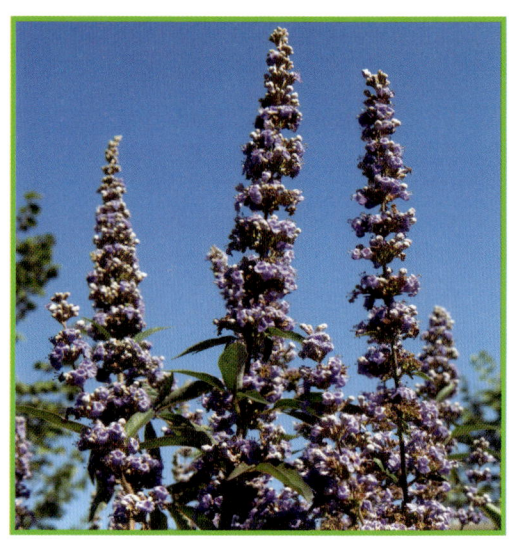

Woher stammt die Bezeichnung „Keuschlamm"?

Die Beinamen der botanischen Bezeichnung *agnus-castus* bedeuten in etwa „keusches Lamm". Früher nahm man an, die Pflanze könne die Keuschheit bewahren, wodurch sie häufig von Mönchen eingenommen wurde, um das abgelegte Keuschheitsgelübde einhalten zu können. Allerdings konnte diese Wirkung bisher noch nicht wissenschaftlich bestätigt werden.

Mutterkraut

(Falsche Kamille, Römische Kamille, *Tanacetum parthenium*)

Merkmale

Das mehrjährige Mutterkraut, das ca. 50 cm groß ist, bildet mehrere verzweigte Stängel, an denen krautige, sattgrüne gefiederte Blätter sitzen. Im Sommer bilden sich mehrere Blütenkörbchen, die den Kamilleblüten oder auch den Gänseblümchen zum Verwechseln ähnlich sehen: Gelbe Blütenköpfchen sind umrandet mit reinweißen zungenförmigen Blütenblättern. Ebenso wie die Echte Kamille riecht die Pflanze sehr intensiv.

Standort

Ursprünglich stammt die Pflanze aus der Kaukasusregion. Seit dem Mittelalter ist sie jedoch auch in Europa (und später in Amerika) heimisch geworden. Wild wachsend ist sie heute vereinzelt am Wegesrand oder nach alter Tradition in manchem Bauerngarten (auf lehmigen aber nährstoffreichen Böden) zu finden.

Wirkung und Anwendung

Eine sehr große Bedeutung der Heilpflanze liegt in der Migräneprophylaxe. Bereits im Mittelalter wurde die Pflanze zur Behandlung von Kopfschmerzen eingesetzt. Regelmäßig angewendet kann es die Häufigkeit und die Intensität der Migräneanfälle deutlich verringern. Dies wurde in mehreren schulmedizinischen Studien sehr gründlich untersucht und offiziell nachgewiesen. Die Heilpflanze stellt somit eine echte Alternative zu chemisch hergestellten Arzneimitteln dar. Um die bestmögliche Wirkung zu erzielen, sollten Sie auf pulverisiertes Mutterkraut aus der Apotheke zurückgreifen. Bereiten Sie davon einen Aufgusstee zu, von dem Sie über einige Monate täglich zwei bis drei Tassen trinken. Danach sollten Sie die Dosis individuell so weit reduzieren, bis Sie die Migräneattacken in den Griff bekommen haben.

Gegenanzeigen

Falls Sie unter Allergien gegen andere Korbblütler leiden, sollten Sie Mutterkraut nur sehr vorsichtig anwenden. Für die Einnahme während der Schwangerschaft und Stillzeit sowie bei Kindern und Jugendlichen liegen leider keine eindeutigen Untersuchungsergebnisse vor, weshalb aus heutiger Sicht in diesen Fällen von einer Einnahme abzuraten ist.

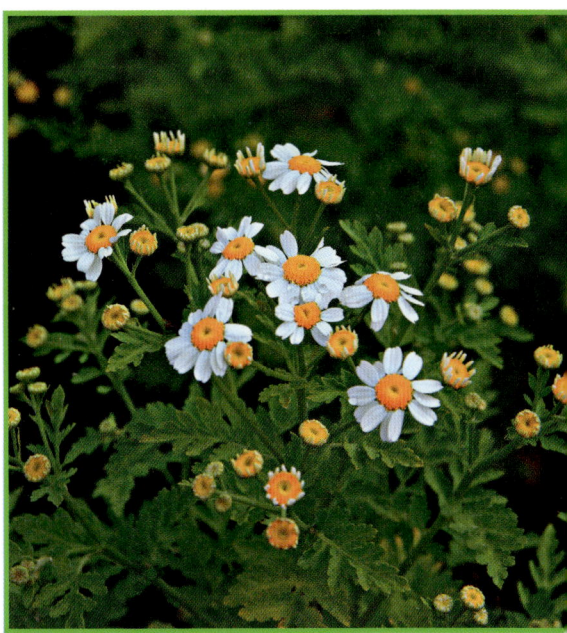

Nachtkerze

(Gewöhnliche Nachtkerze, *Oenothera biennis*)

Merkmale

Die Nachtkerze ist eine zweijährige Pflanze, deren Stängel aufrecht stehend bis zu 1,5 m hoch wächst. Die Pflanze besitzt grüne lanzett-förmige Blätter und gelbe große Blütenkelche. Diese Blüten öffnen sich erst abends, sodass sie von Nachtfaltern bestäubt werden können. Von diesem Umstand leitet sich die Bezeichnung der Pflanze ab.

Standort

Ursprünglich stammt die Nachtkerze aus Nord-amerika. Inzwischen ist sie fast schon weltweit verbreitet und hauptsächlich auf Ödland zu finden. Im großen Maßstab wird die Heilpflanze zu gewerblichen Zwecken angebaut.

Wirkung und Anwendung

Das sogenannte Nachtkerzenöl, ein Gemisch aus verschiedenen Ölsäuren und Triglyceriden, wird häufig bei Hauterkrankungen wie z.B. Neuro-dermitis eingesetzt und findet sich in sehr vielen Fertigpräparaten. Neben diesem Anwendungs-bereich hat die Nachtkerze aber auch große Bedeutung bei der Behandlung verschiedenster Beschwerden. So wird sie z.B. bei Hyperaktivität (ADHS) eingesetzt, bei erhöhtem Blutfettspiegel, prämenstruellem Syndrom (PMS), Reizdarm oder auch zur Linderung bestimmter Folgen von Diabetes mellitus. Greifen Sie bei der Nachtkerze

am besten auf Fertigpräparate zurück, um eine optimale Dosierung zu erreichen.

Gegenanzeigen

Personen, die unter Epilepsie leiden oder blut-gerinnungshemmende Medikamente einnehmen, sollten auf diese Heilpflanze verzichten.

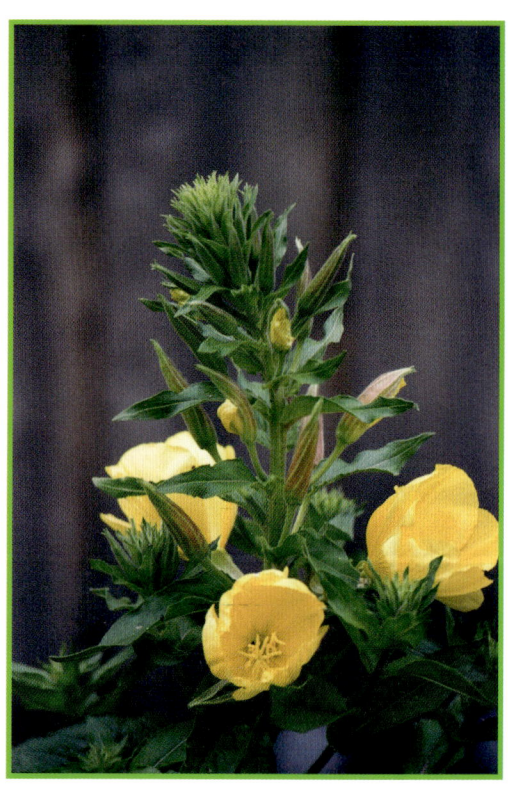

Ihre pflanzliche Apotheke für unterwegs

Endlich Urlaub – die Zeit des Reisens. Aber leider kann es gerade unterwegs zu verschiedenen Beschwerden kommen. Auch hierbei können pflanzliche Mittel überaus hilfreich sein. Nachfolgend ist eine kleine Auswahl aufgeführt, welche Heilpflanzen in Ihre Reiseapotheke gehören:

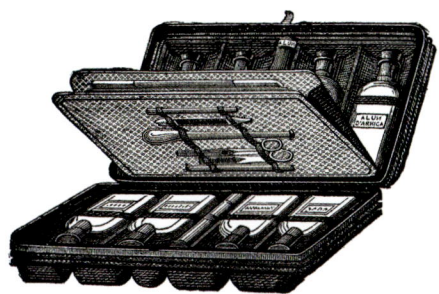

• Vor allem während Schiffsreisen, aber häufig auch bei längeren Autofahrten kann Reiseübelkeit mit Schwindel oder Erbrechen auftreten. Kauen Sie einfach immer wieder eine Scheibe frischen **Ingwer**. Sie können aber auch Fertigpräparate aus der Apotheke verwenden. Die Wirkung dieser Heilpflanze ist bei der Reisekrankheit wissenschaftlich belegt. Sie können Ingwer bereits vorbeugend einen Tag oder einige Stunden vor Reisebeginn einnehmen.

• Gegen Erkältungen, Husten oder Bronchitis sollten Sie **Sonnenhut**präparate (Echinacea) und/oder **Efeu**präparate (beide als Fertigarzneimittel aus der Apotheke) mitführen.

• Insektenstiche kommen gerade in südlichen Urlaubsländern häufig vor. Dagegen ist ein Kraut gewachsen: die **Zwiebel**. Schneiden Sie eine frische Zwiebel auf und legen diese auf den Stich. Ebenso hilfreich sind frische Blätter des Spitzwegerichs.

• Gegen Montezumas Rache können Sie mit **Blutwurz** vorgehen. Diese Heilpflanze hilft bei Reisedurchfall, der durch Krankheitserreger hervorgerufen wurde. Oft ist aber auch das ungewohnte Essen verantwortlich für unangenehme Blähungen, Übelkeit oder Völlegefühl. Hier kann ein **Gelbwurz**-präparat für Abhilfe sorgen.

• Eine ebenso lästige wie gefährliche Erscheinung: der Sonnenbrand. Am besten wäre es natürlich, ihn sorgfältig zu vermeiden. Tritt er trotzdem auf, hilft **Lavendelöl**. Füllen Sie einen Zerstäuber mit frischem Wasser und einigen Tropfen Lavendelöl und sprühen es auf die Haut. Dies heilt und kühlt.

Odermennig

(Gewöhnlicher Odermennig, *Agrimonia eupatoria*)

Merkmale

Der kleine oder große Odermennig ist eine mehrjährige, bis zu ca. 1 m hohe Pflanze mit grünen, fein gefiederten und behaarten Blättern. An einzelnen langen Stängeln sitzen ährenförmig die kleinen gelben Blüten.

Standort

Die Pflanze ist in Europa, Kleinasien sowie in Nordafrika beheimatet. Man findet sie hauptsächlich an sonnigen Plätzen, wie z. B. an Wegrändern, Weiden oder in Gebüschen.

Wirkung und Anwendung

Die Pflanze findet aufgrund ihrer entzündungshemmenden und antibakteriellen Wirkung Anwendung bei Durchfällen und sonstigen entzündlichen Magen-Darm-Erkrankungen. Als Gurgellösung kann der Odermennig bei Entzündungen im Mund- und Rachenbereich angewendet werden, ebenso wie – äußerlich in Form von Umschlägen – bei Entzündungen oder Verletzungen der Haut. Ein weiterer wichtiger Anwendungsbereich sind Blasenentzündungen, Hämorrhoiden, Gallenblasenerkrankungen sowie Blaseninkontinenz. Odermennig wird zur inneren oder äußeren Anwendung als Aufgusstee zubereitet.

Gegenanzeigen

Zu dieser Heilpflanze sind keine Gegenanzeigen bekannt.

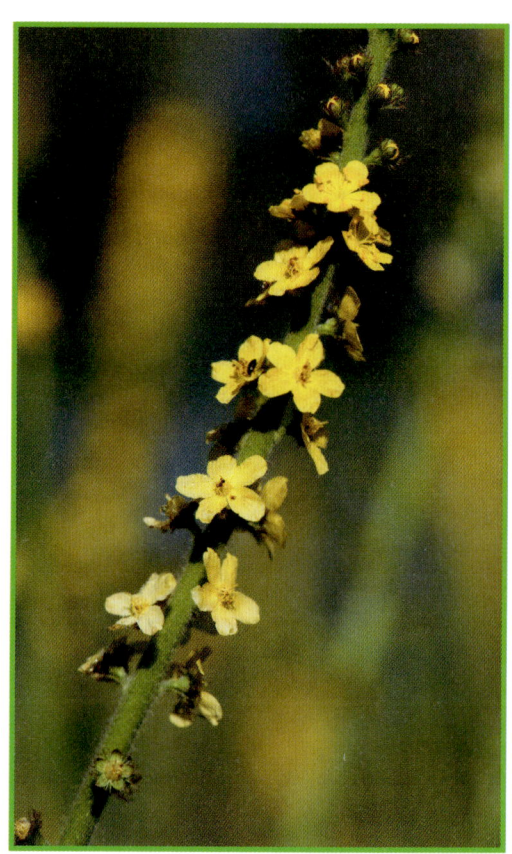

Passionsblume

(Passiflora incarnata)

Merkmale

Die Passionsblume ist vielleicht die auffälligste Heilpflanze. Charakteristisch ist die große, mehrfarbige Blüte mit Blütenblättern und einem zusätzlichen Strahlenkranz. Es handelt sich bei der Passionsblume um eine Kletterpflanze (Liane) mit holzigen Ästen und grünen Blättern.

Standort

Diese Heilpflanze ist überwiegend im tropischen Regenwald Südamerikas oder anderen subtropischen Regionen der Erde zu finden.

Wirkung und Anwendung

Die Pflanze kommt in erster Linie bei nervös bedingten Unruhezuständen und Schlafstörungen zur Anwendung. Es sind einige Fertigpräparate, meist in Kombination mit anderen beruhigenden Heilpflanzen, im Handel erhältlich.

Gegenanzeigen

Wenden Sie diese Heilpflanze bitte nicht während der Schwangerschaft, der Stillzeit oder bei Kindern unter sechs Jahren an. Die Reaktionsfähigkeit im Straßenverkehr oder bei der Bedienung von Maschinen kann eventuell herabgesetzt sein.

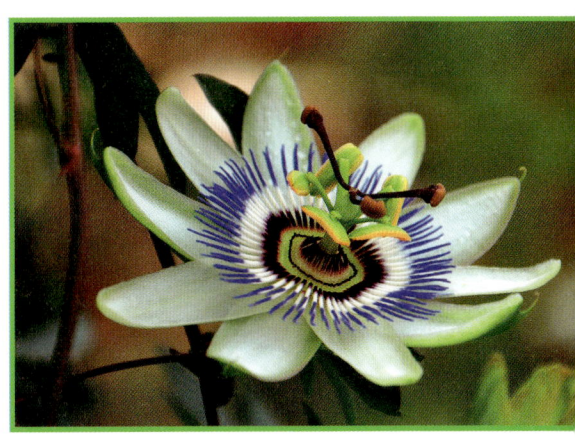

Pestwurz

(Petasites hybridus)

Merkmale

Die Pestwurz sieht auf den ersten Blick etwas bizarr aus. Auffällig ist ihr purpurfarbener Blütenstand, der am oberen Ende eines bis zu 1 m großen Stängels in größeren kolbenförmigen Trauben angelegt ist. Außerdem besitzt die Pflanze größere Blätter, die an der Unterseite eine wollige graue Behaarung aufweisen. Die Blätter können einen Durchmesser von bis zu 50 cm erreichen. Übrigens: Obwohl es die Bezeichnung vermuten lassen könnte, riecht sie nicht unangenehm.

Standort

Da die Pflanze feuchte bis nasse Böden bevorzugt, ist sie in Europa häufig in Uferbereichen von Flüssen und Seen zu finden.

Wirkung und Anwendung

Bei den großen Pestepidemien im Mittelalter wurde die Pflanze bereits wirkungsvoll eingesetzt. Danach geriet sie etwas in Vergessenheit, bis ihre heilsame Wirkung in neuerer Zeit wiederentdeckt wurde. Im Vordergrund stehen ihre krampflösende, schmerzstillende und entzündungshemmende Wirkung, die inzwischen wissenschaftlich sehr gut belegt ist. Aufgrund dieser wertvollen Eigenschaften gibt es drei Hauptanwendungsbereiche: zur dauerhaften Vorbeugung von Migräneanfällen, bei Nierenkoliken sowie zur akuten Behandlung einer allergischen Reaktion, wie z. B. des Heuschnupfens. In Studien konnte nachgewiesen werden, dass sich die Anfallshäufigkeit bei Migräne durch Pestwurzextrakte um ungefähr die Hälfte reduzieren lässt.

Gegenanzeigen

Ein bestimmter Wirkstoff der Pestwurz kann zu Leberschäden führen. Aus diesem Grund sollten Sie die Pestwurz nicht selbst sammeln, sondern auf Apothekenware zurückgreifen, die aus Züchtungen ohne diesen Wirkstoff stammt. Bitte nehmen Sie Pestwurzextrakte nicht während der Schwangerschaft oder Stillzeit ein.

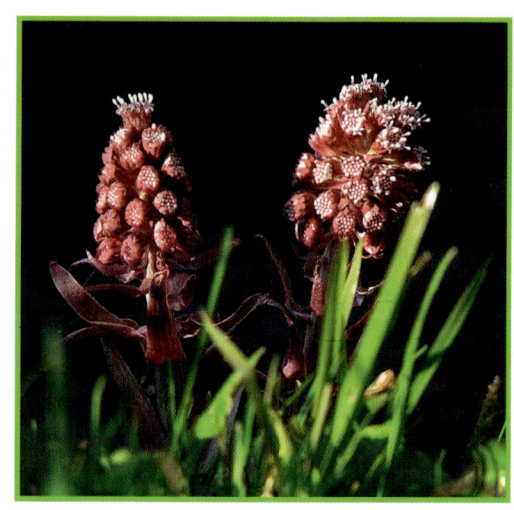

Petersilie

(Petroselinum crispum)

Merkmale

Wer kennt es nicht, das bekannte und beliebte Küchenkraut in der heimischen europäischen Küche. Es macht fast schon den Eindruck, als wäre es keinesfalls etwas Außergewöhnliches, da es so oft als Gewürz oder zu Dekorationszwecken an vielerlei Speisen zu finden ist. Und doch besitzt die Petersilie etwas sehr Außergewöhnliches: ihre besondere Heilwirkung.

Standort

Es wird vermutet, dass die Pflanze ursprünglich aus dem Orient stammt. Zu finden ist sie als Küchenkraut im heimischen Garten, auf der Fensterbank oder im Supermarkt. Es gibt sie in verschiedenen Varianten: glatt oder gekraust, aber immer mit wertvollen Inhaltsstoffen.

Wirkung und Anwendung

Die Petersilie ist ein wahres Wunder bezüglich des Vitamin- und Mineralstoffgehalts. Insbesondere Vitamin C und Eisen sind in sehr großen Mengen enthalten – wichtige Substanzen, die der Körper z. B. bei Erkältungen oder auch bei einer Eisenmangelanämie dringend benötigt. Zusätzlich wirkt die Petersilie entkrampfend, sodass sie häufig im Rahmen einer Durchspültherapie bei Nierenkoliken und Steinleiden angewendet wird. Zur Anwendung kommen sowohl die frischen Blätter oder auch die essbare Petersilienwurzel. Am besten, Sie verwenden diese Anteile direkt frisch geerntet und roh – als gesunden Snack zwischendurch, als Teezubereitung oder eben als köstliche Anreicherung Ihrer Speisen. Und nicht vergessen: In diesem Falle sollten Sie die Dekoration mitessen.

Gegenanzeigen

Auch wenn es sich um ein häufig verwendetes Küchenkraut handelt: Da die Inhaltsstoffe wehenfördernd wirken können, sollten schwangere Frauen Petersilie nicht oder nur in üblichen Mengen zu sich nehmen. Petersilie ist nicht geeignet zur Ausschwemmung von Flüssigkeitsansammlungen aufgrund von Nieren- oder Herzerkrankungen. Eine seltene, aber mögliche Nebenwirkung von größeren Mengen an Petersilie kann eine erhöhte Fotosensibilität darstellen. Die Haut reagiert dabei empfindlicher auf die UV-Strahlung der Sonne – deshalb Vorsicht beim Sonnenbaden oder im Solarium!

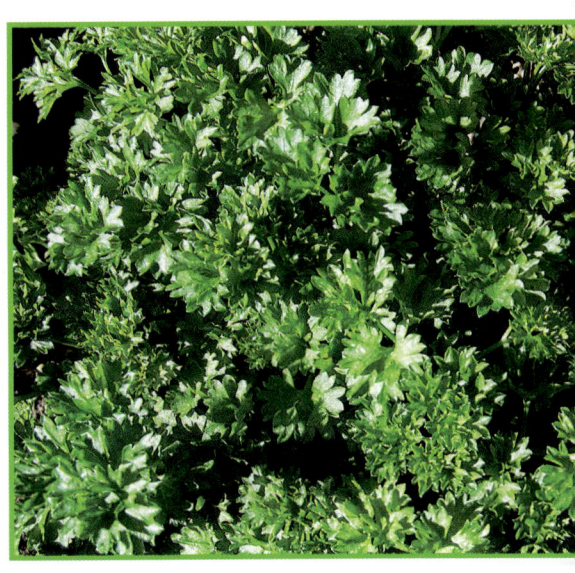

Quitte

(Cydonia oblonga)

Merkmale

Der Quittenbaum, der bis zu 8 m hoch wird, zählt zu der Pflanzenfamilie der Rosengewächse. Seine Früchte bilden aufgrund ihrer Form eine Mischung aus Apfel und Birne. Tatsächlich besteht zu diesen Obstbäumen eine nahe Verwandtschaft. Die leuchtend goldgelbe Quittenfrucht ist in etwa apfelgroß, zählt zu den Kernobstsorten und wird relativ spät zwischen Oktober und November geerntet.

Standort

Die Quitte stammt ursprünglich aus dem Vorderen Orient. Inzwischen wird sie in überwiegend wärmeren Gegenden Asiens und Südeuropas angebaut.

Wirkung und Anwendung

Bedeutung hat die Quitte in der Küche als Konfitüre oder Gelee. Als Heilpflanze wird sie geschätzt aufgrund ihres Gehalts an Vitamin C sowie ihrer verdauungsfördernden Wirkung. Häufig werden hierzu die Kerne der Quitte, aber auch das Fruchtfleisch (eventuell zu Mus verarbeitet oder als Saft) sowie die Blätter des Baumes als Teezubereitung verwendet.

Gegenanzeigen

Falls Sie die Samen der Quitte verwenden möchten, sollten Sie diese unzerkleinert z. B. als Tee zubereiten. Bei einer vorhergehenden Zerkleinerung der Samen werden giftige Anteile aktiviert. Weitere Gegenanzeigen oder Nebenwirkungen sind nicht bekannt.

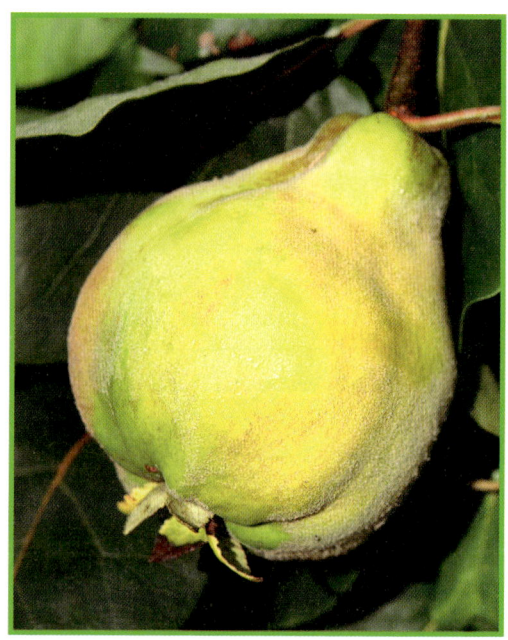

Ringelblume

(Gartenringelblume, *Calendula officinalis*)

Merkmale

Die ein- bzw. zweijährige Ringelblume fällt mit ihren leuchtend gelben bis orangen Blütenköpfen auf, die an einzelnen Stängeln mit lanzettförmigen grün behaarten Blättern wachsen. Auch ihr Geruch ist sehr charakteristisch und aromatisch.

Standort

Die Ringelblume ist in Europa und Nordafrika beheimatet und häufig als beliebte Zierpflanze zu finden. Züchtungen zur kommerziellen Verwertung sind fast weltweit vorhanden.

Wirkung und Anwendung

Äußerlich angewendet hilft die Ringelblume äußerst wirkungsvoll bei offenen Wunden, nach Verbrennungen, Sonnenbrand, bei Entzündungen der Haut, Juckreiz, Hämorrhoiden ebenso wie bei Krampfadern oder auch bei Pilzinfektionen. Diese Anwendungen ergeben sich aus den entzündungshemmenden und antibakteriellen Eigenschaften der Pflanze. Auch bei der inneren Anwendung ist sie hilfreich: so z. B. bei Verdauungsbeschwerden, Magengeschwüren oder auch bei Menstruationsbeschwerden. Zusätzlich kann sie bei Entzündungen im Mund- und Rachenraum als Gurgellösung angewendet werden. Sie können die ganzen Blüten der Heilpflanze zur inneren Anwendung oder zum Gurgeln als Aufgusstee zubereiten. Außerdem sind im Handel viele Fertigpräparate erhältlich, unter anderem auch in Salben- oder Cremeform, wie z. B. die bekannten Calendula-Präparate.

Gegenanzeigen

Nicht anwenden während der Schwangerschaft und Stillzeit bzw. wenn Sie unter Überempfindlichkeit gegenüber Korbblütlern leiden.

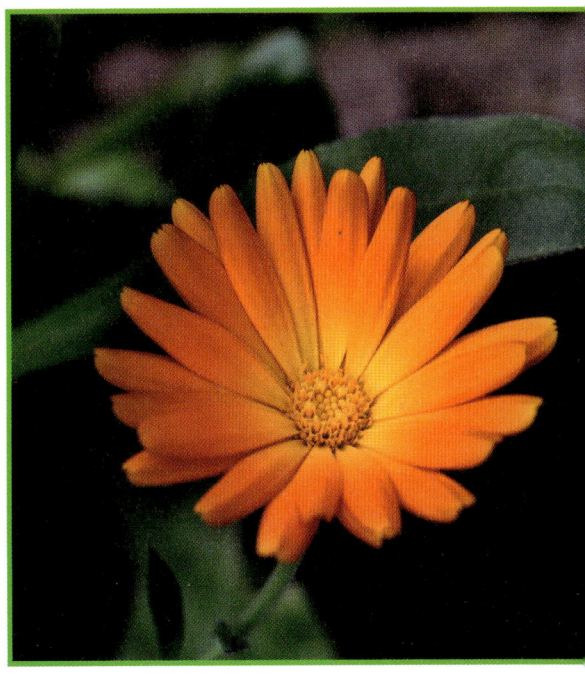

Rosmarin

(Rosmarinus officinalis)

Merkmale

Es handelt sich um einen bis zu ca. 1 m hohen immergrünen Strauch. Die Pflanze besitzt nadelförmige Blätter und blaue Blüten, die charakteristisch duften.

Standort

Rosmarin stammt ursprünglich aus dem Mittelmeerraum. In diesen Breiten wird er als Gewürz-, Zier- und Heilpflanze weitverbreitet angebaut.

Wirkung und Anwendung

Verwendung finden neben den frischen Rosmarinzweigen vor allem getrocknete Blätter als Aufgusstee sowie das ätherische Öl des Rosmarins. Zur inneren Anwendung kommt Rosmarin unter anderem bei Verdauungsbeschwerden (z. B. bei Magenkrämpfen und Blähungen), bei Kreislaufschwäche oder auch bei psychischen Erschöpfungszuständen. Das Rosmarinöl kann äußerlich angewendet werden, z. B. bei Muskel- oder Nervenschmerzen, als Badezusatz oder als Bronchialbalsam bei Atemwegserkrankungen. Bei all diesen Einsatzgebieten nutzt die Heilkunde in erster Linie die entkrampfende Wirkung des Rosmarins.

Gegenanzeigen

Wenden Sie das ätherische Rosmarinöl bitte nicht innerlich an, da es zu schweren Neben-wirkungen kommen kann. Auch äußerlich sollte Rosmarinöl immer in verdünnter Form zum Einsatz kommen. Außerdem sollte Rosmarin während der Schwangerschaft und Stillzeit grundsätzlich nicht angewendet werden. Bitte beachten Sie auch, dass es bei der Einnahme von Rosmarin zu Wechselwirkungen mit unterschiedlichen Medikamenten kommen kann. Fragen Sie im Zweifel zunächst Ihren Arzt oder Apotheker.

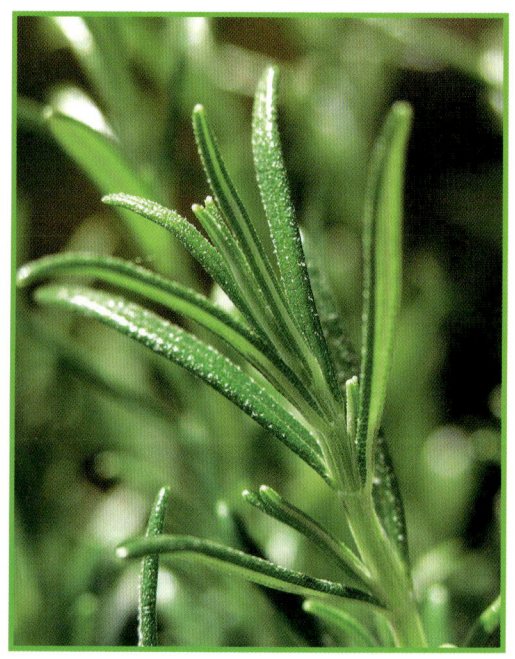

Rosskastanie

(Aesculus hippocastanum)

Merkmale

Die Rosskastanie ist ein häufig zu findender hoher Laubbaum mit großen gefingerten Blättern und kerzenförmig angeordneten weiß-rot gefleckten Blüten. Die Samen des Baumes, die braun glänzenden Kastanien, entwickeln sich in einer hellgrünen mit Stacheln besetzten Fruchtkapsel.

Standort

Verbreitet als beliebter Parkbaum ist die Rosskastanie überwiegend in Europa, aber auch in Asien bis hin zum Himalayagebiet anzutreffen.

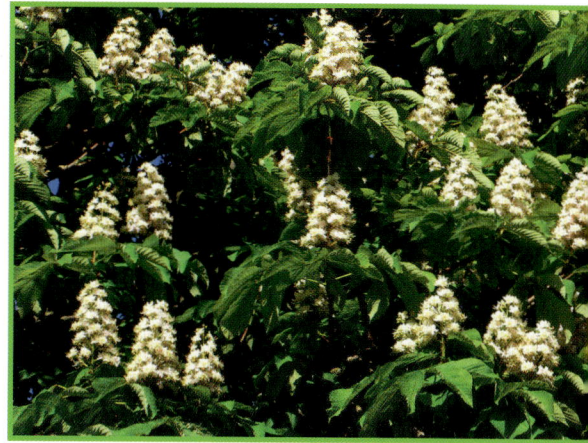

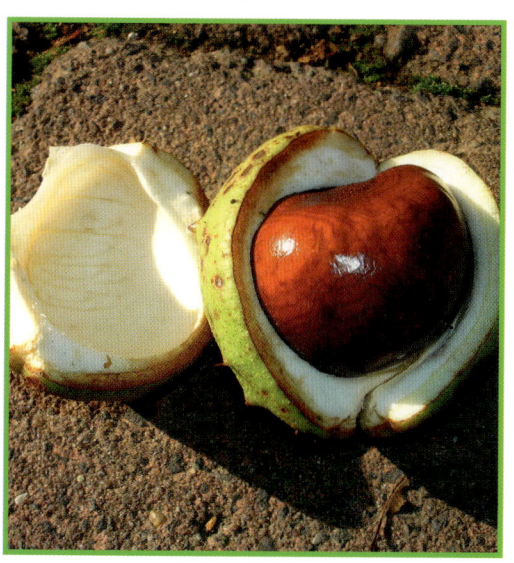

Wirkung und Anwendung

Verwendet werden meistens die reifen Früchte. Vorwiegend bei Beschwerden der venösen Versorgung, wie z. B. bei chronischer venöser Insuffizienz oder auch bei Krampfadern, wird die Rosskastanie mit nachweislichem Erfolg eingesetzt. Greifen Sie zur inneren und äußeren Anwendung auf Fertigextrakte zurück, da hierbei ein optimaler Wirkstoffgehalt gewährleistet ist.

Gegenanzeigen

Auf die Anwendung von extrem hohen Mengen sollte verzichtet werden.

Rotes Weinlaub

(Laub der Weinrebe, *Vitis vinifera*)

Merkmale

Die Weinrebe ist eine Lianenart, die durch ihre Ranken bis zu 10 m hoch klettern kann. Die Blätter dieser Heilpflanze sind in etwa herzförmig, besitzen aber zwei bis vier Einschnitte pro Blatt. Rispenförmige Blütenstände bilden die typischen Traubenfrüchte.

Standort

Die Weinrebe stammt ursprünglich aus dem Mittelmeerraum. In der wilden Form kommt diese Pflanze heute noch am Schwarzen Meer vor. Ihre Kulturform wird inzwischen fast weltweit kommerziell angebaut.

Wirkung und Anwendung

Hauptsächlich bei chronischen Beinvenenleiden und deren typischen Begleiterscheinungen kommt das rote Laub der Pflanze zur Anwendung. So lindert es z. B. Spannungsgefühl, Wassereinlagerungen oder Schmerzen in müden und schweren Beinen. Zur äußeren Anwendung empfiehlt sich die Herstellung eines Breies aus zerdrücktem frischen roten Weinlaub. Zur inneren Anwendung können Sie aus den Blättern einen Aufgusstee herstellen oder Sie greifen auf Fertigpräparate aus der Apotheke zurück.

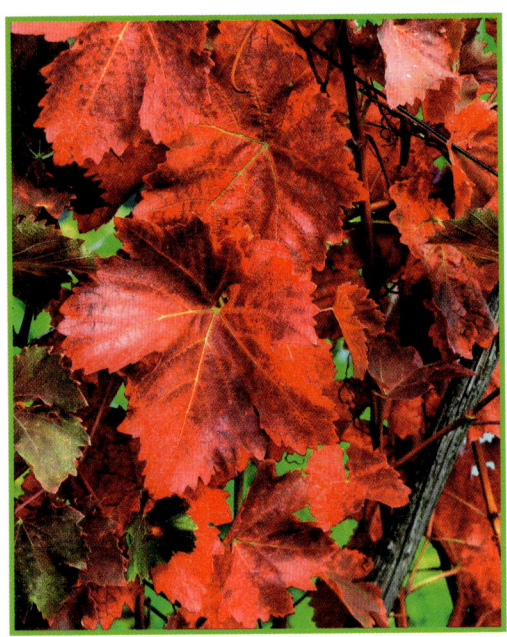

Salbei

(Echter Salbei, *Salvia officinalis*)

Merkmale

Salbei wächst als bis zu ca. 60 cm hoher Halbstrauch mit eiförmigen graugrünen, behaarten Blättern und ährenförmigen blauvioletten Blüten.

Standort

Ursprünglich stammt der Echte Salbei von der Balkanhalbinsel. Inzwischen ist die Pflanze jedoch kultiviert angebaut weit verbreitet.

Wirkung und Anwendung

Hauptanwendungsgebiet des Salbeis sind aufgrund seiner sehr guten antibakteriellen Wirkung Entzündungen im Mund- und Rachenraum. So wird die Pflanze z. B. bei Mandelentzündung, Halsschmerzen oder bei Zahnfleischentzündungen als Gurgellösung angewendet. Ein weiteres Anwendungsgebiet sind Verdauungsbeschwerden, aufgrund seiner krampflösenden und entzündungshemmenden Eigenschaften. So kommt die Heilpflanze z. B. bei Magenverstimmungen, Durchfall oder Blähungen zum Einsatz. Außerdem kann Salbei bei übermäßiger Schweißneigung erfolgreich eingesetzt werden. Bereiten Sie die getrockneten Salbeiblätter zur inneren Anwendung oder zum Gurgeln als Aufgusstee zu. Fertigpräparate, die sich im Handel befinden, enthalten zumeist einen höheren Anteil an ätherischen Ölen des Salbeis, die sogar teils wirksamer als die Teezubereitung sind.

Gegenanzeigen

Wenden Sie Salbei bitte nicht während der Schwangerschaft oder Stillzeit an. Außerdem sollten große Mengen bzw. längerfristige Einnahme von Salbeiölen vermieden werden, da es dadurch zu Schäden am Nervensystem kommen könnte.

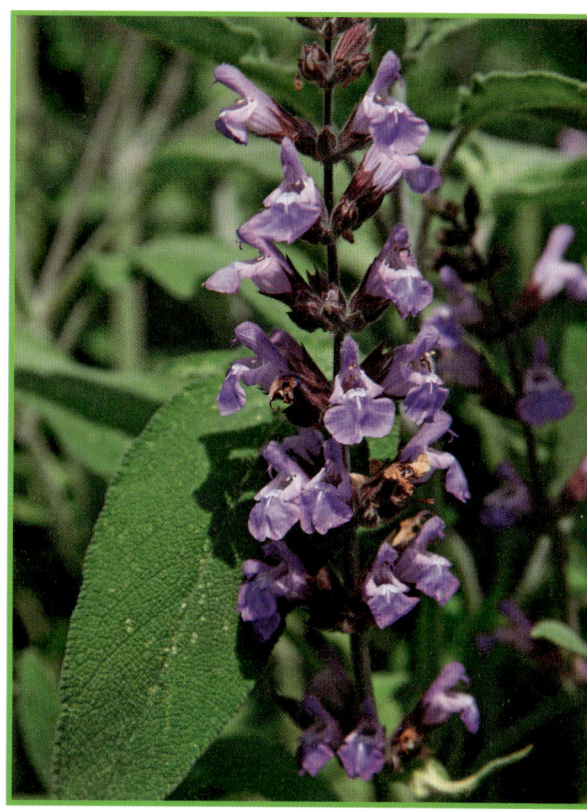

Sauerampfer

(Ampfer, *Rumex acetosa*)

Merkmale

Der Sauerampfer entwickelt zunächst tiefgrüne, eiförmige, fleischige Blätter, die an Spinat erinnern. Anschließend wachsen dünne lange Stängel, die bis zu 1 m hoch werden können und an denen kleine kugelige grünlich braune bis rötliche Blütenrispen sitzen.

Standort

Die Pflanze ist häufig an feuchten Wiesen und Weiden oder am Wegrand und in Gebüschen zu finden.

Wirkung und Anwendung

Traditionell verwendet wird der Sauerampfer in der Küche zur Zubereitung von grünen Soßen. Diese Verwendung verdankt die Pflanze ihrem hohen Gehalt an Vitaminen (vor allem Vitamin C) sowie Mineralstoffen (als Hauptvertreter: Eisen). Diese Stoffe machen den Sauerampfer in der Küche und auch besonders in der Heilkunde so wertvoll. So kann er z. B. bei Erkältungskrankheiten, Atemwegsinfektionen und bei Nasennebenhöhlenentzündungen eingesetzt werden.

Außerdem kann er wirkungsvoll zur Eisenzufuhr bei Blutarmut genutzt werden. Verwenden Sie das Sauerampferkraut möglichst frisch. Sie können es einfach zwischendurch knabbern, als Aufgusstee oder in der Küche als wohlschmeckende Zutat verwenden.

Gegenanzeigen

In großen Mengen verzehrt, kann Sauerampfer abführend wirken. Deshalb sollten Sie nicht zu viel davon zu sich nehmen.

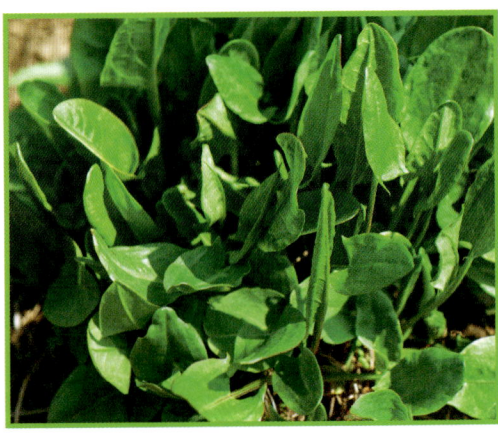

Leckere Frühlingskräutersuppe mit Sauerampfer

Kochen Sie Sauerampferblätter, Brennnesselblätter, frische Löwenzahnblätter zusammen mit Petersilie und Schafgarbenblättern in etwas Gemüsebrühe auf. Anschließend passieren Sie das Ganze durch ein Sieb. Den so entstandenen Sud geben Sie zu einer Mehlschwitze mit klein geschnittenen Zwiebeln. Aufkochen lassen, mit Salz, Pfeffer und etwas frischen Basilikum verfeinern und mit ein bis zwei Gänseblümchen und Schnittlauch anrichten. Bon appétit!

Schachtelhalm

(Ackerschachtelhalm, Zinnkraut, *Equisetum arvense*)

Merkmale

Man vermutet, dass Schachtelhalm eine der ersten Landpflanzen war, die sich auf der Erde entwickelt haben. Die Pflanze besteht aus einem bis zu ca. 50 cm hohen grünen Stängel, an dem in verschiedenen Etagen quirlförmige dünne Seitenäste abgehen. Die Pflanze besitzt keine Blüten und Samen, sondern vermehrt sich über Sporenbildung.

Standort

Schachtelhalm kommt weitverbreitet auf Feldern, Wegrändern oder in Gärten (dort gefürchtet als „Unkraut") auf der Nordhalbkugel vor.

Wirkung und Anwendung

Die Heilpflanze ist reich an Kieselsäure. Letztere ist im menschlichen Organismus für den Aufbau von Nägeln und Haaren notwendig und sorgt für den Erhalt von Knorpelgewebe. Außerdem ist Schachtelhalm für seine harntreibende Wirkung bekannt. Somit kommt er bei unterschiedlichen Nierenerkrankungen vorwiegend zur Durchspülungstherapie (z. B. bei Nierengrieß) zum Einsatz. Auch bei Schwellungen nach Verletzungen wird Schachtelhalm innerlich angewendet. Äußerlich wird Schachtelhalm bei schlecht heilenden Wunden eingesetzt. Bereiten Sie diese Pflanze als Aufgusstee zu.

Gegenanzeigen

Konkrete Einnahmebeschränkungen liegen nicht vor. Falls Sie jedoch zusätzlich zum Schachtelhalm Medikamente zur Behandlung von Nieren- oder Herzerkrankungen einnehmen, fragen Sie bitte Ihren Arzt oder Apotheker.

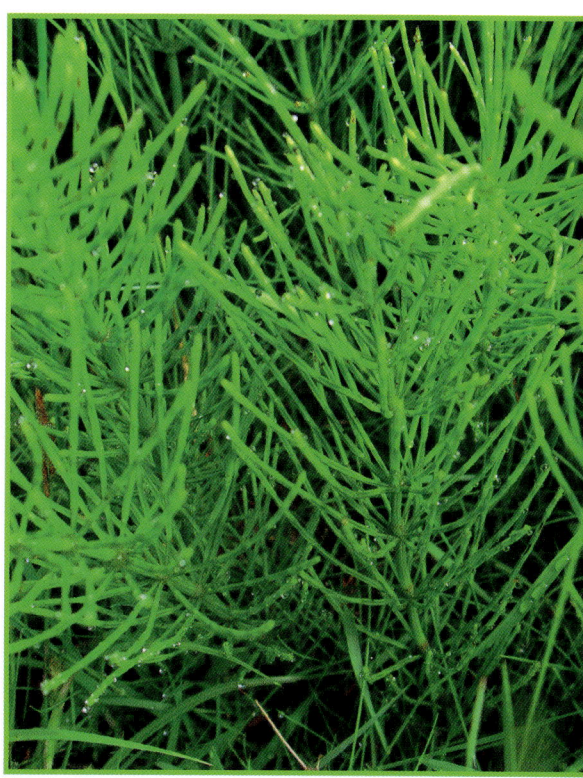

Schafgarbe

(Gewöhnliche Schafgarbe, Wiesenschafgarbe, *Achillea millefolium*)

Merkmale

Die Schafgarbe ist eine mehrjährige Pflanze mit grünen, fein gefiederten Blättern und weißen Blütendolden an mehreren aufrecht stehenden Stängeln. Die Botanik kennt bis zu 120 verschiedene Unterarten.

Standort

Die Pflanze ist in ganz Europa, Asien und Nordamerika beheimatet. Zu finden ist sie zumeist auf Wiesen und Weiden.

Wirkung und Anwendung

Verwendet werden das ätherische Öl, die Blüten und das getrocknete Kraut der Pflanze. Die Schafgarbe wirkt innerlich angewendet gallefördernd und somit appetitanregend. Da sie krampflösende und entzündungshemmende Eigenschaften besitzt, wird sie auch häufig bei Magen-Darm-Erkrankungen eingesetzt. Ein weiteres großes Gebiet sind Unterleibsbeschwerden bei Frauen, insbesondere bei Schmerzen in Zusammenhang mit der Regelblutung. Hier empfiehlt sich zusätzlich die Anwendung als Sitzbad. Weiterhin kann die Schafgarbe bei Entzündungen der Haut oder zur Wundheilung äußerlich angewendet werden. Bereiten Sie diese Heilpflanze als Aufgusstee zu.

Gegenanzeigen

Bitte nicht anwenden während der Schwangerschaft oder Stillzeit. Personen, die unter Überempfindlichkeit gegen Korbblütlern leiden, sollten die Schafgarbe nur sehr vorsichtig anwenden.

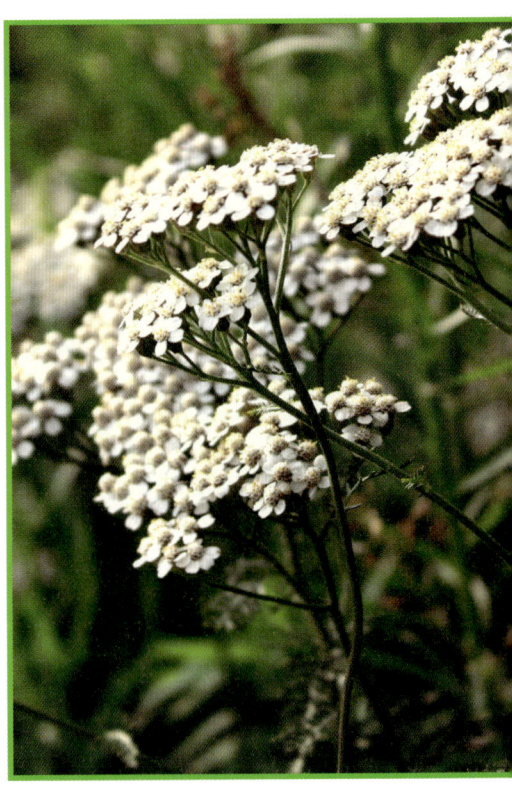

Schlüsselblume

(Echte Schlüsselblume, Wiesen-Primel, Wald-Primel, *Primula veris*)

Merkmale

Aus einer niedrigen Blätterrosette wachsen an einem bis zu ca. 20 cm hohen Stiel goldgelbe, meist hängende Blütenkelche. Die lateinische Bezeichnung *Primula veris* bedeutet „Frühlings-erstling", da die Schlüsselblume eine der ersten Pflanzen im März ist, die sich nach dem Winter herauswagen.

Standort

Schlüsselblumen kommen fast weltweit vor. Insgesamt kennt man bis zu 600 verschiedene Arten von Schlüsselblumen, darunter 30, die in Europa beheimatet sind. Die Pflanze ist auf Rasenflächen und Wiesen ebenso wie in Wäldern, Gebüschen oder einfach am Wegrand zu finden.

Wirkung und Anwendung

Verwendet werden in erster Linie der Wurzelstock der Pflanze sowie die Blütenköpfe. Die Schlüsselblume besitzt eine schleimlösende und auswurffördernde Wirkung, sodass sie unter anderem bei Husten oder anderen Erkrankungen der Atemwege zum Einsatz kommt. Außerdem wirkt die Schlüsselblume harntreibend, weshalb sie zur Durchspülungstherapie bei Nierenerkrankungen, insbesondere bei Nieren- und Harnsteinen, verwendet werden kann. Zusätzlich dazu wird die Heilpflanze bei Nervenschmerzen, bei Rheuma und Gicht angewendet.

Gegenanzeigen

Beachten Sie bitte die Höchstmenge bei der Verwendung des Wurzelstocks: Pro Tag sollten Sie nur etwa eine Messerspitze als Aufgusstee zubereiten. In höheren Dosierungen kommt es leider häufig zu Übelkeit, Erbrechen und Durchfällen. Die Blütenkelche enthalten geringere Konzentrationen des Wirkstoffes, somit ist hier die maximale Dosis höher (ca. 1 bis 2 Teelöffel pro Tasse), allerdings die beabsichtigte Wirkung umso niedriger. Greifen Sie am besten auf Fertigpräparate aus der Apotheke zurück, um die optimale Dosierung des Wirkstoffes nutzen zu können. Außerdem sollten Sie Schlüsselblumen grundsätzlich nicht selbst sammeln, da sie geschützt sind.

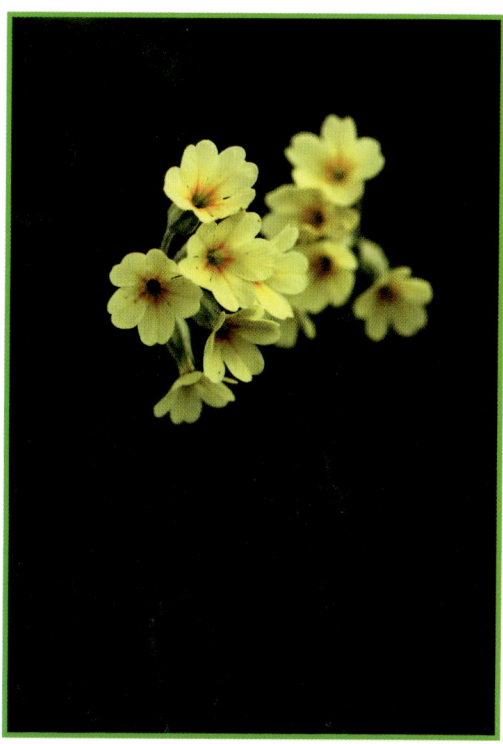

Sonnenhut

(Roter oder Purpurroter Sonnenhut, *Echinacea purpurea*)

Merkmale

Der Sonnenhut wächst als mehrjährige Staude, die bis zu 1 m hoch werden kann. An aufrecht stehenden einzelnen Stängeln befinden sich charakteristische purpurrote Blütenköpfe.

Standort

Ursprünglich stammt der Sonnenhut aus Nordamerika. Inzwischen wird die Pflanze aber auch in unseren Breiten als Zierpflanze in Gärten oder zur Nutzung als Heilpflanze angebaut.

Wirkung und Anwendung

Echinacea ist eine bekannte Heilpflanze, die häufig in Fertigpräparaten zur Aktivierung des Immunsystems zur Anwendung kommt. In der Fachsprache bezeichnet man dies als Immunstimulierung. Zur Behandlung von Erkältungen – möglichst frühzeitig eingenommen – und von sonstigen Infekten leistet die Heilpflanze wertvolle Dienste. In mehreren Studien konnte die genaue Wirkungsweise erforscht werden: Sonnenhut verbessert die Aktivität der Immunfresszellen, außerdem werden zusätzliche Immunbotenstoffe und Antikörper gebildet. Auch im Bereich von Atem- und Harnwegsentzündungen kommt sie aufgrund ihrer entzündungshemmenden Eigenschaften zum Einsatz. Bei der äußeren Anwendung gelangt der Sonnenhut bei schlecht verheilenden Wunden zur Anwendung. Um einen gleichbleibenden Wirkstoffgehalt sicherzustellen, empfiehlt es sich, Fertigpräparate zu verwenden.

Gegenanzeigen

Nach neueren Forschungen sollte *Echinacea* nur über einen Zeitraum von zwei Wochen angewendet werden. Danach sollte mindestens eine 14-tägige Einnahmepause erfolgen. Personen, die allergisch auf Korbblütler reagieren, sollten den Sonnenhut nur vorsichtig anwenden. Während der Schwangerschaft und Stillzeit sollten Sie auf *Echinacea* verzichten.

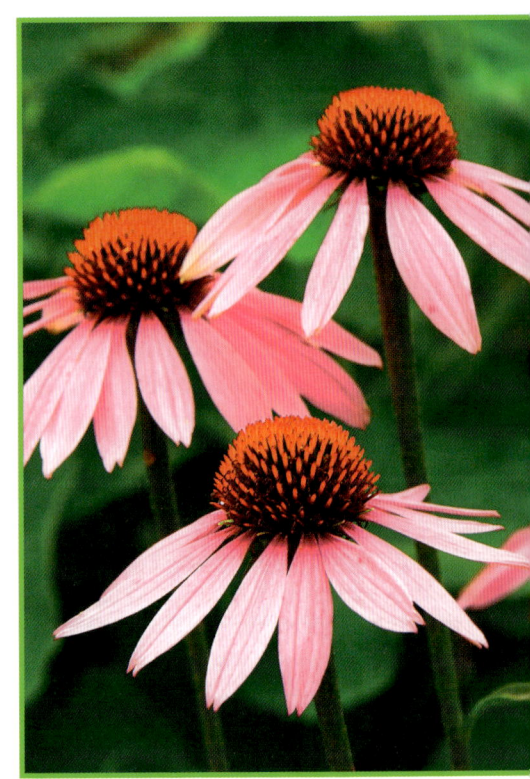

Sonnentau

(Rundblättriger Sonnentau, *Drosera rotundifolia*)

Merkmale

Der Sonnentau gehört zu der Gruppe der fleischfressenden Pflanzen. Es handelt sich um eine relativ kleine Pflanze mit einer niedrigen Rosette. Die Blätter dieser Rosette sind mit roten Drüsenhaaren ausgestattet, in denen sich kleine Insekten verfangen können, die durch bestimmte Enzyme verdaut werden. Aufgrund dieser Strategie schafft es die Pflanze, auf nährstoffarmen Böden zu wachsen. Aus der Rosette führt ein bis zu 25 cm langer Stängel nach oben, an dem kleine weiße Blüten vorhanden sind. Die Höhe des Stängels gewährleistet, dass bestäubende Insekten nicht mit den Verdauungsenzymen der Rosette in Kontakt kommen.

Standort

Die Pflanze bevorzugt nährstoff- und stickstoffarme Böden, wie sie z. B. in Hochmooren vorkommen. Sie ist in Teilen von Europa, aber auch in Asien oder Nordamerika zu finden.

Wirkung und Anwendung

Die therapeutische Anwendung des Sonnentaus stützt sich auf zwei Eigenschaften: Zum einen wirkt die Heilpflanze schleimlösend. Zum anderen hat sie eine erweiternde Wirkung auf die Bronchien. Beide Wirkungsweisen zusammengenommen bilden ein perfektes Wirkspektrum bei allen Atemwegserkrankungen, insbesondere Bronchitis, Asthma bronchiale, oder bei allen Arten von Husten. Die Anwendung als Aufgusstee ist möglich, aber eher unüblich. Dagegen sind Fertigpräparate sehr weit verbreitet.

Gegenanzeigen

Bitte wenden Sie die Pflanze während der Schwangerschaft und Stillzeit nicht an.

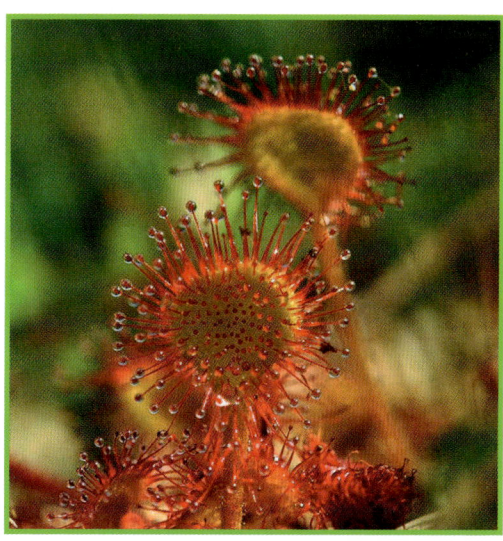

Spirulina

(Blaualge, *Spirulina platensis*)

Merkmale

Das wesentlichste Merkmal der Spirulina ist wohl, dass man sie mit dem bloßen Auge nicht sieht. Sie wird auch als Mikroalge bezeichnet und ist, genau genommen, eine Mischung aus Pflanze und Tier bzw. Bakterium. In der Natur nimmt sie deshalb eine ganz besondere Stellung ein. Zu den Pflanzen zählt sie deshalb, da sie mithilfe eines biochemischen Prozesses, der Fotosynthese, aus Sonnenlicht und anderen Faktoren bestimmte Substanzen produziert – eines der Hauptmerkmale einer Pflanze. Als Tier bzw. Bakterium zählt die Spirulina allerdings deshalb, da ihr Aufbau und Stoffwechsel eher dem eines Tieres ähnlich sind und weniger einer tatsächlichen Pflanze. Die Blaualge zählt zu den ältesten Lebewesen der Erde. Man vermutet, dass sie bereits seit ca. 3,6 Milliarden Jahren existiert.

Standort

Spirulina kommen hauptsächlich in Mittelamerika und Afrika vor. Der Mikroorganismus lebt dort in salzhaltigen Seen, die einen sehr basischen pH-Wert (das Gegenteil eines sauren pH-Werts) aufweisen. In Mexiko kannten auch bereits die Inkas und Azteken diese Mikroalge. Übrigens: Flamingos ernähren sich unter anderem von Spirulina und bilden dadurch ihre charakteristische Farbe aus.

Wirkung und Anwendung

Die Anwendung dieser phytotherapeutischen Substanz ist im Grunde auf einen Bereich beschränkt: Sie löst Schwermetalle aus ihrer Umgebung und bindet diese an sich. Dadurch werden die Schwermetalle unschädlich gemacht. Egal, ob dies im natürlichen Umfeld der Alge geschieht oder im menschlichen Organismus, es handelt sich dabei um eine sehr wesentliche Fähigkeit. Einen Nachteil gibt es allerdings: Das Heilmittel schmeckt nicht. Aus diesem Grund ist Spirulina gepresst in Tablettenform erhältlich. Eine Anwendung z. B. als Tee ist hier nicht möglich.

Gegenanzeigen

Spirulina an sich hat keinerlei bekannte Nebenwirkungen. Allerdings sollten Sie darauf achten, dass das Heilmittel aus einem biologischen Herstellungsprozess aus Aquakulturen stammt. Der Vorteil der Substanz wird hierbei gleichzeitig zu ihrem Nachteil: Durch die Aufnahmefähigkeit von Schwermetallen ist die Alge selbst meist stark davon belastet. Deshalb ist eine einwandfreie geprüfte und transparente Herstellung und Einfuhr ein sehr wichtiges Kriterium.

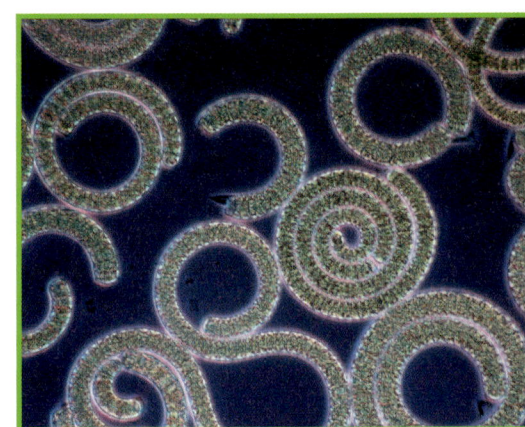

Spitzwegerich

(Plantago lanceolata)

Merkmale

Spitzwegerich wächst als niedrige Blätterrosette mit lanzettenartigen, spitz zulaufenden grünen Blättern. Aus der Rosette ragen ca. 15 cm hohe Stängel, an denen eiförmige, bräunlich weiße Blütenähren sitzen.

Standort

Die Heilpflanze ist im Grunde weltweit zu finden, häufig auf nährstoffreichen Böden, wie z. B. an Wegrändern, Ackerflächen oder Wiesen.

Wirkung und Anwendung

Der Spitzwegerich ist als klassische Heilpflanze bereits seit dem Mittelalter bekannt. Dies liegt vermutlich an seiner vielseitigen Wirkung: Er dämpft vorhandenen Hustenreiz durch seine Gerbstoffe, wirkt gleichzeitig entzündungshemmend und antibakteriell. Auch eine krampflösende Wirkung auf die Bronchien ergänzt das breite Wirkspektrum. So kommt Spitzwegerich häufig bei Husten, Erkältungen, Hals-Rachen-Entzündungen und bei entzündlichen Atemwegserkrankungen zur Anwendung. Aber auch bei Entzündungen oder Wunden von Haut oder Schleimhaut leistet die Pflanze wertvolle Dienste. In der traditionellen Naturheilkunde werden seit jeher einfach frische Pflanzenblätter z. B. auf einen Insektenstich gelegt. Zur inneren Anwendung können Sie einen Tee in Form eines Kaltansatzes (s. S. 143) herstellen. Außerdem können Sie Gurgellösungen oder zur äußeren Anwendung Umschläge damit zubereiten. Stellen Sie hierzu ebenfalls einen Kaltansatz her.

Gegenanzeigen

Personen, die unter Pollenallergien leiden, sollten Spitzwegerich zunächst in geringeren Dosen vorsichtig anwenden.

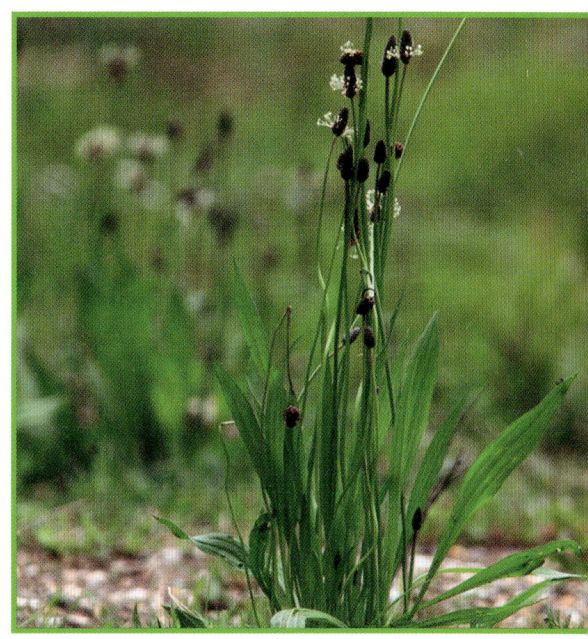

Steinklee

(Echter Steinklee, *Melilotus officinalis*)

Merkmale

Anders als sein Verwandter, der bekannte Wiesenklee, wird diese Kleeart bis zu 1 m hoch. An einem verzweigten Stängel befinden sich gestielte dreizähnige Blätter und traubenartig angeordnete hellgelbe Schmetterlingsblüten.

Standort

Die Pflanze wächst in Europa und Asien oft auf steinigem Untergrund, meist am Wegesrand oder auf Weiden und Wiesen, insbesondere an sonnigen Plätzen.

Wirkung und Anwendung

Steinklee ist ein hervorragendes pflanzliches Mittel zur Behandlung der Blut- und Lymphgefäße und sollte hier auf keinen Fall fehlen. Sein Einsatzgebiet ist sehr vielfältig. So leistet er wertvolle Dienste z. B. bei allen Arten von Verletzungen, unter anderem bei Prellungen, Verstauchungen, Zerrungen und Blutergüssen. In diesem Bereich können Sie die Heilpflanze äußerlich z. B. in Form von Auflagen oder Salben anwenden. Aber auch bei der inneren Anwendung zur Stärkung des Gefäßsystems ist Steinklee die Heilpflanze Nummer eins. Da er kräftigend und stabilisierend auf die Blutgefäße wirkt, hilft er oft bei chronischer Venenschwäche, bei Krampfadern, Venenentzündungen, Hämorrhoiden oder Lymphschwellungen. Bei diesen Erkrankungen bewirkt die Pflanze einen verbesserten Blutabfluss, sodass Blutstauungen dadurch vermieden bzw. abgebaut werden können. Schmerzen, müde und schwere Beine, Juckreiz und Wasseransammlungen lassen sich dadurch sehr gut begegnen. In diesen Fällen sollten Sie getrocknete oder frische Blätter sowie die Blütenzweige des Steinklees als Aufgusstee zu sich nehmen.

Gegenanzeigen

Gegenanzeigen sind zwar bisher nicht bekannt. Allerdings sollte Steinklee nicht während der Schwangerschaft oder Stillzeit eingenommen werden, da hierzu noch keine ausreichenden Erfahrungen vorliegen.

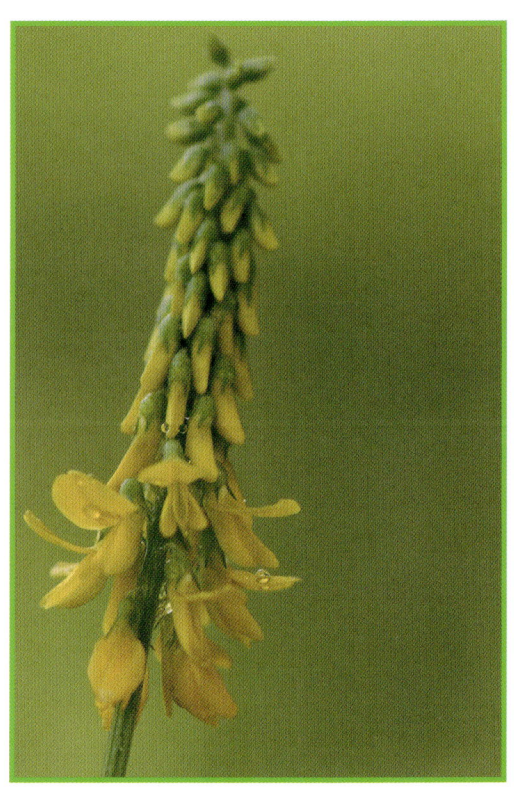

Süßholz

(Kahles Süßholz, Spanisches Süßholz, *Glycyrrhiza glabra*)

Merkmale

Das Süßholz ist eine mehrjährige, bis zu ca. 1 m hohe Staude mit verzweigten Stängeln, gefiederten Blättern und weißen, rosa bis violetten Blütentrauben. Süß schmecken nicht etwa die Blätter der Heilpflanze, sondern nur der Wurzelstock, der außen holzig, innen dagegen gelblich aussieht.

Standort

Das Süßholz ist im Mittelmeergebiet bis Zentralasien beheimatet. Inzwischen wird es aber in unterschiedlichen Ländern der Erde angebaut.

Wirkung und Anwendung

Verwendung findet vorwiegend der Wurzelstock. Süßholzwurzel findet sich häufig in Fertigpräparaten oder Teemischungen zur Behandlung von Husten oder von weiteren Atemwegserkrankungen, da sie schleimverflüssigend und somit auswurffördernd wirkt. Außerdem gibt es ein zweites überaus wichtiges Anwendungsgebiet: Bei Magenerkrankungen, wie z. B. bei Schleimhaut-

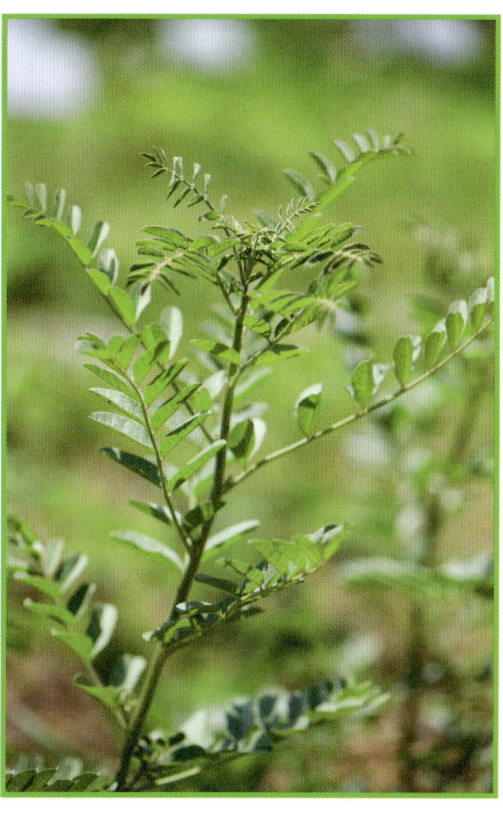

Bereits Napoleon kannte die Wirkung des Süßholzes

Der Legende nach hatte Napoleon immer etwas Lakritze bei sich, um seine Magenschleimhautentzündung zu behandeln. Die entsprechende Wirkungsweise wurde erst in unserer Zeit genauer untersucht und die Wirkung bestätigt. Allerdings stellte man fest, dass Lakritze ab einer bestimmten Schwellendosis den männlichen Testosteronspiegel enorm absenkt. Ob Napoleon dieser Umstand bekannt war und ob er das „schwarze Gold" aus der Tüte aß, ist leider nicht überliefert.

entzündungen oder Magengeschwüren, kann die Süßholzwurzel wertvolle Dienste leisten. Neuere Studien belegen, dass die Pflanze den gefürchteten Krankheitserreger *Helicobacter pylori* bekämpft, der sehr häufig bei Magenschleimhautentzündungen und -geschwüren zu finden ist.

Gegenanzeigen

Da Süßholz bei höherer Dosierung und/oder länger andauernder Anwendung in das menschliche Hormonsystem eingreift, können sich daraus folgenschwere Nebenwirkungen ergeben. Wenden Sie Süßholz aus diesem Grund nicht länger als vier Wochen an. Außerdem sollten Sie die Höchstdosis von 50 g Süßholz oder Lakritze pro Tag beachten. Dies gilt sowohl für den Bereich der Heilpflanzenanwendung als auch für den Lebensmittelkonsum. Schwangere oder Personen mit Erkrankungen der Nieren, des Herzens oder mit Stoffwechselerkrankungen sollten auf Süßholz gänzlich verzichten.

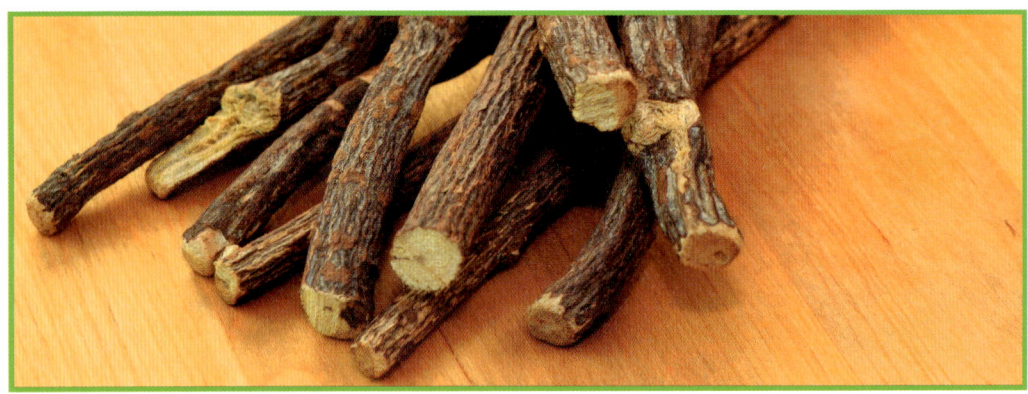

Süßholz, Lakritze oder Bärendreck?

In der Fachsprache mit dem komplizierten Begriff *Glycyrrhiza glabra* bezeichnet, ist es bei den Liebhabern von Süßwaren in der Tüte unter „Lakritze" bekannt oder wird im süddeutschen Raum sogar als „Bärendreck" bezeichnet: das Süßholz. Übrigens stammt das Wort Bärendreck von dem Süßwarenhersteller Bär, der lange Zeit das Patentrecht über die Lakritze besaß. Aber ganz egal, wie es nun bezeichnet wird: Süßholz ist etwa 50-mal süßer als herkömmlicher Rohrzucker, und – bis zu bestimmten Höchstmengen genossen – auch gesünder.

Taigawurzel

(Sibirischer Ginseng, *Eleutherococcus senticosus*)

Merkmale

Die Taigawurzel ist ein stacheliger Strauch mit gefingerten grünen Blättern und unscheinbaren Blütendolden. Die Pflanze besitzt gleichzeitig weibliche (gelbe) und männliche (blauviolette) Blüten, aus denen blauschwarze Beeren wachsen.

Standort

Ursprünglich stammt die Pflanze aus Nordostasien. In Russland wird die Heilpflanze in großem Maßstab kultiviert angebaut.

Wirkung und Anwendung

Die Taigawurzel ist in erster Linie in Form von Fertigpräparaten im Handel erhältlich. Zur Anwendung kommt diese Heilpflanze vor allem bei nachlassender Konzentration ebenso wie bei Leistungsschwäche, Müdigkeit und Erschöpfung. Wissenschaftliche Studien konnten die Erhöhung der Leistungsbereitschaft nachweisen. Aber auch zur vorbeugenden Anwendung, um dadurch vor Infektionen, Stress und erhöhter Belastung zu schützen, wird die Heilpflanze häufig wirkungsvoll eingesetzt.

Gegenanzeigen

Die Heilpflanze sollte nicht länger als drei Wochen eingenommen werden. Außerdem darf die Taigawurzel bei Herzrhythmusstörungen, nach einem Herzinfarkt sowie bei Personen mit Bluthochdruck nicht angewandt werden. Ebenso sollten Sie während der Schwangerschaft und Stillzeit auf eine Einnahme der Taigawurzel verzichten. Obwohl die Pflanze zur vorbeugenden Immunstimulierung genutzt wird, sollte sie nicht bei akuten schweren Infektionen eingenommen werden.

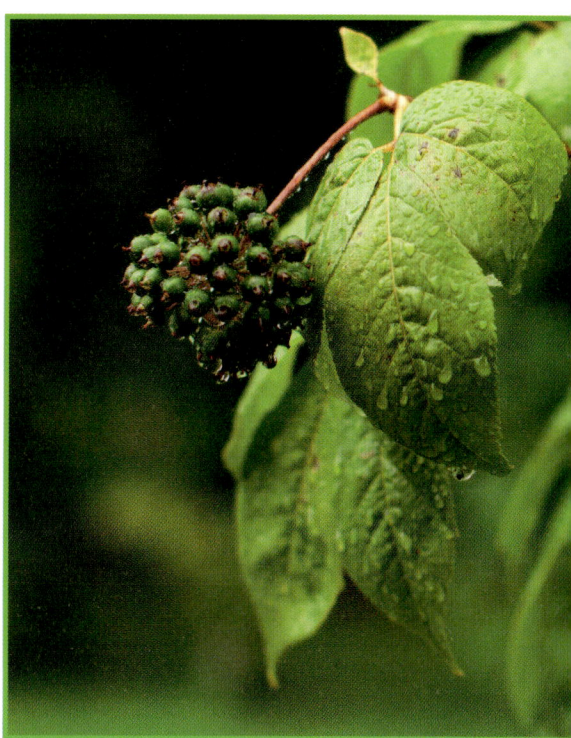

Tausendgüldenkraut

(Magenkraut, *Centaurium erythraea*)

Merkmale

Das Tausendgüldenkraut ist eine ein- bis zweijährige Pflanze mit einem ca. 40 cm hohem Stängel und einer bodenständigen Blattrosette. Der Stängel verzweigt sich am oberen Ende zu mehreren kleinen Blütenstielen mit hübschen rosafarbenen Blütenglocken.

Standort

Die Pflanze wächst vom Mittelmeerraum bis Skandinavien und in Nordamerika in sonnigen Lagen an Hängen, Wiesen oder auch an Waldlichtungen.

Wirkung und Anwendung

Vermutlich war die Pflanze bereits im Altertum bekannt. Die wissenschaftliche Bezeichnung Centaurium weist allerdings eher auf hundert (lat.: *centum*) anstatt auf tausend Gulden hin. Geschätzt wird die Heilpflanze vor allem für ihre enthaltenen Bitterstoffe. Ebenso wie ihre Verwandten, die Enziangewächse, wirkt sie bei Verdauungsbeschwerden, Völlegefühl oder Blähungen verdauungsanregend, magensaft- und gallefördernd sowie appetitanregend. Zusätzlich dazu hat sie einen hohen Anteil an Eisen, was sie bei der naturheilkundlichen Behandlung einer Blutarmut zu einer wichtigen Zutat macht. Da die Pflanze unter Naturschutz steht, sollten Sie auf Fertigarzneimittel (z. B. in Pulverform) oder auf Teezubereitungen aus der Apotheke zurückgreifen. Bereiten Sie den Tee am besten als schonenden Kaltansatz zu.

Gegenanzeigen

Bitte wenden Sie das Tausendgüldenkraut nicht an, wenn Sie unter Magen- oder Zwölffingerdarmgeschwüren leiden.

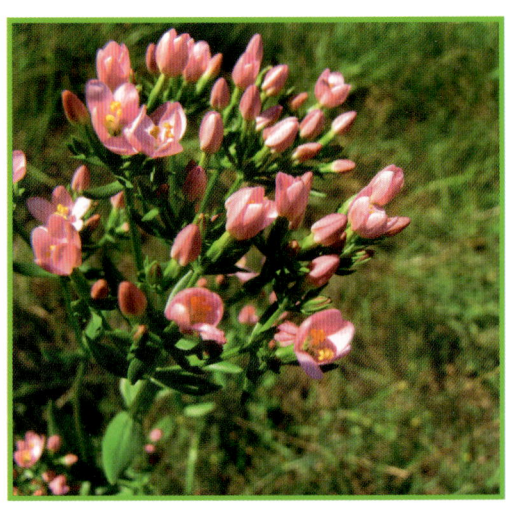

Teufelskralle

(Kriechende Teufelskralle, Afrikanische Teufelskralle, *Harpagophytum procumbens*)

Merkmale

Das Besondere dieser Pflanze ist neben ihren Wirkungen wohl die Form ihrer Früchte: Diese verholzen nach der Blüte zu bis zu 12 cm großen Gebilden mit langen krallenartigen Ausläufern, die mit Widerhaken besetzt sind. Die Pflanze selbst ist im Gegensatz dazu eher unscheinbar. Es handelt sich um eine flach am Boden kriechende Staude mit graugrünen, gelappten Blättern und gelb-violetten Trichterblüten.

Standort

Die Pflanze ist in den Savannen und Halbwüsten Afrikas beheimatet.

Wirkung und Anwendung

Die Teufelskralle regt die Verdauungssäfte an, sodass sie z. B. bei Verdauungsstörungen oder Appetitlosigkeit angewendet werden kann. Eine zweite wichtige Eigenschaft liegt in den entzündungshemmenden und schmerzlindernden Effekten der Heilpflanze. Zusammen mit der knorpelschützenden Wirkung sind es diese Eigenschaften, die die Teufelskralle so wertvoll bei einer Vielzahl von Verschleißerscheinungen des Bewegungsapparats werden lasse ebenso wie bei Rheuma, Verstauchung, Zerrung oder bei anderen Schmerzen. Um die richtige Dosierung einzunehmen, empfiehlt es sich, auf Fertigpräparate zurückzugreifen.

Gegenanzeigen

Die Teufelskralle ist im Allgemeinen gut verträglich. Wenden Sie sie bitte nicht während der Schwangerschaft und Stillzeit an oder wenn Sie unter Gallensteinen oder Magen-Darm-Geschwüren leiden.

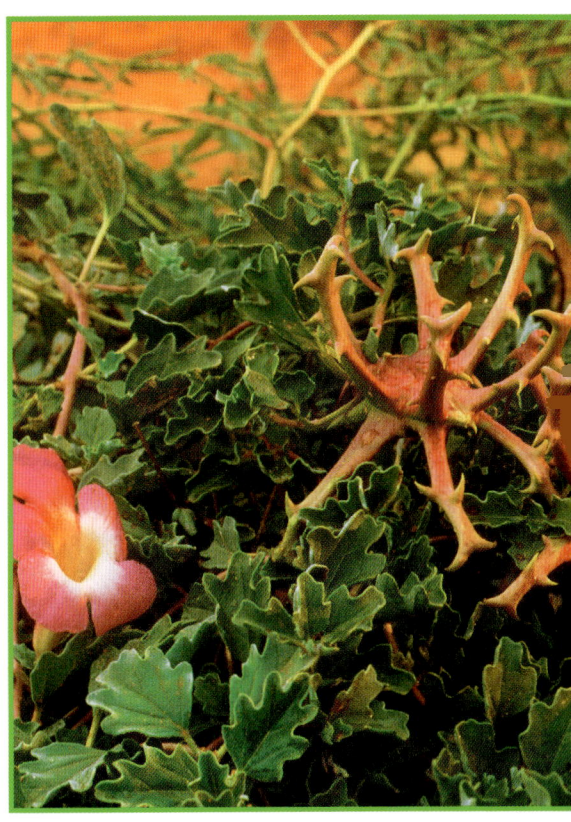

Thymian

(Echter Thymian, *Thymus vulgaris*)

Merkmale

Thymian ist ein ca. 30 cm hoher Halb- oder Zwergstrauch, der charakteristisch und angenehm duftet. Er besitzt kleine graugrüne Blätter und hellviolette Blüten.

Standort

Wie so viele Heil- und Kräuterpflanzen stammt auch Thymian ursprünglich aus dem Mittelmeerraum. Dort und in anderen Teilen Europas wird er kultiviert angebaut.

Wirkung und Anwendung

Die Bedeutung des Thymians liegt vor allem in seiner krampflindernden, schleimlösenden und somit auswurffördernden Wirkung bei Erkältungen, Husten sowie bei weiteren Atemwegserkrankungen und anderen krampfartigen Beschwerden. Hauptwirkstoff des Thymians ist das ätherische Öl Thymol, das unter anderem über die Lunge ausgeschieden wird. Außerdem wirkt Thymian keimabtötend. Thymian kann als Aufgusstee verwendet werden oder das ätherische Öl im Rahmen der Aromatherapie als Badezusatz bzw. Bronchialsalbe.

Gegenanzeigen

Thymian sollte während der Schwangerschaft und Stillzeit nicht angewendet werden. Bei bestimmten Allergien, insbesondere gegen Birkenpollen und Sellerie kann Thymian eine sogenannte Kreuzallergie auslösen.

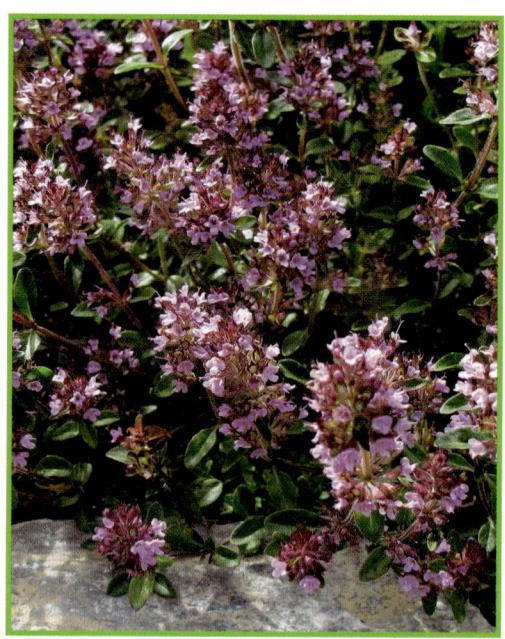

Traubensilberkerze

(Amerikanisches Wanzenkraut, Frauenwurzel, *Cimicifuga racemosa*)

Merkmale

Diese Heilpflanze aus der Familie der Hahnenfußgewächse wird bis zu 2 m hoch und besitzt gefiederte grüne Blätter. An langen Stielen öffnen sich in langen Trauben dicht kleine weiße Blüten. Die Pflanze wächst aus einem kräftigen Wurzelstock heraus, der in der Naturheilkunde zur Anwendung kommt. Auffallend ist der intensive Geruch, mit dem die Pflanze gemäß ihrer lateinischen Bezeichnung sogar Wanzen (lat.: *cimex* = Wanze) zum Flüchten bringen kann (lat.: *fugare* = in die Flucht schlagen).

Standort

Ursprünglich stammt diese Heilpflanze aus Nordamerika, wo sie bei den indianischen Ureinwohnern bereits therapeutisch verwendet wurde. Heute findet man sie teilweise auch in den Wäldern Europas und sogar Asiens oder als Zierpflanze im heimischen Garten.

Wirkung und Anwendung

Die Pflanze steht zwar offiziell (noch) nicht unter Naturschutz. Da sie aber bereits als stark gefährdet gilt, sollten Sie auf Präparate aus der Apotheke zurückgreifen. Wissenschaftlich nachgewiesen wurden die Wirkungen der Traubensilberkerze im Bereich von Menstruationsstörungen, prämenstruellem Syndrom (PMS) und insbesondere bei Wechseljahresbeschwerden. Diese Anwendungsgebiete machen die Heilpflanze zu einer der wichtigsten pflanzlichen Heilmittel. Zusätzlich wirkt die Pflanze auch schmerzlindernd und entzündungshemmend, sodass sie z. B. auch bei

Muskel-, Nerven- oder Gelenkschmerzen verwendet wird. Da es bei dieser Heilpflanze wichtig ist, eine exakte Dosierung einzuhalten, sollten Sie die Traubensilberkerze grundsätzlich nur in Form eines Fertigarzneimittels verwenden.

Gegenanzeigen

Nehmen Sie Präparate dieser Heilpflanze nicht länger als sechs Monate und nicht gleichzeitig mit Östrogenen ein. Achtung: Die Traubensilberkerze kann wehenfördernd wirken! Deshalb sollten Schwangere die Traubensilberkerze grundsätzlich nicht anwenden. Auch während der Stillzeit, bei vorhandenen Leberschäden sowie bei bestehenden hormonabhängigen Tumoren sollte die Pflanze nicht zur Anwendung kommen. Bitte beachten Sie die Angaben zur Dosierung, da höhere Mengen des Wirkstoffes im Verdacht stehen, die Leber zu schädigen. Leichtere Nebenwirkungen wie z. B. Übelkeit oder Kopfschmerzen können auftreten.

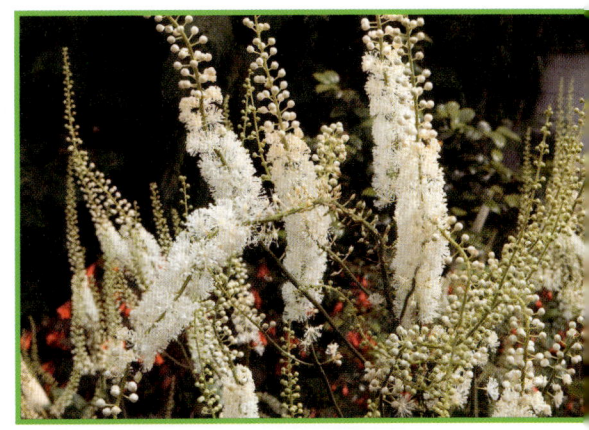

Umckaloabo

(Kapland-Pelargonie, *Pelargonium sidoides*)

Merkmale

Die Pflanze mit dem komplizierten Namen stammt aus der Familie der Storchschnabelgewächse und ist somit eng mit unserer bekannten Geranie verwandt. Umckaloabo ist die ursprüngliche Bezeichnung aus der Zulu-Sprache und gleichzeitig der Handelsname, unter dem die Pflanze bei uns erhältlich ist. Es handelt sich dabei um einen kleinen Strauch, der bis zu ca. 50 cm hoch wird. Die gezähnten Blätter der Pflanze sind in etwa herzförmig sowie dicht behaart. Die dunkelroten kleinen Blüten bestehen aus einzelnen kleinen Blütenblättern.

Standort

Die Pelargonie stammt aus Südafrika und wird dort inzwischen kommerziell als Heilpflanze angebaut. Da sie nicht frostsicher ist, gedeiht sie bei uns nur als Kübelpflanze.

Wirkung und Anwendung

Die Wurzel der Pflanze besitzt wesentliche immunstärkende, antibakterielle sowie schleimlösende Eigenschaften. Aufgrund dieses Wirkprofils ist sie hervorragend geeignet, um Erkältungskrankheiten, akute Bronchitis oder andere Atemwegserkrankungen zu behandeln. Auch Entzündungen im Hals-Nasen-Rachen-Raum können damit behandelt werden. Früher war man sogar davon überzeugt, dass sie Tuberkulose heilen könnte. Dies ist heute allerdings nicht gesichert.

Gegenanzeigen

Kinder unter sechs Jahren sowie Schwangere und stillende Mütter sollten die Heilpflanze nicht anwenden.

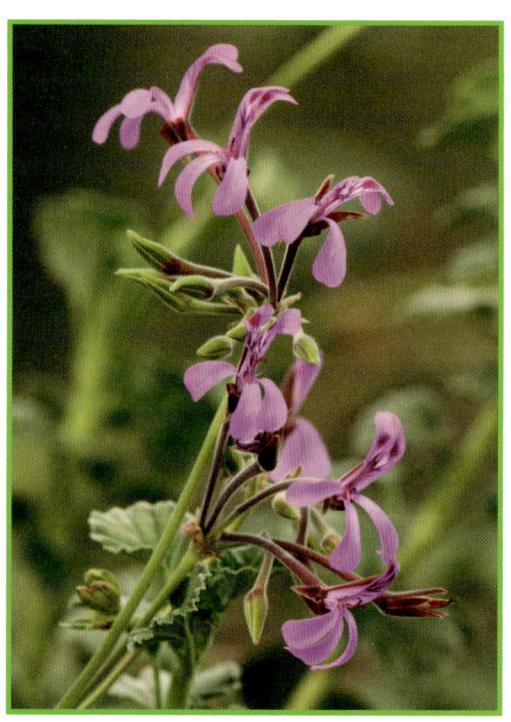

Veilchen

(Viola odorata)

Merkmale

Erstes Merkmal des Veilchens, das der Betrachter wahrnimmt, sind die typischen violetten Blütenblätter der Pflanze. Diese sind fünfteilig und sitzen an einem ca. 15 cm hohen Stiel. Darunter entwickelt sich die bodenständige Blattrose mit charakteristischen herzförmigen Blättern. Das zweite Merkmal ist ihr wohlriechendes Aroma.

Standort

Veilchen bevorzugen schattige Standorte und sind in Europa bis Vorderasien z. B. an Waldrändern, Hecken oder Zäunen zu finden.

Wirkung und Anwendung

Innerlich wird die schleimlösende Wirkung der Pflanze gern bei Husten, Bronchitis und weiteren Atemwegserkrankungen eingesetzt. Hierfür können die Wurzel als Kaltauszug sowie die getrockneten oder frischen Blätter und Blüten als Aufgusstee verwendet werden.

Aber auch bei fieberhaften Infekten kann die Pflanze aufgrund ihrer schweißtreibenden Wirkung angewendet werden. Außerdem wirkt sie psychisch entspannend und kann so z. B. bei innerer Unruhe und Schlafstörungen eingesetzt werden. Zur äußerlichen Anwendung kommt die Pflanze bei Quetschungen. Leiden Kinder unter Zahnungsschmerzen, so können sie auf einem Stück Veilchenwurzel kauen.

Gegenanzeigen

Gegenanzeigen sind nicht bekannt.

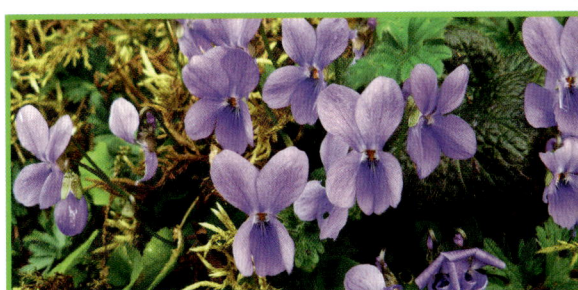

Veilchensirup selbst herstellen

Gerade bei Kindern ein sehr beliebtes Heilmittel ist der Veilchensirup. Bei Atemwegserkrankungen und zur Schleimlösung können Sie diesen einsetzen und sogar ganz einfach selbst herstellen. Dazu lassen Sie zu gleichen Teilen frische Veilchenblüten, Wasser und Zucker einen Tag lang bedeckt stehen. Am nächsten Tag seihen Sie die Blüten ab, fangen das wirkstoffhaltige Zuckerwasser auf und lassen dieses ca. eine Stunde bei leichter Hitze eindicken. Der so entstandene Sirup lässt sich verschlossen einige Tage im Kühlschrank aufbewahren. Geben Sie Ihrem Kind über den Tag verteilt immer wieder ein paar Schlucke.

Wacholder

(Krammetbeere, Machandel, *Juniperus*)

Merkmale

Wacholder ist ein immergrüner, meist säulenförmiger Strauch oder niedriger Baum mit nadelförmigen, stechenden weißlich grünen Blättern. Die Pflanze bildet schwarzblaue sogenannte Beerenzapfen, die Wacholderbeeren.

Standort

Hauptsächlich in Nadelwäldern oder als Zierstrauch kultiviert kommt die Pflanze in der gesamten nördlichen Hemisphäre vor.

Wirkung und Anwendung

Die Wacholderbeeren und das darin enthaltene ätherische Öl fördern die Urinbildung. Aus diesem Grund wird Wacholder häufig zur Durchspülungstherapie verwendet sowie bei verschiedenen Stoffwechselkrankheiten, zur Entschlackung oder bei Entzündungen der ableitenden Harnwege. Auch bei rheumatischen Beschwerden und Erkrankungen des Bewegungsapparats wird diese Heilpflanze eingesetzt. Bereiten Sie Wacholderbeeren als Abkochung zu. Zusätzlich befinden sich Badezusätze oder Salben im Handel, die – äußerlich angewendet – z. B. bei Gelenkbeschwerden helfen.

Gegenanzeigen

Sie sollten Wacholder nicht während der Schwangerschaft oder Stillzeit sowie bei Entzündungen der Nieren anwenden. Es wird empfohlen, Wacholder nicht länger als ca. sechs Wochen zu sich zu nehmen.

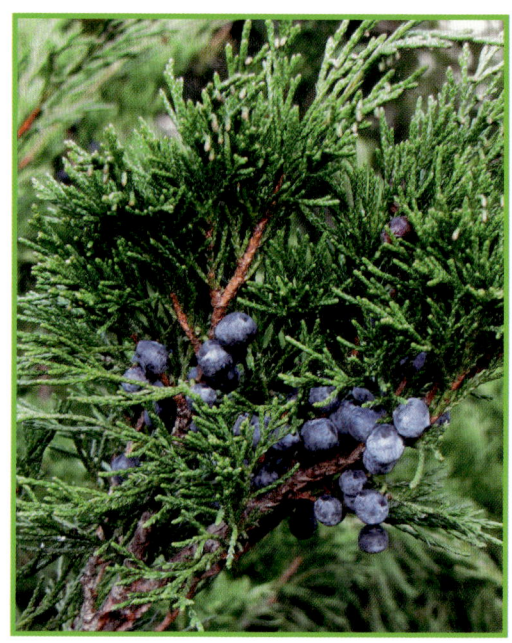

Walnuss

(Juglans regia)

Merkmale
Es handelt sich um einen kräftigen Baum mit runder Krone, der bis zu ca. 30 m hoch wird. Er besitzt große dunkelgrüne und ganzrandige Blätter. Aus den Blüten entstehen die bekannten essbaren Walnüsse mit glatter grüner Schale.

Standort
Der Walnussbaum stammt ursprünglich aus Vorderasien. Heute wird er kommerziell vor allem in Kalifornien angebaut. Wild ist er aber auch bei uns zu finden.

Wirkung und Anwendung
Verwendung finden hauptsächlich die getrockneten Blätter des Baumes. Als Abkochung werden diese häufig bei übermäßigem Schwitzen eingesetzt. Dieses Anwendungsgebiet wurde wissenschaftlich sorgfältig erforscht und nachgewiesen.

Gegenanzeigen
Gegenanzeigen sind nicht bekannt.

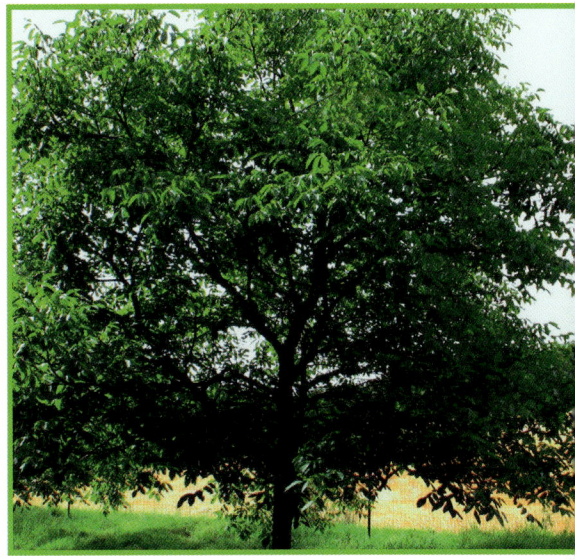

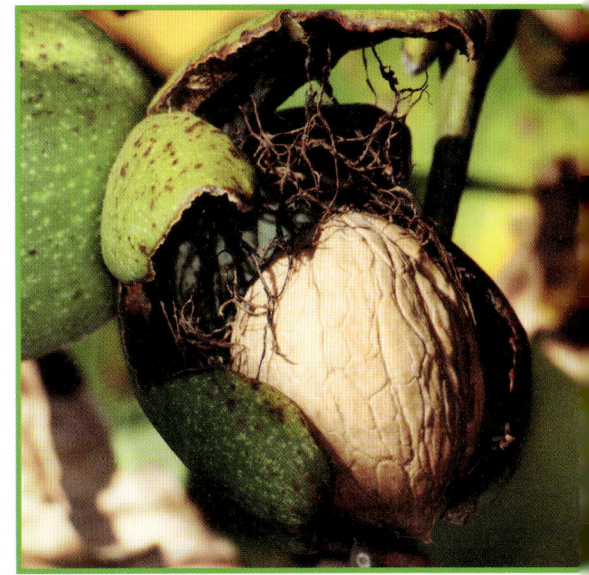

Wasserdost

(Wasserhanf, Kunigundenkraut, *Eupatorium cannabinum*)

Merkmale

Die Pflanze ähnelt mit ihren Blättern entfernt der Hanfpflanze, wodurch sie auch als Wasser*hanf* bezeichnet wird. Botanisch gesehen besitzt sie jedoch keinen Verwandtschaftsgrad mit dieser Pflanze. Wasserdost kann bis zu 3 m hoch werden, ist ein krautiger Halbstrauch und entwickelt neben den ungestielten Blättern blassrosa Blütendolden.

Standort

Dass diese Heilpflanze gern an nassen Standorten wie z. B. an Flussufern, Seen oder feuchten Wiesen steht, ergibt sich bereits aus ihrer Bezeichnung. Verschiedene Arten des Wasserdosts kommen in Europa, Asien, Afrika und Nordamerika vor.

Wirkung und Anwendung

Wasserdost ist eine sehr wirkungsvolle Heilpflanze zur Stärkung des Immunsystems. Sie wird meist als Tinktur oder als Kaltauszug eingesetzt, um bei beginnenden Anzeichen einer Erkältung oder eines Schnupfens das Abwehrsystem zu aktivieren. Aufgrund der antiallergischen Wirkung kann Wasserdost auch bei Heuschnupfen wertvolle Hilfe leisten. Da der Wirkstoff der Pflanze apothekenpflichtig ist, kann er nur über eine Apotheke bezogen werden.

Gegenanzeigen

Die Pflanze sollte nicht über längere Zeit eingenommen werden, da eine Leberschädigung bei länger dauernder Anwendung oder bei erhöhten Dosen vermutet wird.

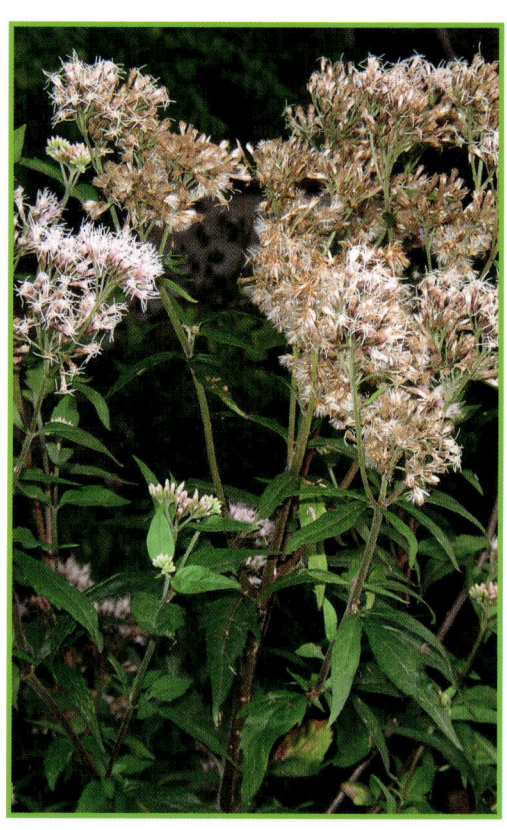

Weidenrinde

(Salix daphnoides, Salix purpurea)

Merkmale

Die Weide ist ein Strauch oder Laubbaum mit aufrecht stehenden Ästen und lanzettförmige, teils silbrigen bis grünen spitzen Blättern. Die Pflanze bildet im Frühjahr charakteristische Weidenkätzchen.

Standort

Man findet die Weide vorwiegend in Europa, aber auch in Asien und in Nordafrika.

Wirkung und Anwendung

Die Weide ist eine überaus wertvolle Heilpflanze. Verwendet wird nur ihre Rinde. Sie wirkt entzündungshemmend, schmerzstillend und fiebersenkend. Dadurch wird sie häufig dann eingesetzt, wenn chronische Schmerzen vorhanden sind, wie z. B. bei Rheuma, Erkrankungen des Bewegungsapparates oder anderen nicht akuten Schmerzerscheinungen. Weidenrindenpräparate gibt es in Ihrer Apotheke. Falls Sie die Weidenrinde selbst zubereiten möchten, bietet sich die Abkochung (s. S. 143) an.

Gegenanzeigen

Falls Sie zusätzliche Arzneimittel einnehmen, befragen Sie dazu Ihren Arzt oder Ihren Apotheker. Wenden Sie die Weidenrinde nicht in der Schwangerschaft, Stillzeit und in den ersten zwölf Lebensjahren an, ebenso wie bei Vorliegen folgender Erkrankungen: Blutungsneigung, Störungen der Blutgerinnung, Bluthochdruck, Magen-Darm-Erkrankungen, Leber- oder Nierenerkrankungen, Asthma bronchiale.

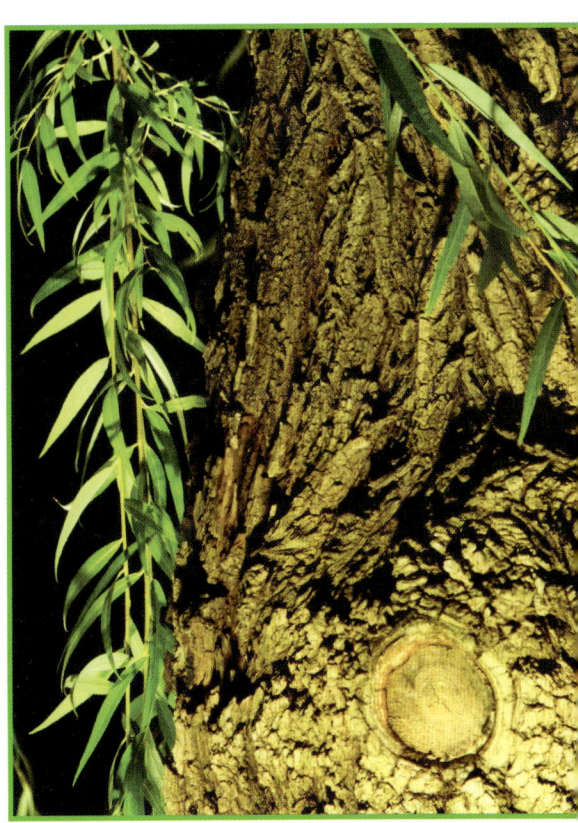

Weißdorn

(Crataegus monogyna)

Merkmale

Der Weißdorn ist ein Strauch oder ein kleiner Baum mit dornigen Ästen, gelappten Blättern sowie weißen Blüten und kleinen roten Früchten.

Standort

Die Pflanze findet man in ganz Europa sowie in Teilen Afrikas und Asiens in Laubwäldern oder als Heckenpflanze.

Wirkung und Anwendung

Zur Anwendung kommen Blätter, Blüten und die reifen Weißdornfrüchte, die Hagedornbeeren genannt werden. Weißdorn ist eine Heilpflanze, die in der natürlichen Behandlung von Herzerkrankungen nicht mehr wegzudenken ist. Der Herzmuskel schlägt durch die enthaltenen Wirkstoffe schneller und kräftiger. Dadurch kann pro Herzschlag mehr Blut aus dem Herzen ausgepumpt werden. Außerdem erhöht Weißdorn die eigene Blutversorgung des Herzens in den Herzkranzgefäßen. Diese Wirkungen zusammengenommen führen zu einer wesentlichen Entlastung des Herzens. Haupteinsatzgebiet sind demnach Herzerkrankungen, insbesondere die Herzinsuffizienz, aber auch Kreislauferkrankungen. Bereiten Sie Weißdorn am besten als Aufgusstee zu. Um eine umfassende Wirkung spüren zu können, sollten Sie Weißdorntee mindestens sechs Wochen lang anwenden.

Gegenanzeigen

Weißdorn ist sehr gut verträglich und weist im Allgemeinen keine Nebenwirkungen oder Gegenanzeigen auf.

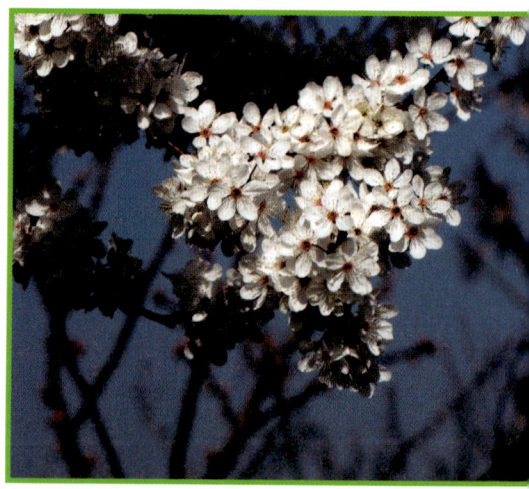

Die Wirkung von Weißdorn ist wissenschaftlich belegt

Eine groß angelegte aktuelle Studie hat ergeben: Bei typischen Herzbeschwerden war Weißdorn bei über zwei Dritteln der Patienten wirksam.

Ysop

(Hyssopus officinalis)

Merkmale

Ysop wächst als ca. 60 cm hoher Halbstrauch mit kantigen Stängeln, an denen dunkelblaue, ährenförmige Blütenstände sitzen. Die kleinen Blätter besitzen jeweils mehrere Öldrüsen, von denen ein angenehmer Duft ausgeht.

Standort

Die Heilpflanze kommt hauptsächlich im südöstlichen Mittelmeergebiet vor. Aber auch in unseren Breiten wird die Pflanze seit dem Mittelalter vor allem in Klostergärten kultiviert und angebaut.

Wirkung und Anwendung

Ysop wird – ähnlich wie Salbei – zum Gurgeln bei Hals- und Rachenentzündungen angewendet. Weitere Anwendungsgebiete sind Husten, andere Atemwegserkrankungen oder auch Verdauungsbeschwerden. Diese Behandlungsbereiche leiten sich von der auswurffördernden und krampflösenden Wirkung ab. Außerdem wirkt die Heilpflanze leicht entzündungshemmend.

Gegenanzeigen

Das ätherische Öl des Ysops wirkt nach neueren Untersuchungen bereits in einer mittleren Konzentration und über einige Tage hinweg eingenommen auf das Nervensystem giftig (z. B. können dadurch Krämpfe ausgelöst werden). Aus diesem Grunde sollte es nur als Fertigpräparat und nur über einen Zeitraum von ca. einer Woche begrenzt angewendet werden. Auch sollte auf eine exakte Dosierung geachtet werden.

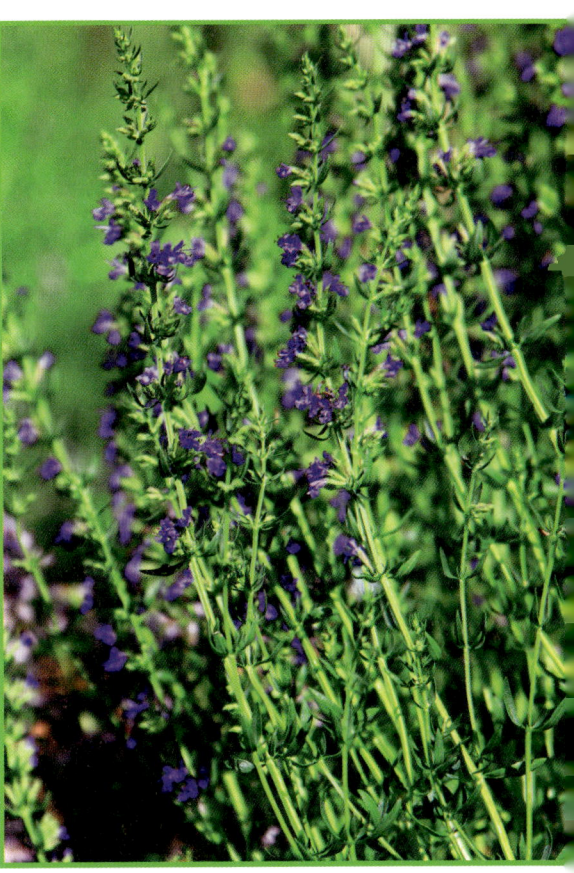

Zimt

(Rinde des Zimtbaumes, *Cinnamomum*)

Merkmale

Die meisten Menschen kennen Zimt vermutlich am ehesten als gemahlenes braunes Pulver, um damit z. B. Süßspeisen zu würzen. Auch Zimtstangen, eingerollte Pflanzenrinde, werden im Handel angeboten, um z. B. Glühwein zu verfeinern. Zimt, so wie wir ihn kennen, ist die Rinde des Zimtbaumes, die hervortritt, nachdem die äußerste Korkschicht der Zimtbaumäste entfernt worden ist. Nachdem die Rinde von jüngeren Trieben abgeschält wird, rollt sie sich zu der charakteristischen Form ein. Der Zimtbaum selbst ist ein immergrüner Baum, der bis zu ca. 10 m hoch wachsen kann. Seine Blätter sind oval geformt. An kleinen weißen Blüten wachsen kleine Früchte, die unseren Eicheln ähneln.

Standort

Der Zimtbaum stammt ursprünglich aus Ceylon (heutige Bezeichnung: Sri Lanka) und Indien. Inzwischen wird die kultivierte Nutzpflanze überwiegend im südostasiatischen Raum angebaut.

Wirkung und Anwendung

Zimt gilt als vielfältiges Heilmittel. Bereits im antiken Rom und Griechenland gab es kaum eine Krankheit, die nicht mit der damals begehrten und überaus wertvollen Zimtrinde behandelt wurde. Heute weiß die Wissenschaft, dass Zimt vor allem bei Verdauungsbeschwerden und zur Immunstärkung wirkt. Außerdem besitzt die Pflanze eine antibakterielle Wirkung.

Gegenanzeigen

Da Zimt frühzeitig zu Wehen führen kann, sollte darauf in der Schwangerschaft vollständig verzichtet werden. Außerdem sollte Zimt bei Magen- oder Zwölffingerdarmgeschwüren nicht angewendet werden. Vorsicht ist auch geboten bei bestehenden Pollenallergien: Da bestimmte Bestandteile des Zimts den Oberflächenstrukturen von manchen Pollen ähnlich sind, kann es dadurch zu allergischen Reaktionen kommen.

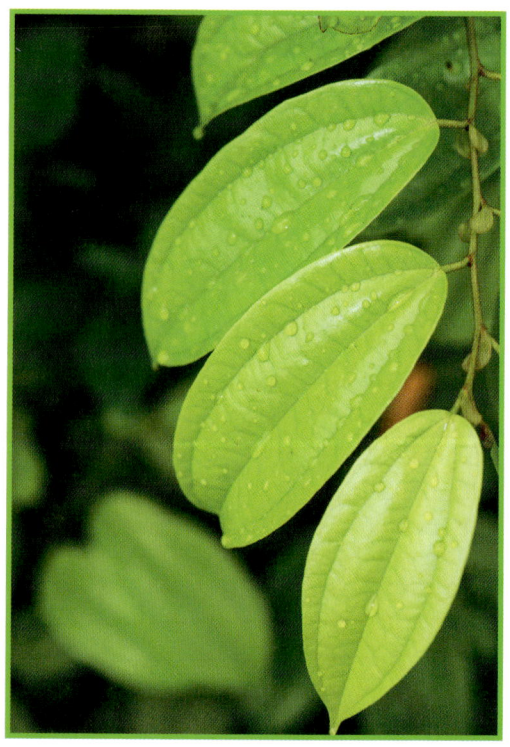

Zwiebel

(Allium cepa)

Merkmale

Die Zwiebelpflanze besteht aus der Zwiebel-
knolle, aus der ein röhrenförmiger Stängel und
ebenfalls röhrenförmige Blätter entspringen.
Die Pflanze bildet einen runden Blütenstand
mit kleinen sternförmigen Blüten.

Standort

Diese Heilpflanze stammt vermutlich ursprünglich
aus Asien oder dem Mittelmeerraum. Allerdings
ist sie inzwischen weltweit als Heil- und Gemüsepflanze verbreitet.

Wirkung und Anwendung

Die Zwiebel ist eine wahre Wunderpflanze.
Sie wirkt antimikrobiell, antiallergisch und
antiasthmatisch ebenso wie blutverdünnend,
blutdrucksenkend oder blutfettspiegel- und
blutzuckersenkend. Dementsprechend wird sie
bei unterschiedlichen Krankheiten eingesetzt, von
Asthma bronchiale über Fettstoffwechselstörungen, Arteriosklerose, Bluthochdruck bis hin zu
Diabetes mellitus. Auch bei Husten, Erkältungskrankheiten und anderen Infektionskrankheiten
leistet die Zwiebel wertvolle Dienste. Verwenden
Sie die Zwiebel frisch, als Zwiebelsirup oder zur
äußeren Anwendung als Zwiebelauflage.

Gegenanzeigen

Gegenanzeigen sind bei dieser Heilpflanze nicht
bekannt. Allerdings sollte die Zwiebel nicht über
mehrere Monate hinweg in hohen Mengen eingenommen werden.

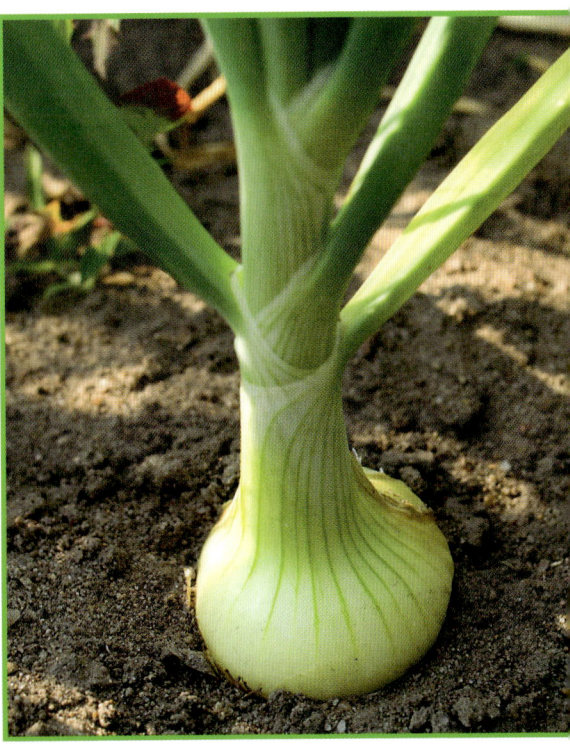

Jung und schön –
uralte Heilpflanzen für zeitlose Schönheit und Anti-Aging

Gleich vorweg: Ein Mittel, das das Altern aufhalten kann, gibt es leider nicht. Auch nicht unter den Heilpflanzen. Dies wäre sicherlich nicht der Natur entsprechend. Was es aber durchaus gibt: Heilpflanzen, die ganzheitlich auf den gesamten Menschen wirken, die Körper und Geist in Einklang bringen und zu mehr Gesundheit, Vitalität sowie Lebensfreude führen. Wie heißt es so schön: Natürliche Schönheit kommt von innen. So ist es nicht verwunderlich, dass hierzu in erster Linie Heilpflanzen zur innerlichen Anwendung eine Rolle spielen. Wird z. B. die Durchblutung des Körpers verbessert, so erscheint auch die Haut wesentlich frischer und gesünder. Hierzu kommen vor allem Heilpflanzen zum Einsatz, die durchblutungsfördernd und schützend auf die Blutgefäße und auf Herz und Kreislauf wirken. Dies sind z. B. **Knoblauch, Weißdorn, Ingwer** oder **Rosskastanie**. Insbesondere **Ginkgo** gilt wegen seiner gefäßanregenden Wirkung als Jungbrunnen der Pflanzenheilkunde. Außerdem sind besonders für die Straffheit der Haut verschiedene Heilpflanzen hilfreich, die einen hohen Gehalt an Kieselsäure besitzen. Hier kommen z. B. die **Teufelskralle** oder der **Schachtelhalm** – innerlich angewendet – zum Einsatz.

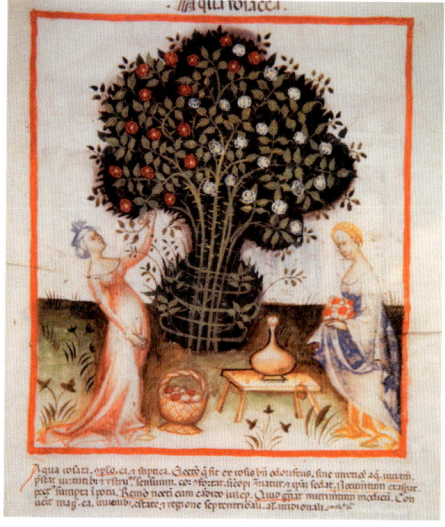

Selbstverständlich kommt der äußeren Anwendung eine ebenso große Bedeutung zu. Sie können sogenannte Naturkosmetika sogar selbst herstellen. Die Grundlage einer Salbe besteht meist in einer Trägersubstanz aus reinen Naturölen, wie z. B. Ölivenöl oder Distelöl. Um eine etwas festere Konsistenz zu erhalten, können Sie etwas Bienenwachs hinzufügen. Anschließend geben Sie neben einem Fettemulgator (erhältlich im Fachhandel) pulverisierte Trockenextrakte der gewünschten Heilpflanze, wie z. B. **Kamille** oder **Ringelblume**, hinzu.

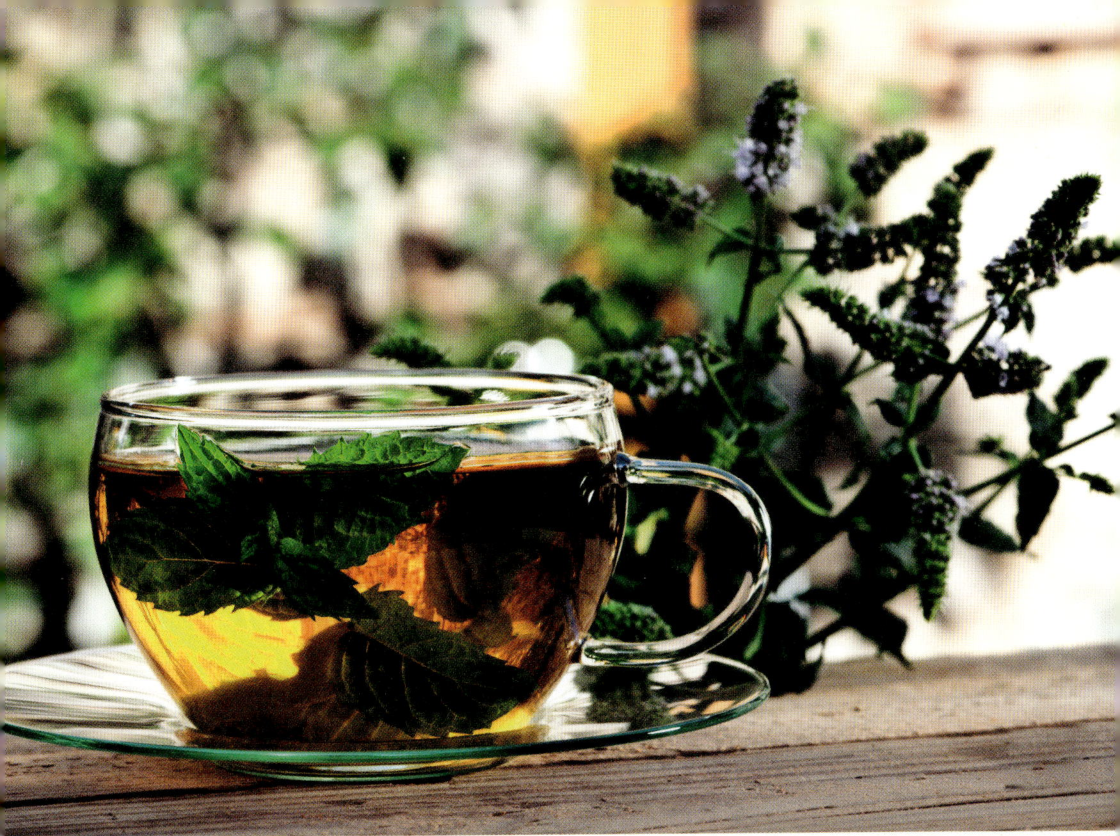

Die Behandlung mit Heilpflanzen

Bevor Sie beginnen:
Auf was Sie achten sollten

Wie können Heilpflanzen am besten angewendet werden? In den nachfolgenden Abschnitten sehen Sie unter anderem, wie Sie Heilpflanzen zubereiten, welche Dosierung notwendig ist und auch was Sie dabei beachten sollten, um eine optimale Wirkung zu erzielen.

Pflanzliche Wirkstoffe sind im Allgemeinen sehr viel besser verträglich als künstlich hergestellte Arzneimittel. So weisen Pflanzenpräparate meist deutlich weniger Nebenwirkungen auf. Allerdings sollten Sie auf bestimmte Faktoren achten, damit Sie sich oder andere Personen nicht unnötig in Gefahr bringen.

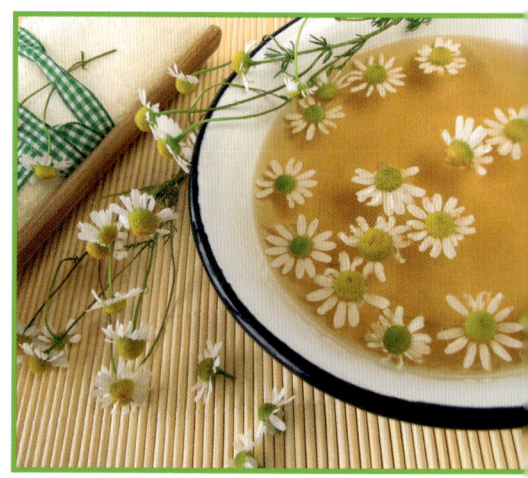

Wichtige Warnhinweise

- Beachten Sie bitte strikt die jeweiligen Gegenanzeigen zu den Heilpflanzen. Insbesondere während der Schwangerschaft ist dies unabdingbar.
- Halten Sie sich genauestens an die gültigen Dosierungsrichtlinien. Ist ein Wirkstoff zu gering dosiert, werden Sie damit sicherlich keinen Erfolg erzielen. Bei zu hohen Dosen kann teils sogar Lebensgefahr bestehen.
- Setzen Sie grundsätzlich ärztlich verordnete Medikamente nicht eigenständig ab. Sprechen Sie die zusätzliche Einnahme von pflanzlichen Heilmitteln mit Ihrem Arzt ab.
- Bei schwerwiegenden Erkrankungen oder bei Beschwerden, die über einen längeren Zeitraum auftreten, ist ein Arztbesuch unbedingt notwendig. Dies trifft vor allem für akute Krankheiten zu, die länger als eine Woche andauern.

Bitte beachten Sie: Heilpflanzen wirken meist sehr schonend und effektiv. Sie können trotz allem nicht den Arztbesuch ersetzen! Gehen Sie im Zweifel lieber einmal mehr zum Arzt. Es kann verständlicherweise verlockend sein, auf den Arztbesuch zu verzichten und selbst mit der Behandlung zu beginnen. Dies kann jedoch gefährliche Folgen haben. Und insbesondere bei Kindern sollten Sie diese Hinweise ganz besonders beachten. Darüber hinaus sollten Sie Ihren Arzt oder Heilpraktiker mit ins Boot holen und ihm davon berichten, dass Sie die vorhandene Krankheit zumindest unterstützend mit bestimmten Heilpfalnzen behandeln möchten. Ein sorgsamer Behandler wird Sie dabei unterstützen und Ihnen sicherlich mit einigen Tipps zur Seite stehen – oder auch, falls notwendig, von der Anwendung einer Heilpflanze abraten, falls medizinische Gründe begründet dagegensprechen würden. Sie können in jedem Falle davon profitieren.

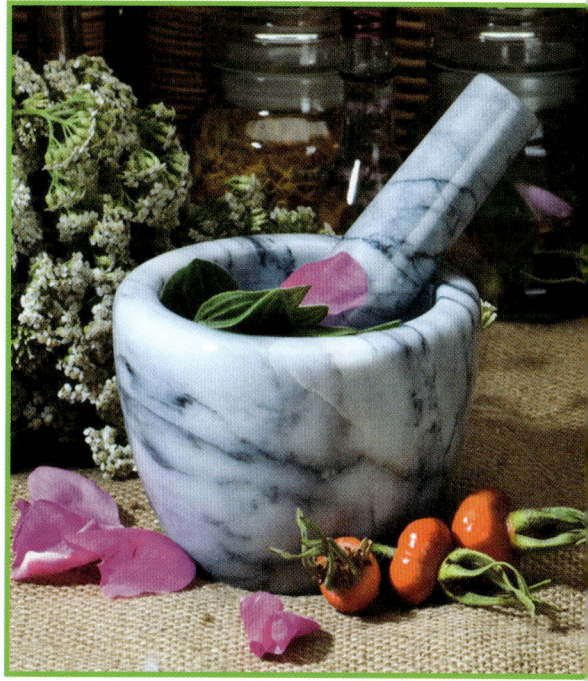

Ebenso sollten Sie beachten, dass Heilpflanzen keine Wundermittel sind. Ihr Körper braucht auch mit der besten Unterstützung der Phytotherapie ausreichend Zeit, um wieder gesund zu werden. Etwas Geduld gehört somit zu jeder Behandlung dazu.

Zusätzlich dazu gibt es einen zweiten wichtigen Bereich: eventuell bestehende Allergien. Heilpflanzen können, wie alle anderen Pflanzenstoffe, natürlich auch selbst allergieauslösend wirken. Hauptsächlich die Pflanzenfamilien der Korbblütler (z. B. Schafgarbe, Kamille, Arnika oder Huflattich) und der Lippenblütler (wie z. B. Basilikum oder Thymian) lösen leider sehr häufig Allergien aus. Achten Sie aus diesem Grunde bitte sorgfältig darauf, ob Sie bisher bereits auf Pflanzen dieser Familien allergisch reagiert haben. Wenden Sie in diesem Fall diese Heilpflanzen nicht oder nur sehr vorsichtig an.

Paradoxerweise kennt die Phytotherapie durchaus Heilpflanzen, die wiederum bei einer bestehenden Allergie hilfreich eingesetzt werden können. Mehr dazu lesen Sie im Kapitel „Beschwerden von Kopf bis Fuß" ab S. 150 ff.

Gegen jede Krankheit ist ein Kraut gewachsen – nur welches?

Heilpflanzen haben die erstaunliche Fähigkeit, im menschlichen Organismus Veränderungen herbeizuführen. Richtig eingesetzt, kann dies dazu genutzt werden, um krankhafte Bereiche des Körpers so zu verändern, dass dadurch Heilung entsteht. Ein einfaches Beispiel kann dies anschaulich erläutern: Bei einem Schnupfen sind typischerweise die Nasenschleimhäute angeschwollen. Für den Betroffenen ist dies deutlich wahrzunehmen und meist sehr unangenehm oder störend. Die Schwellung der Nasenschleimhaut kommt zustande, weil der Körper diesen Bereich verstärkt durchblutet. Dies ist eine Strategie des Organismus, um besser mit den eingedrungenen Krankheitserregern fertig zu werden. In diesem Beispiel könnten all diejenigen Heilpflanzen zur Anwendung kommen, die eine abschwellende Wirkung besitzen. Somit wird der Blutfluss in der Nase vermindert, die Schwellung geht zurück. Der Mechanismus der Pflanze, der hier dahintersteckt, ist die verengende Wirkung auf die Blutgefäße.

Die oben dargestellte abschwellende Wirkung ist nur eine von vielen Wirkmöglichkeiten, die Heilpflanzen aufweisen. Die folgende Übersicht zeigt Ihnen, welche Hauptwirkungen Heilpflanzen haben können und bei welchen Pflanzen diese vorwiegend zu finden sind. Allerdings besitzen viele Pflanzen häufig gleichzeitig mehrere davon. So ist es zu erklären, warum manche Heilpflanzen in dieser Liste mehrmals angegeben sind.

Heilpflanzen mit schmerzstillender Wirkung:
• Cayennepfeffer
• Gewürznelke
• Kalifornischer Mohn
• Teufelskralle
• Weidenrinde

Heilpflanzen mit abschwellender, die Blutgefäße verengender Wirkung (sogenannte Adstringenzien):
• Arnika
• Beinwell
• Blutwurz
• Eisenkraut
• Hamamelis
• Kamille
• Odermennig
• Salbei
• Schafgarbe
• Spitzwegerich
• Thymian

Heilpflanzen mit Wirkungen gegen Krankheitserreger (antibakteriell, antiviral, antimikrobiell):
• Bärentraube
• Cranberry

- Eukalyptus
- Fichte
- Gewürznelke
- Kapuzinerkresse
- Knoblauch
- Meerrettich
- Odermennig
- Ringelblume
- Spitzwegerich
- Umckaloabo
- Zimt

Heilpflanzen mit entzündungshemmender
Wirkung (Antiphlogistika):
- Aloe vera
- Arnika
- Beinwell
- Birkenblätter
- Blutwurz
- Bockshornklee
- Eisenkraut
- Eukalyptus
- Giersch
- Gundermann
- Hamamelis
- Kamille
- Königskerze
- Mädesüß
- Pestwurz
- Ringelblume
- Rosmarin
- Teufelskralle
- Traubensilberkerze
- Wacholder

- Wasserdost
- Weidenrinde
- Zwiebel

Heilpflanzen zur Stimulierung des Immunsystems:
- Eisenkraut
- Eukalyptus
- Fichte
- Ginseng
- Hagebutte
- Kapuzinerkresse
- Meerrettich
- Sauerampfer
- Sonnenhut
- Umckaloabo
- Wasserdost
- Zimt

Heilpflanzen mit hustenstillender Wirkung
(Antitussiva):
- Eibisch
- Eukalyptus
- Huflattich
- Königskerze
- Malve
- Spitzwegerich

Heilpflanzen mit verdauungsfördernder Wirkung:
- Anis
- Artischocke
- Gelber Enzian
- Gewürznelke
- Hopfen
- Ingwer

- Kardamom
- Meerrettich
- Quitte
- Rosmarin
- Salbei
- Schafgarbe
- Tausendgüldenkraut
- Teufelskralle
- Zimt
- Zwiebel

Heilpflanzen gegen Blähungen
(Carminativa):
- Anis
- Fenchel
- Kamille
- Kardamom
- Schafgarbe
- Wacholder
- Zimt

Heilpflanzen mit gallensaftanregender
Wirkung (Choleretika):
- Anis
- Artischocke
- Gelbwurz
- Kardamom
- Lavendel
- Löwenzahn
- Mariendistel
- Rosmarin
- Salbei
- Schafgarbe
- Tausendgüldenkraut

- Teufelskralle
- Zimt

Heilpflanzen mit harntreibender, entwässernder
Wirkung (Diuretika):
- Birkenblätter
- Brennnesselblätter
- Cayennepfeffer
- Holunder
- Löwenzahn
- Schachtelhalm
- Wacholder

Heilpflanzen mit blutzuckersenkender
Wirkung:
- Artischocke
- Bockshornklee
- Cayennepfeffer
- Eukalyptus
- Guar
- Indisches Flohsamenkraut
- Tausendgüldenkraut
- Traubensilberkerze
- Zimt

Heilpflanzen mit durchblutungsfördernder
Wirkung:
- Eukalyptus
- Fichte
- Ginkgo
- Ginseng
- Meerrettich
- Mistel
- Weißdorn

Heilpflanzen mit herzkräftigender Wirkung:
- Adonisröschen
- Herzgespann
- Maiglöckchen
- Meerzwiebel
- Weißdorn

Heilpflanzen, die psychisch ausgleichend wirken (Sedativa):
- Baldrian
- Beifuß
- Damiana
- Hopfen
- Johanniskraut
- Kalifornischer Mohn
- Lavendel
- Melisse
- Passionsblume
- Veilchen

Heilpflanzen mit schleimlösender Wirkung (Sekretolytika):
- Anis
- Efeu
- Eibisch
- Eisenkraut
- Fenchel
- Fichte
- Huflattich
- Königskerze
- Mädesüß
- Schlüsselblume
- Sonnentau
- Spitzwegerich

- Süßholz
- Thymian
- Umckaloabo
- Veilchen
- Ysop

Heilpflanzen mit krampflösender Wirkung (Spasmolytika):
- Anis
- Baldrian
- Beinwell
- Damiana
- Eibisch
- Kamille
- Malve
- Melisse
- Odermennig
- Pestwurz
- Petersilie
- Schafgarbe
- Süßholzwurzel
- Ysop
- Zimt

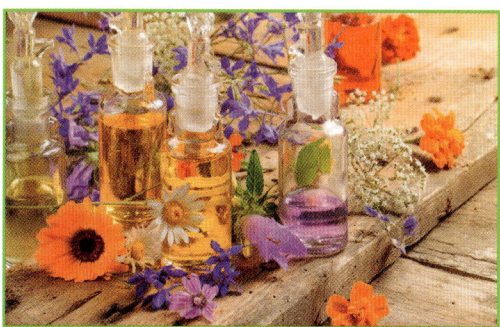

Von weisen Frauen und Kräuterhexen

Die Hexe in ihrer ursprünglichen Bedeutung war keineswegs eine verschrumpelte alte Gestalt, die einsam im Wald lebte. Im Gegenteil: Es handelte sich dabei um angesehene weise Frauen, die ihren festen Platz in der Dorfgemeinschaft innehatten. Meist waren dies Hebammen, die ein besonderes Wissen über den menschlichen Körper besaßen. Gleichzeitig kannten sich diese Frauen in der Heilkunde aus und nutzten die Heilkräfte der Natur. Eine Kombination, die für das damalige Leben sehr wertvoll war. Dieses unschätzbare Wissen wurde mündlich über Generationen hinweg übertragen. Da zur damaligen Zeit noch keine andere Erklärung möglich war, betrachtete man die Heilerfolge als Magie – was durchaus anerkannt war.

Mehr und mehr entwickelte sich aber auch die Furcht vor diesen Frauen: Wer Krankheiten heilen kann, besitzt sicherlich auch die Fähigkeit dazu, Krankheiten hervorzurufen. Aus heutiger Sicht ist dies nicht verwunderlich: Eine Vielzahl von Heilpflanzen besitzen bereits in einer niedrigen Dosierung giftige Wirkungen. Im Zuge des Christentums begann schließlich die Hexenverfolgung wobei leider auch wertvolles Heilpflanzenwissen verloren ging.

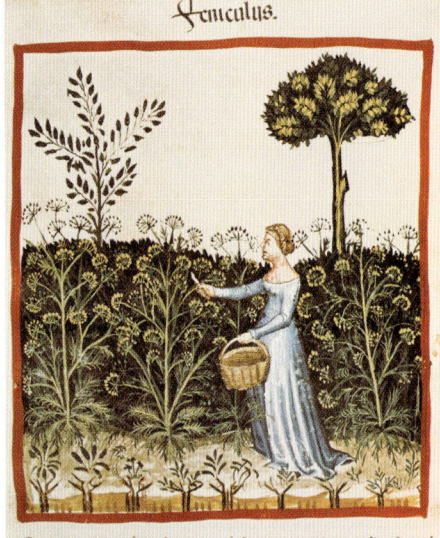

Woher der Begriff „Hexe" stammt, ist nicht vollständig belegt. Man vermutet die Wortherkunft im Begriff *Hagazussa*. Dieses althochdeutsche Wort bedeutet in etwa „Heckensitzerin" oder „Zaunreiterin". Ob wohl die Kräuterfrauen in den Hecken nach Heilkräutern suchten? Andererseits wurden im Mittelalter Hecken oder Zäune oft als Grenze zwischen zwei Welten angesehen, die die Hexen überschreiten konnten.

Wie sieht die Dosierung bei Kindern aus?

Die Dosierung bei Kindern richtet sich im Grunde nach dem Alter:
- Bei Kindern unter sechs Jahren sollten Sie auf die Anwendung von Heilpflanzen – bis auf einige Ausnahmen – vollkommen verzichten.
- Kinder von sechs bis neun Jahren erhalten in etwa die Hälfte der Erwachsenendosis.
- Kinder von zehn bis zwölf Jahren können ca. zwei Drittel der Erwachsenenmenge einnehmen.
- Ab zwölf Jahren kann mit zunehmendem Lebensalter die Dosis gesteigert werden.

Die richtige Dosierung der Heilpflanzen

Wenn Sie einen Tee aus Heilpflanzen selbst herstellen möchten, stellt sich die Frage nach der Dosierung. Welche Menge des getrockneten Krauts sollte verwendet werden und wie viel Wasser wird dafür benötigt? Eine weitere Frage, die zu klären ist: Wie oft und wie lange sollte von diesem Tee getrunken werden? Offen gestanden: Die richtige Dosierung einer Heilpflanze zu finden, ist zum Teil nicht ganz einfach. Es gibt zu bestimmten Bereichen leider keine eindeutigen Vorgaben. Die Phytotherapie hat sich seit dem Mittelalter weiterentwickelt. Immer wieder wurden Einnahmeempfehlungen abgeändert, neue Dosierungsrichtlinien kamen im Laufe der Zeit hinzu, um sie dann wiederum vollständig zu verwerfen. Dieser geschichtliche Entwicklungsprozess ist auch heute noch in der vorhandenen Fachliteratur zu spüren. Die Experten sind sich, was die Dosierung anbelangt, keineswegs einig.

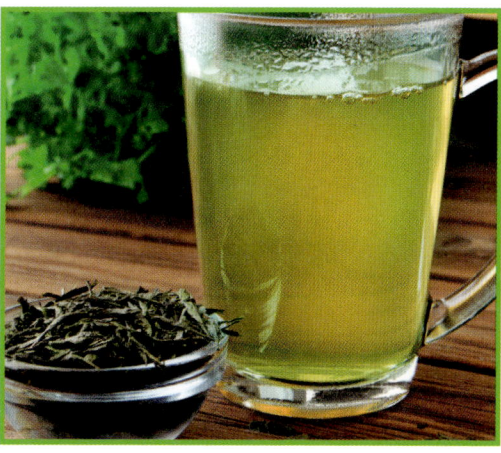

Ganz im Gegenteil: Hier herrscht leider eine Vielfalt unterschiedlicher und sogar teils widersprüchlicher Aussagen.

Was sollen Sie nun tun? Um trotzdem Heilpflanzen wirksam anzuwenden, können Sie sich zunächst an die folgenden Grundregeln halten:

135

- Die einfachste Lösung: Greifen Sie so oft wie möglich auf Fertigpräparate aus der Apotheke zurück. Sicherlich ist das eigene Sammeln in der Natur oder gar der Anbau von Heilpflanzen im eigenen Garten sehr wertvoll. Sie wissen, wo die Pflanzen herkommen, und Sie können sie selbst optimal verarbeiten. Dies bringt ohne Zweifel eine Menge Vorteile mit sich. Trotzdem ist der Verwendung von Fertigpräparaten der Vorzug zu geben, denn: In diesen Arzneimitteln ist ein genau festgelegter Wirkstoffgehalt enthalten. Und für Fertigpräparate gilt sehr wohl eine Dosierungsrichtlinie – eine wissenschaftlich fundierte und verbindliche Dosierungsvorschrift für jedes Fertigpräparat, herausgegeben durch staatliche Kontrollgremien. Somit ist eine eventuell lebensgefährliche Überdosierung in diesem Bereich nicht möglich. Dies setzt natürlich voraus, dass Sie die Einnahmemengen des Beipackzettels genau einhalten.
- Falls Sie trotzdem auf Heilpflanzen zurückgreifen möchten, die Sie selbst sammeln oder anbauen: Achten Sie bitte darauf, dass Sie über diese Pflanzen genauestens Bescheid wissen.

Verwenden Sie hierzu nur absolut ungiftige und ungefährliche Heilpflanzen. Zur Teezubereitung (siehe hierzu den nächsten Abschnitt dieses Kapitels) verwenden Sie in etwa zwei bis vier Teelöffel geschnittenes Kraut auf 150 ml Wasser.

- Trinken Sie als Erwachsener täglich zwei bis drei Tassen davon.
- Wenden Sie Heilpflanzen nicht über längere Zeit an. Manche Heilpflanzen sollten Sie z. B. nicht länger als eine Woche zu sich nehmen. Bei anderen Pflanzen liegt die Einnahmedauer bei einigen Monaten. Halten Sie sich an die Vorgaben des Beipackzettels bzw. bei eigener Zubereitung an die Einnahmeempfehlungen der jeweiligen Heilpflanze.

Zusätzlich gibt es leider noch eine weitere Schwierigkeit bei selbst gesammelten oder angebauten Heilpflanzen: Der Wirkstoffgehalt kann hierbei nicht bestimmt werden. Häufig enthalten unterschiedliche Pflanzenteile jeweils abweichende Wirkstoffmengen. So kann z. B. bei der einen Pflanze die Wirkung eher im Wurzelstock ent-

Müssen Heilpflanzen im Mondenschein geerntet werden?

Nein, Sie müssen Ihre Pflanzen nicht um Mitternacht oder gar bei Vollmond ernten. Aber: Der Wirkstoffgehalt von Heilpflanzen unterliegt tatsächlich bestimmten Tagesschwankungen. So sind z. B. die wirksamen Substanzen im Wurzelstock einer Pflanze häufig vermehrt morgens und abends zu finden. Werden stattdessen die Blüten einer Heilpflanze benötigt, sollten diese voll entfaltet sein und deshalb eher zur Mittagszeit geerntet werden.

halten sein, bei einer anderen Pflanze werden in erster Linie z. B. nur die Blüten verwendet. Informieren Sie sich bitte über diesen Umstand, bevor Sie die Heilpflanze verwenden. Außerdem ist der Wirkstoffgehalt einer Pflanze sehr schwankend und von mehreren Faktoren abhängig, wie z. B. Standort, Wetter- und Umwelteinflüsse, Jahreszeit, Wasser- und Nährstoffversorgung usw.

In welcher Form können Sie Heilpflanzen anwenden?

Zunächst einmal: Es gibt eine große Menge an möglichen Zubereitungsarten einer Heilpflanze. Wie Sie die Pflanze einsetzen, kommt vor allem darauf an, welche Wirkung Sie damit erreichen möchten. Außerdem wird die Zubereitungsart oft von den enthaltenen Wirkstoffen einer Heilpflanze bestimmt, um diese nicht unwissentlich durch eine falsche Verwendung zu zerstören.

Grundsätzlich kann zwischen der innerlichen und einer äußerlichen Anwendung unterschieden werden. Welche Zubereitungsformen es in diesen beiden Bereichen gibt und wie Sie dies am besten durchführen, sehen Sie in den nächsten Abschnitten.

Die innerliche Anwendung

Die bekannteste Form der inneren Anwendung ist wohl die Teezubereitung. Neben dieser beliebten Möglichkeit gibt es aber auch andere Formen, um Heilpflanzen innerlich wirksam anzuwenden. So können Sie Heilpflanzen bzw. deren wirksame

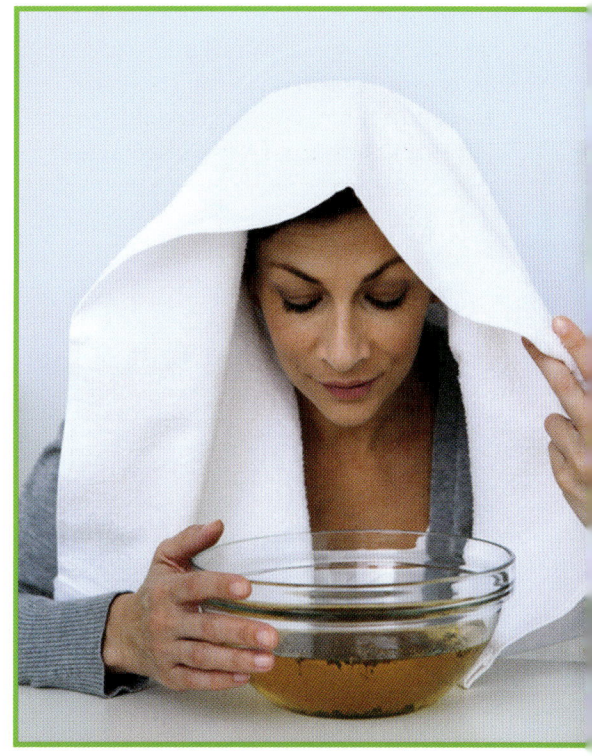

Inhaltsstoffe entweder inhalieren oder auch als Tinktur oder als Sirup einnehmen. Welche Zubereitungsart Sie im Einzelnen wählen, hängt wesentlich davon ab, ob sich eine Heilpflanze nur für bestimmte Anwendungsformen eignet. Ansonsten bleibt es durchaus Ihren eigenen Vorlieben überlassen, wie Sie die Pflanzen einnehmen möchten.

Inhalation von Heilpflanzen

Kennen Sie folgendes Bild vielleicht aus Ihrer eigenen Erfahrung? Es handelt sich dabei um ein altes, aber wirkungsvolles Heilmittel. Eine Person sitzt gebeugt über einer dampfenden Schüssel mit Wasser, ein Handtuch um den Kopf geschlungen, und atmet die aufsteigenden heilsamen Wirkstoffe aus dem Wasserdampf tief ein. Dies ist nichts anderes als die Inhalation von Heilpflanzen. Auch heute noch ist dieses Hausmittel bei einer Vielzahl von Krankheiten sehr hilfreich. Bei jeder Form einer Erkältung oder Schnupfen, bei Kopfschmerzen oder bei einer unangenehmen Nebenhöhlenentzündung kann die Inhalation wahre Wunder wirken. Die Wirkungsweise: Manche Wirkstoffe können durch den Wasserdampf gelöst und über die Nasenschleimhaut ganz effektiv in den Körper aufgenommen werden. In erster Linie sind hierzu die meisten ätherischen Öle geeignet, die in sehr vielen Heilpflanzen enthalten sind. So können Sie ganz unterschiedliche Heilpflanzen, wie z. B. Kamillenblüten, Johanniskrautblüten oder Lavendel, für diese besondere Form der Anwendung verwenden. Wichtig ist, dass Sie nach der Inhalation ca. eine halbe Stunde ausruhen, damit die aufgenommenen Substanzen ihre volle Wirkung entfalten können. Außerdem ist darauf zu achten, dass manche Stoffe durch ihre Dämpfe die Augen reizen können. Dieser Umstand ist gerade bei Kindern besonders wichtig.

Tinkturen

Unter Tinkturen versteht man alkoholhaltige Auszüge der Heilpflanzenwirkstoffe. Die Trägersubstanz, der Alkohol, bewirkt, dass die Wirkstoffe aus der Pflanze herausgelöst werden. Diese gehen in das Lösungsmittel Alkohol über.

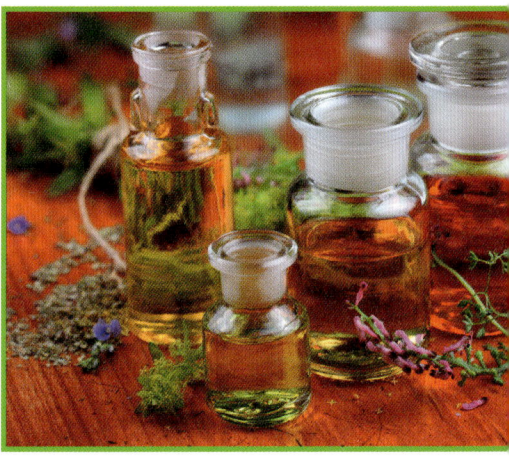

So stellen Sie Tinkturen selbst her: Füllen Sie etwa fünf bis zehn Esslöffel frischer oder getrockneter Heilpflanzen in eine verschließbare Glasflasche und füllen die Flasche mit ca. 70-prozentigem Alkohol auf. Welchen Alkohol Sie verwenden, richtet sich im Grunde nach Ihren eigenen Vorlieben. Am besten eignen sich dazu klare Schnäpse. Verschließen Sie die Flasche und stellen Sie sie für ca. eine Woche in die Sonne. Während dieser Zeit treten die Pflanzenwirkstoffe in den Alkohol über. Seihen Sie den Alkohol anschließend ab.

Tinkturen lassen sich sowohl innerlich als auch äußerlich anwenden. Zur inneren Anwendung geben Sie ungefähr zwei- bis dreimal täglich zehn bis 30 Tropfen auf einen Löffel und nehmen dies ein. Sie können die Tinktur aber auch in ein Glas mit klarem Wasser eintropfen und dieses trinken.

Dass diese Anwendungsform für Kinder nicht geeignet ist, versteht sich von selbst. Ebenso sollten Sie darauf während der Schwangerschaft, bei Alkoholkrankheit oder anderen schwerwiegenden Erkrankungen verzichten.

Wie Sie Tinkturen äußerlich anwenden, sehen Sie in den nachfolgenden Abschnitten.

Sirup

Heilpflanzensirups sind etwas ganz Besonderes: Neben der gewünschten Heilwirkung kann Sirup sogar als wohlschmeckendes Getränk verwendet werden. Aber auch zum Einreiben des Brustkorbs bei Erkältungs- und Atemwegserkrankungen können Sie z. B. selbst hergestellten Eukalyptussirup verwenden.

So stellen Sie einen Heilpflanzensirup selbst her: Kochen Sie ca. ½ l Wasser auf und geben anschließend zwei Handvoll frische oder

Wenn Ihr Kind hustet: Zwiebelsirup hilft

Bei Husten, gerade bei Kindern, ist ein selbst hergestellter Zwiebelsirup recht beliebt und überaus wirksam. Auch dies ist ein altes Heilmittel. Würfeln Sie dazu eine frische Zwiebel, vermischen diese in einem verschließbaren Gefäß mit ca. 100 g weißem Zucker und lassen Sie die Mischung zugedeckt einige Stunden stehen. Anschließend seihen Sie den ausgetretenen Sirup ab. Geben Sie Ihrem Kind ungefähr zwei- bis dreimal täglich jeweils ein bis zwei Esslöffel davon. Anstatt Zucker können Sie die Zwiebel auch mit Honig mischen. Beachten Sie dabei allerdings, dass Honig aufgrund der vorhandenen Infektionsgefahr mit bestimmten Bakterien für Kinder unter zwei Jahren nicht geeignet ist. Außerdem können Sie auch hier zusätzlich z. B. Anis, Thymian oder andere Heilpflanzen hinzufügen.

getrocknete Heilkräuter dazu. Rühren Sie nun etwa 300 bis 500 Gramm weißen Zucker ein und lassen ihn vollständig auflösen. Decken Sie das Gefäß zu und lassen es 24 Stunden stehen. Seihen Sie diese Lösung danach ab, lassen Sie sie nochmals gut aufkochen und füllen sie dann in ein sauberes, verschließbares Gefäß. Auf diese Weise ist der Sirup über längere Zeit haltbar.

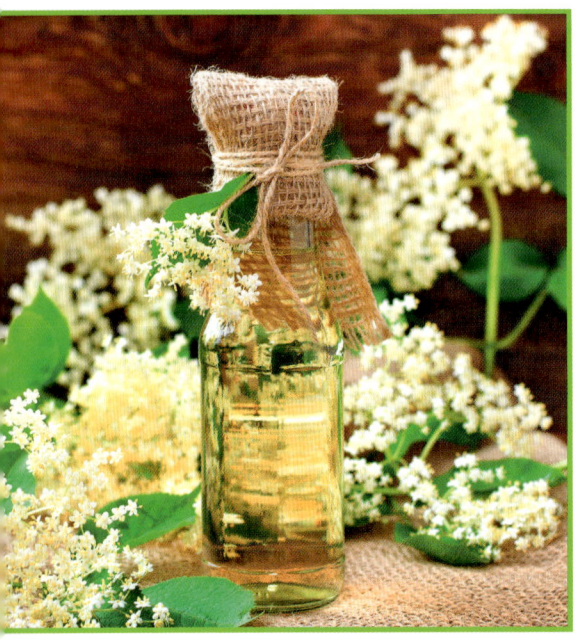

schmacklich. Versuchen Sie doch einmal einen Sirup aus frischen Holunderblüten. Nicht nur zur Behandlung einer Erkältung ist dies sehr gut geeignet, auch mit Mineralwasser oder sogar Sekt gemischt ist es ein wunderbares Geschmackserlebnis.

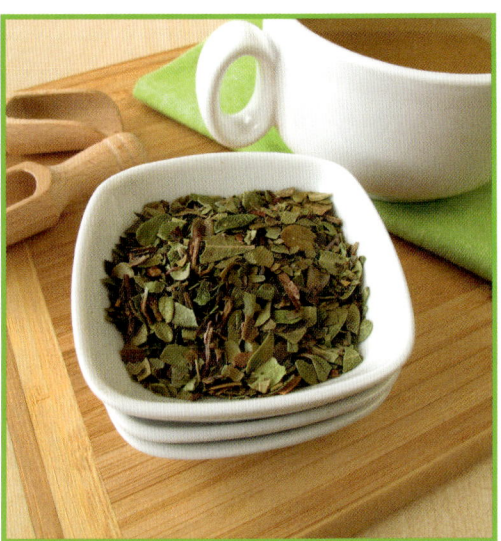

Je nach Belieben können Sie weitere Zutaten hinzufügen, wie z. B. Zitronenscheiben, Waldbeeren, Zimt oder auch andere Gewürze. Dies sieht sehr schön aus und verfeinert den Sirup ge-

Welche Heilpflanzen sind für die Teezubereitung geeignet?

Sie sollten für die Herstellung von Heilpflanzentees selbstverständlich besonders darauf achten, ausschließlich ungefährliche bzw. ungiftige Heilpflanzen zu verwenden. Bei der Zubereitung ist es leider nicht möglich, die Menge der enthaltenen Wirkstoffe exakt zu bestimmen. Die Dosierung kann deshalb nur sehr ungenau erfolgen. Sie können sowohl frische als auch getrocknete Heilpflanzen für die Zubereitung verwenden. Wichtig ist aber immer darauf zu achten, dass der Tee frisch aufgebrüht getrunken wird.

Heilpflanzentees

Teezubereitungen sind meist verhältnismäßig einfach herzustellen und deshalb sehr beliebt. Nicht nur als Genussmittel, sondern auch zur wirkungsvollen Behandlung von Beschwerden und Erkrankungen können Sie unterschiedliche Heilpflanzen dafür verwenden. Unter dem Begriff Tee versteht man einen Auszug von bestimmten Stoffen der Pflanze mithilfe von Wasser.

Die richtige Teezubereitung

Tee sollte grundsätzlich immer frisch zubereitet werden – am besten jede Tasse einzeln. Auf keinen Fall sollte ein zubereiteter Tee am nächsten Tag verwendet werden. Neben hygienischen Gesichtspunkten kann hierbei der Geschmack des Tees unangenehm verändert werden. Außerdem gehen meist die wirksamen Inhaltsstoffe der Heilpflanzen verloren, sodass die gewünschte Wirkung nicht mehr erzielt wird.

Teezubereitungen eignen sich nicht nur zum Trinken. Sie können Heilpflanzentees ebenso für weitere Anwendungen verwenden: für Gurgellösungen, für Spülungen oder Umschläge z. B. der Augen, Umschläge oder als Grundlage für Teil- oder Vollbäder.

Häufig schmecken Heilpflanzentees durch ihre enthaltenen Wirkstoffe bitter oder zumindest etwas unangenehm. Gerade bei Kindern kann dies manchmal ein praktisches Problem darstellen. Um den Geschmack eines Tees zu verbessern, können Sie jedoch weitere Heilpflanzen hinzufü-

gen. Besonders eignen sich hierfür z. B. Pfefferminze, Süßholzwurzel, Hagebuttenschalen ebenso wie z. B. Anis oder Fenchel. Besonders schön sieht der Tee zusätzlich aus, wenn Sie sogenannte Schmuckdrogen zugeben. Orangenscheiben, Zitronenscheiben (beide möglichst ohne chemische Zusätze), Ringelblumenblüten, Kamillenblüten oder eine Zimtstange peppen den Tee optisch ansprechend auf und verhelfen zusätzlich zu einen angenehmen Geschmack. Diese Zutaten können Sie zu Beginn der Teezubereitung hinzufügen oder auch in den fertigen Tee geben. Beachten Sie dabei jedoch, dass die ursprünglichen wirksamen Heilpflanzen einen Anteil von mindestens zwei Dritteln der Teemischung ausmachen sollten.

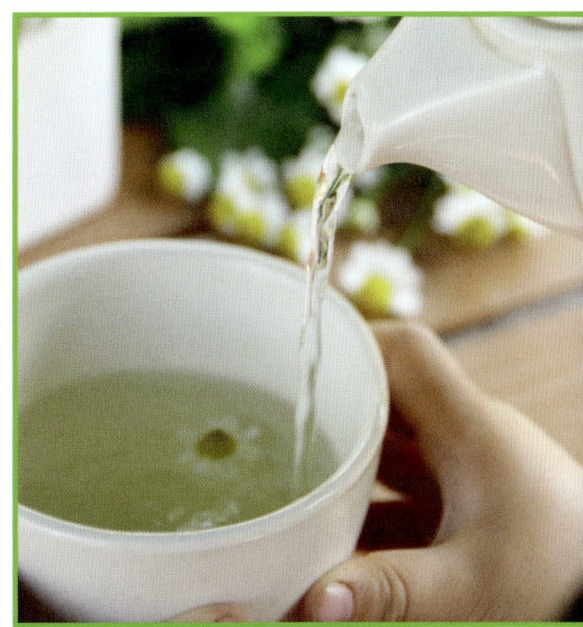

Man geht davon aus, dass eine Teemischung nicht mehr als etwa fünf bis acht verschiedene Heilpflanzen enthalten sollte. Bei einer größeren Anzahl von Heilpflanzen besteht die Gefahr, dass die Einzelwirkstoffe nicht mehr in ausreichender Menge enthalten sind. Eine Teemischung mit nur einer einzelnen Heilpflanze oder mit einigen wenigen ist dagegen durchaus möglich und gängig.

Für eine Tasse Tee benötigen Sie in etwa 150 bis 200 ml Wasser sowie ca. zwei bis drei Teelöffel der geschnittenen und getrockneten Heilpflanze. Falls sie frische Pflanzen verwenden, nehmen Sie die doppelte Menge des geschnittenen Krauts. Dies ist deshalb notwendig, da bei frischen Pflanzen der Wasseranteil wesentlich höher liegt, was natürlich wiederum das Gewicht der Heilpflanze erhöht. Somit ist der Wirkstoffgehalt im Vergleich zur getrockneten Heilpflanze verhältnismäßig geringer.

Um Tee richtig zuzubereiten, gibt es drei verschiedene Vorgehensweisen: den Aufguss, die Abkochung sowie die Herstellung eines Kaltansatzes (Kaltauszuges). Welche dieser Zubereitungsart zum Einsatz kommt, hängt maßgeblich von der jeweiligen Heilpflanze und deren Inhaltsstoffen ab. So ist nicht jede Pflanze für eine beliebige Zubereitungsart geeignet. Bei einer Abkochung würden z. B. hitzeempfindliche Wirkstoffe der Pflanze zerstört werden oder sich enthaltene ätherische Öle verflüchtigen und dem Organismus nicht mehr zur Verfügung stehen. Eine weitere Gefahr einer ungeeigneten Zubereitung ist das Herauslösen von eventuell vorhandenen Giftstoffen. Aus diesen Gründen ist es sehr wichtig, genau auf die optimale Zubereitung zu achten. Im Kapitel „Die 100 wirkungsvollsten Heilpflanzen" (s. S. 21 ff.) dieses Buches finden Sie für jede Heilpflanze die jeweils geeignete Zubereitungsart.

Wie lange sollte Tee ziehen?

Sollte Tee nun besonders lange ziehen, um wirklich alle Wirkstoffe restlos herauszulösen, oder wäre es besser, wenn er nur kurze Zeit zieht? Wie sieht es mit der Bekömmlichkeit aus? Hierzu gibt es eine klare Regel – insbesondere bei Teesorten und Heilpflanzen mit anregenden Wirkstoffen:

- Durch eine kurze Ziehzeit (bis zu fünf Minuten) erhält Ihr Tee eine anregende Wirkung.
- Zieht der Tee länger, so werden weitere Wirkstoffe, die Gerbstoffe, herausgelöst. Diese binden die anregenden Wirkstoffe an sich, sodass diese nicht mehr vom Organismus aufgenommen werden können. Dadurch verliert der Tee seine anregende Wirkung.

So stellen Sie einen Aufguss her

Dies ist die gängigste Methode der Teezubereitung. Die geschnittene frische oder getrocknete Heilpflanze wird mit kochendem Wasser übergossen. Decken Sie das Gefäß ab und lassen es fünf bis 15 Minuten ziehen. Anschließend gießen Sie den Tee mithilfe eines Siebes ab. Diese Methode verwendet man für Heilpflanzen, deren Wirkstoffe sich einfach extrahieren lassen. Vor allem Heilpflanzen mit einem hohen Anteil an ätherischen Ölen lassen sich so schonend zubereiten. Wichtig ist, dass Sie den Tee beim Ziehen abdecken, damit sich bestimmte Wirkstoffe nicht verflüchtigen.

Auch Tee in Teebeuteln sollte auf diese Weise zubereitet werden. Achten Sie bitte darauf, dass Sie auch hier den Tee grundsätzlich mit kochendem Wasser übergießen, da dadurch vorhandene Krankheitserreger unschädlich gemacht werden.

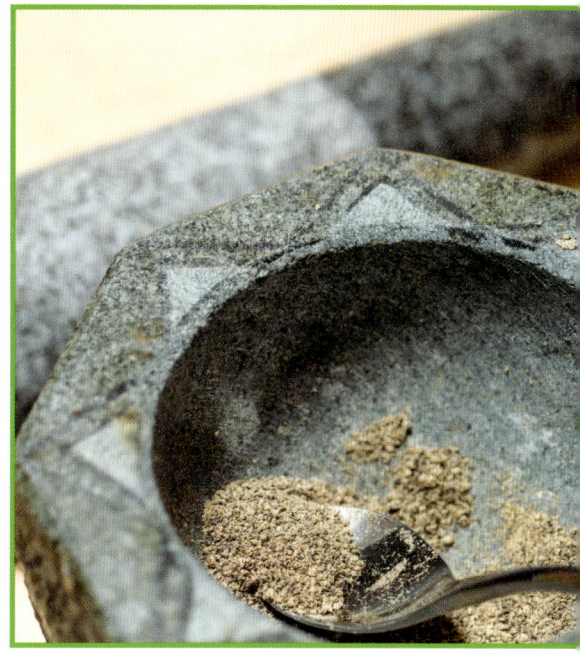

So stellen Sie eine Abkochung her

Alle Heilpflanzen mit einer derben, harten Konsistenz sollten als Abkochung zubereitet werden. Dies sind z. B. Beeren, Samen, Wurzeln oder Rinden. Stoßen Sie diese Pflanzenteile vor der Zubereitung kurz z. B. mit einem Topfboden an, sodass sie etwas aufbrechen. Falls Sie einen Mörser zur Verfügung haben, können Sie diesen ebenfalls dazu einsetzen. Geben Sie anschließend die Pflanzenteile in einen Topf mit kaltem Wasser und bringen dies zum Sieden. Lassen Sie die Mischung insgesamt ca. zehn Minuten kochen. Dadurch lösen Sie die wirksamen Bestandteile heraus. Nachdem die Flüssigkeit ein wenig abgekühlt ist, können Sie den Tee abseihen.

So stellen Sie einen Kaltansatz her

Dies ist die schonendste der drei Zubereitungsarten. Geben Sie die geschnittenen frischen oder getrockneten Heilpflanzen in ein Gefäß mit kaltem Wasser, decken es ab und lassen es bei Raumtemperatur ca. zwei Stunden (eventuell auch über Nacht) stehen. Rühren Sie gelegentlich um. Nach dieser Zeit seihen Sie die Flüssigkeit ab und kochen sie kurz auf, um enthaltene Keime zu reduzieren. Der Tee sollte allerdings keinesfalls längere Zeit kochen, da dadurch die enthaltenen Wirkstoffe zerstört werden. Diese Art der Teeherstellung eignet sich besonders für schleimhaltige Heilpflanzen wie z. B. Eibischwurzel, Malve, Spitzwegerich oder Huflattich.

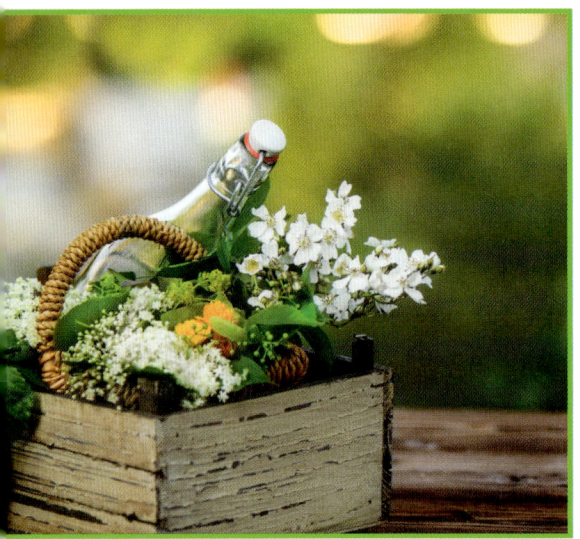

Heilpflanzenliköre

Im späten 13. Jahrhundert wurde mit der Likörherstellung aus Heilpflanzen begonnen. Die heilsame Wirkung etlicher Pflanzen war bereits bekannt, und man suchte nach weiteren Möglichkeiten, die Wirkstoffe aus den Pflanzen bestmöglich zu extrahieren. So kamen die Gelehrten schließlich auf die Idee, die Heilpflanzen in Alkohol einzulegen, um dadurch die entsprechenden Substanzen herauszulösen. Und tatsächlich: Was in Wasser nur sehr schwierig war, gelang mit Alkohol umso besser. Hierdurch konnten viele wasserunlösliche, aber wirkungsvolle Substanzen aus der Pflanze herausgelöst werden.

Auf diesem Wege entstand schließlich die sogenannte Urtinktur: Eine hochprozentige alkoholische Lösung mit den Wirksubstanzen der Heilpflanze. Allerdings gab es ein weiteres Problem: Meist schmeckte diese Urtinktur – je nach verwendeten Heilpflanzen – sehr bitter. Um dies zu vermeiden, wurde nun gemixt und ausprobiert: Verschiedene Kombinationen unterschiedlicher Heilpflanzen, Verdünnungen mit Quellwasser und Honig als Süßmittel wurden verwendet, um den Extrakt überhaupt genießbar zu machen. So entstand mit der Zeit nicht nur ein sehr gehaltvolles Heilmittel sondern darüber hinaus ein wohlschmeckendes Genussmittel, das auch in unserer Zeit eine große Bedeutung besitzt.

Um keinen falschen Eindruck zu erwecken: Selbstverständlich sollte Alkohol grundsätzlich sehr in Maßen genossen werden und ist für Kinder sowie schwangere und stillende Frauen absolut tabu. Aber als Hilfsmittel in der Pflanzenheilkunde kann ein Likör aus Heilpflanzen sehr wertvolle Dienste für die Gesundheit leisten. Dass diese ursprünglich „bittere Medizin" auch noch sehr lecker schmeckt, kommt hinzu.

An der heutigen Likörherstellung hat sich seit dem 13. Jahrhundert im Grunde nicht viel geändert. Es gibt einige wenige Grundzutaten, die Sie zusammen ansetzen und anschließend noch mit weiteren Zutaten verfeinern können. Dabei können Sie individuell Ihren persönlichen Likör so zusammenstellen, wie Sie es gern möchten. Probieren Sie aus, kombinieren Sie, experimentieren Sie ruhig ein bisschen. Die Herstellung macht bereits Spaß, ebenso wie der Genuss und die heilende Wirkung. Mit Liebe hergestellt, können Sie die Liköre für sich und Ihre Familie verwenden oder Sie verschenken diese spezielle Heilpflanzenform als ein besonderes und obendrein gesundes Geschenk.

Die Zutaten

Zur Likörherstellung benötigen Sie:

- Die wichtigste Zutat: natürlich die Heilpflanzen. Je nach gewünschter Wirkung kommen hier unterschiedlichste Pflanzen zur Anwendung. Orientieren Sie sich am besten am Kapitel „Die 100 wirkungsvollsten Heilpflanzen von A bis Z" (s. S. 21 ff.), welche Heilpflanzen dafür infrage kommen, wenn Sie eine bestimmte Erkrankung behandeln möchten. Es ist möglich, dass Sie nur eine einzige Heilpflanze dafür verwenden. Aber auch eine Kombination aus einer Vielzahl von Pflanzen mit einem ähnlichen Wirkungsspektrum ist möglich. Welchen Pflanzenanteil Sie verwenden (z. B. Wurzelstock, Kraut oder Blüten), entspricht bei der Likörherstellung ebenso den Regeln der Teeherstellung (s. S. 141 ff.).
- Weitere grundlegende Zutat: Alkohol. Hier gibt es zwei verschiedene Arten Alkohol, die Sie verwenden können: Weingeist oder Kornbranntwein. Diese beiden Arten unterscheiden sich im Wesentlichen durch ihren Alkoholgehalt: Weingeist enthält ca. 96 Prozent Alkohol, Branntweine dagegen sind je nach Sorte mit einem Alkoholgehalt von 15 Prozent bis ca. 40 Prozent oder mehr erhältlich. Gängige Branntweine, wie z. B. Korn, Doppelkorn, Grappa oder Wodka, erhalten Sie im üblichen Einzel-

handel. Weingeist bekommen Sie in Apotheken oder im Versandhandel. Bitte beachten Sie, dass sich die Likörherstellung in diesem Punkt unterscheidet: Wenn Sie den Heilpflanzenlikör mit Weingeist herstellen, dann müssen Sie diesen nach der Ansatzzeit (s. S. 147 ff.) so weit mit reinem Wasser verdünnen, dass der Likör trinkfähig ist. Hier ist es unbedingt notwendig, den sehr hohen Alkoholgehalt auf ein normales Maß zu reduzieren. Dieser Schritt entfällt vollständig

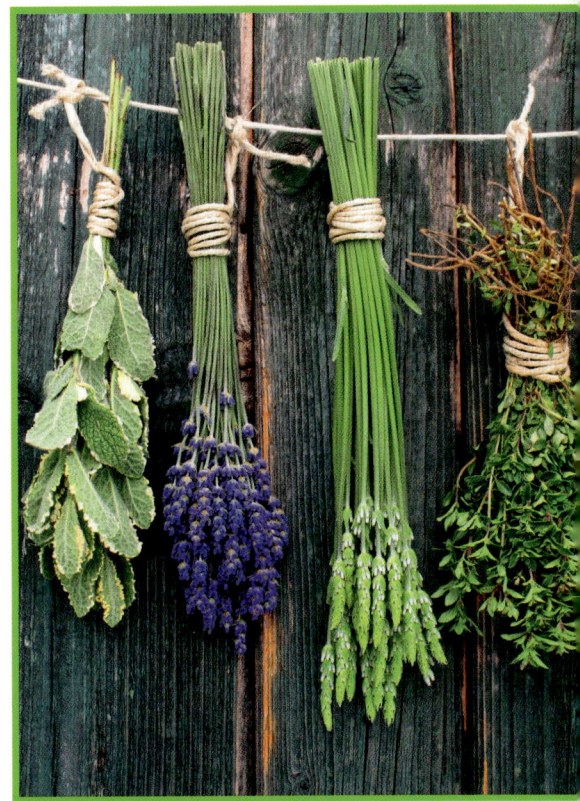

beim Einsatz von Branntweinen, da diese einen geringeren Alkoholgehalt aufweisen. Welche Art von Alkohol Sie verwenden, können Sie selbst entscheiden. Eine kräftigere Extraktionswirkung besitzt allerdings Weingeist. Und ob Sie lieber Grappa, Korn, Doppelkorn, Wodka oder einen anderen Branntwein einsetzen, bleibt Ihren eigenen Geschmacksvorlieben überlassen.

- Süßungsmittel: Kristallzucker, Gelierzucker, Kandiszucker, Honig oder Sirup. Liköre waren früher bekannt dafür, pappsüß zu schmecken. In der heutigen Zeit und besonders bei den selbst hergestellten Likören muss es nicht mehr extrem süß sein. Da allerdings die meisten Heilpflanzen einen sehr bitteren Geschmack aufweisen, sollten Sie doch in den meisten Fällen Süßungsmittel einsetzen. Ausnahme: Die gewünschte medizinische Wirkung besteht gerade in der Bitterkeit der Heilpflanze. Dies ist hauptsächlich der Fall bei verdauungsfördernden Substanzen, wie z. B. dem berühmten Magenbitter. Experimentieren Sie auch hierbei ein bisschen. Sie werden sicherlich Ihre individuelle Mischung mit der Zeit finden.

- Weitere Geschmackszutaten. An dieser Stelle können Sie Ihrer Fantasie freien Lauf lassen. Geben Sie dem Liköransatz alle Stoffe zu, die Sie möchten. Häufig verwendet werden z. B. Zimtstangen, Sternanis, Nelken, Kardamom oder auch fein abgeriebene Orangen- und/oder Zitronenschale. Sogar Muskatnuss, Pfefferkörner oder Chili können Sie je nach gewünschter Geschmacksrichtung zugeben. Eine ganz besondere Bedeutung kommt an dieser Stelle

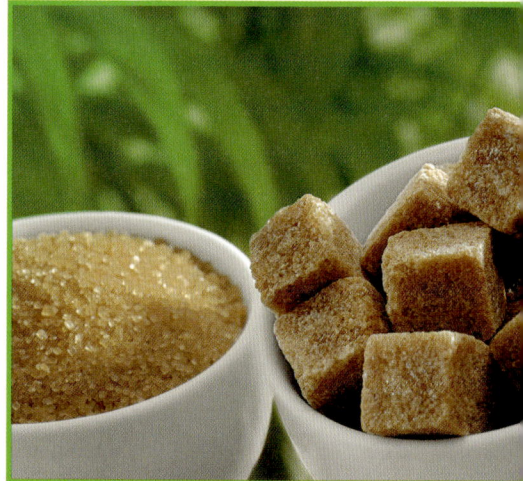

der Süßholzwurzel (s. S. 109 f.) zu. Sie zählt selbst zu den Heilpflanzen und enthält darüber hinaus eine sehr große Süßkraft, sodass Sie damit zumindest einen Teil der oben genannten Süßmittel natürlich und wirkungsvoll ersetzen können.

Die Zubereitung

Schritt 1:
Nehmen Sie ein großes Gefäß, das verschließbar ist. Das kann z. B. ein Einmachglas oder ein Steingutgefäß sein. Falls Sie nichts anderes zur Hand haben, reicht auch ein verschließbares Plastikbehältnis. Wenn Sie die Heilpflanzen aus der Apotheke beziehen, sind diese meist bereits zerkleinert. Ansonsten zerteilen Sie die Pflanzen in grobe Stücke. Geben Sie nun die Heilpflanzen

zusammen mit dem Zucker in dieses Gefäß. Es hat sich bewährt, sich bei der Zuckermenge zunächst an der Hälfte der Pflanzenmenge zu orientieren.

Schritt 2:
Begießen Sie nun die Pflanzen mit Alkohol (Weingeist oder Branntwein) und rühren Sie mit einem Kochlöffel etwas um. Verwenden Sie jeweils so viel Alkohol, dass die Pflanzen vollkommen damit bedeckt sind. Welche Menge Alkohol dies ist, hängt natürlich von der Größe und Weite Ihres Behältnisses ab. Aus diesem Grund finden Sie in den nachfolgenden Rezepten keine Mengenangaben beim Alkohol. Keine Angst: An dieser Stelle macht es keinen großen Unterschied, ob Sie im Verhältnis zu den Heilpflanzen mehr oder weniger Alkohol verwenden, da es im Schritt 7 sowieso vorgesehen ist, dass Sie korrigierend eingreifen (dies gilt ebenso für die Menge an Zucker aus Schritt 1). Wichtig ist allerdings an dieser Stelle, dass die Pflanzen vollkommen mit Alkohol bedeckt sind, um den ansonsten einsetzenden Schimmelbefall zu vermeiden.

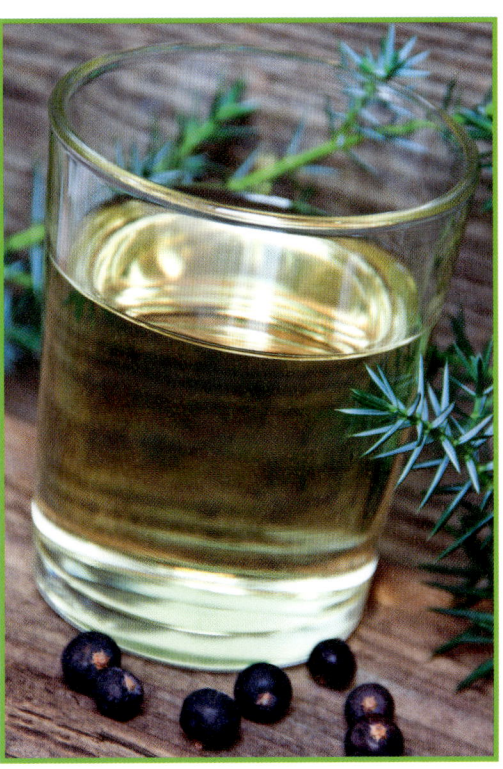

Schritt 3:
Geben Sie nun zum Pflanzen-Alkohol-Gemisch weitere Geschmackszutaten hinzu. Hier können Sie nach Herzenslust variieren. Aber Vorsicht: Durch die Wirkung des Alkohols werden auch alle Geschmacksstoffe aus den Zutaten herausgelöst. Manchmal kann dadurch das Aroma zu intensiv oder zu dominierend wirken. Geben Sie deshalb zunächst etwas weniger an Gewürzen dazu. Hin-

zufügen können Sie hinterher immer noch, falls doch noch etwas fehlen würde.

Schritt 4:
Geduld, Abwarten und inzwischen (Heilpflanzen-)Tee trinken! Lassen Sie dem Ansatz Ruhe zum Reifen – dies können einige Wochen bis Monate sein. Es gibt sogar die Meinung: je länger, desto besser. Dies ist die Zeit, in der der Alkohol die Wirkstoffe aus den Heilpflanzen sowie die Geschmacksstoffe herauslöst. Lassen Sie den

Ansatz deshalb bei Raumtemperatur stehen. In dieser Zeit können Sie das Gefäß hin und wieder etwas schütteln, um den Ansatz ein wenig durchzumengen. Und neugierig zwischendurch mal zu probieren, schadet sicher auch nicht. In dieser Zeit werden Sie vermutlich feststellen, dass die zugegebenen Zutaten immer weiter an Farbe verlieren. Dies ist der Fall, da auch die überwiegenden Pflanzenfarbstoffe in die Alkohollösung übergehen.

Schritt 5:
Nun ist der große Tag gekommen. Dieser Schritt ist meist sehr spannend, wenn nun endlich endgültig der Deckel gelüpft wird. Nun sollten Sie den Ansatz abfiltrieren. Gießen Sie den Ansatz z. B. durch einen Kaffee- oder Teefilter. Sie können auch ein sauberes und angefeuchtetes Baumwoll- oder Geschirrtuch verwenden, durch das Sie die Flüssigkeit abfiltern. Fangen Sie die Flüssigkeit auf und werfen Sie die festen Bestandteile weg. Die so entstandene Flüssigkeit nennt man Urtinktur.

Schritt 6:
Jetzt geht es an das Süßen der Urtinktur. Falls Sie dazu z. B. Honig, Sirup oder Ähnliches verwenden, können Sie dieses direkt in die Urtinktur einrühren, bis es vollständig aufgelöst ist. Falls Sie Zucker verwenden, kochen Sie diesen zunächst mit der gleichen Menge Wasser auf.

Lassen Sie nun diesen Zuckersirup abkühlen und geben ihn dann zur Urtinktur. Beim Süßen können Sie natürlich mehr oder weniger Süßmittel verwenden. Probieren Sie zwischendurch immer mal wieder, ob das Ergebnis Ihrem Geschmack entspricht und korrigieren Sie entsprechend. Sollte das Ergebnis zu süß geworden sein, können Sie etwas klares Wasser dazugeben.

Schritt 7:
Korrigieren des Alkoholgehalts: Falls Sie Weingeist verwendet haben, müssen Sie soviel reines Wasser hinzugeben, bis sich die Alkoholmenge auf Trinkstärke reduziert. Aber auch beim Einsatz von Branntwein können Sie auf diese Weise vorgehen. Verdünnen Sie die Flüssigkeit vorsichtig nach und nach einfach so lange, bis die Stärke und der Geschmack für Sie passt.

Schritt 8:
Lassen Sie den Likör nochmals ca. zwei Wochen ruhen – und dann ist er endlich fertig zur (medizinischen) Anwendung!

Rezepte

Nachfolgend sind einige Rezeptvorschläge als Anregungen aufgeführt. Sie sollten allerdings auch selbst einfach ausprobieren, was Ihnen schmeckt. Fast alle Heilpflanzen aus diesem Buch sind zur Likörherstellung geeignet. Lassen Sie sich einfach inspirieren!

Melissenlikör

ca. 200 g Zitronenmelisse
Alkohol
Zucker
fein abgeriebene Zitronenschale (Achtung: die
unter der Schale gelegene weiße Haut bitte nicht
mitschälen, diese schmeckt sehr bitter!)
Zutaten wie oben beschrieben verarbeiten.
Hilfreich bei nervösen und/oder depressiven
Verstimmungen sowie bei Schlafstörungen.

Fichtenspitzenlikör

ca. 200 g Fichtenspitzen (die grünen neuen
Triebe, im Mai gesammelt)
einige Thymiannadeln
Alkohol
Zucker
Zutaten wie oben beschrieben verarbeiten.
Oft sehr hilfreich bei Atemwegsbeschwerden.

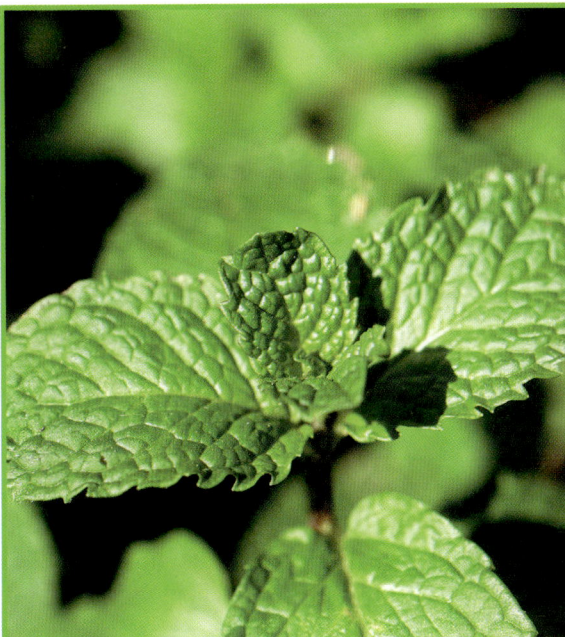

Blutwurzlikör

ca. 30 g Blutwurz (getrocknet, aus der Apotheke)
Alkohol
Zucker
Zutaten wie oben beschrieben verarbeiten.
Oft verwendet bei Verdauungsstörungen.

Weißdornlikör

ca. 30 g Weißdorn
Alkohol
Zucker
Zutaten wie oben beschrieben verarbeiten.
Hilfreich bei Herzbeschwerden aller Art sowie
Bluthochdruck.

Löwenzahnlikör

ca. 100–150 g getrockneten Löwenzahnwurzeln
Alkohol
Zucker
Zutaten wie oben beschrieben verarbeiten.
Regt allgemein den Stoffwechsel an.

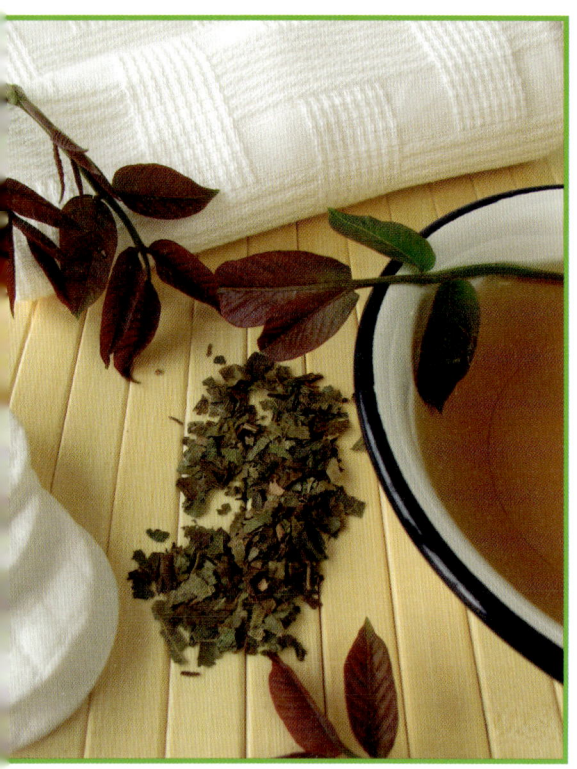

Die äußerliche Anwendung

Bei vielen körperlichen Erscheinungen, wie z. B. bei Hautausschlägen, Verletzungen, Blutergüssen etc., können Sie Heilpflanzen auch äußerlich verwenden. Als Anwendungsformen kommen hierzu Voll- und Teilbäder, Umschläge, Spülungen und Einreibungen zum Einsatz.

Überwiegend können Sie hierzu Teezubereitungen oder Tinkturen verwenden. Wie Sie diese herstellen, lesen Sie in den vorangehenden Abschnitten. Daneben gibt es noch zwei Formen, wie Sie Heilpflanzen verwenden können: als Kräuteröl oder als Heilpflanzensalbe.

Kräuteröle sind z. B. für Einreibungen bei Sportverletzungen sehr gut geeignet. Setzen Sie dazu eine dunkle Flasche mit einer Handvoll Kräutern in Olivenöl an, die Sie anschließend drei Wochen lang in die Sonne (bzw. ans Tageslicht) stellen. Schütteln Sie täglich die Flasche mindestens einmal kräftig. Danach sollten Sie das Öl absieben und dunkel sowie verschlossen aufbewahren. In dieser Weise können Sie z. B. rotes Johanniskrautöl zubereiten. Dies ist ein sehr hilfreiches Mittel gegen Prellungen, Verstauchungen oder auch bei schlecht heilenden Wunden. Auch bei Massagen sind Kräuteröle oft sehr wohltuend.

Heilpflanzensalben können Sie ebenfalls selbst herstellen. Sie benötigen dazu als Trägersubstanz etwa 100 g Vaseline. Diese lassen Sie zusammen mit ca. zwei Esslöffeln der gewünschten geschnittenen Heilpflanze (wie z. B. Arnika oder Ringelblume) unter ständigem Rühren in einem Topf kurz aufkochen. Anschließend sollten Sie die Kräuter absieben. Die etwas erkaltete Masse können Sie danach in ein Glas füllen und wiederum dunkel und verschlossen aufbewahren. Heilpflanzensalben sind ein hervorragendes Mittel bei stumpfen Verletzungen, bei Blutergüssen und Wunden. Auch zur Hautpflege als Hand- oder Gesichtscreme eignet sich diese Zubereitungsform vorzüglich (siehe hierzu auch das Spezial zum Thema Schönheit und Anti-Aging auf S. 125).

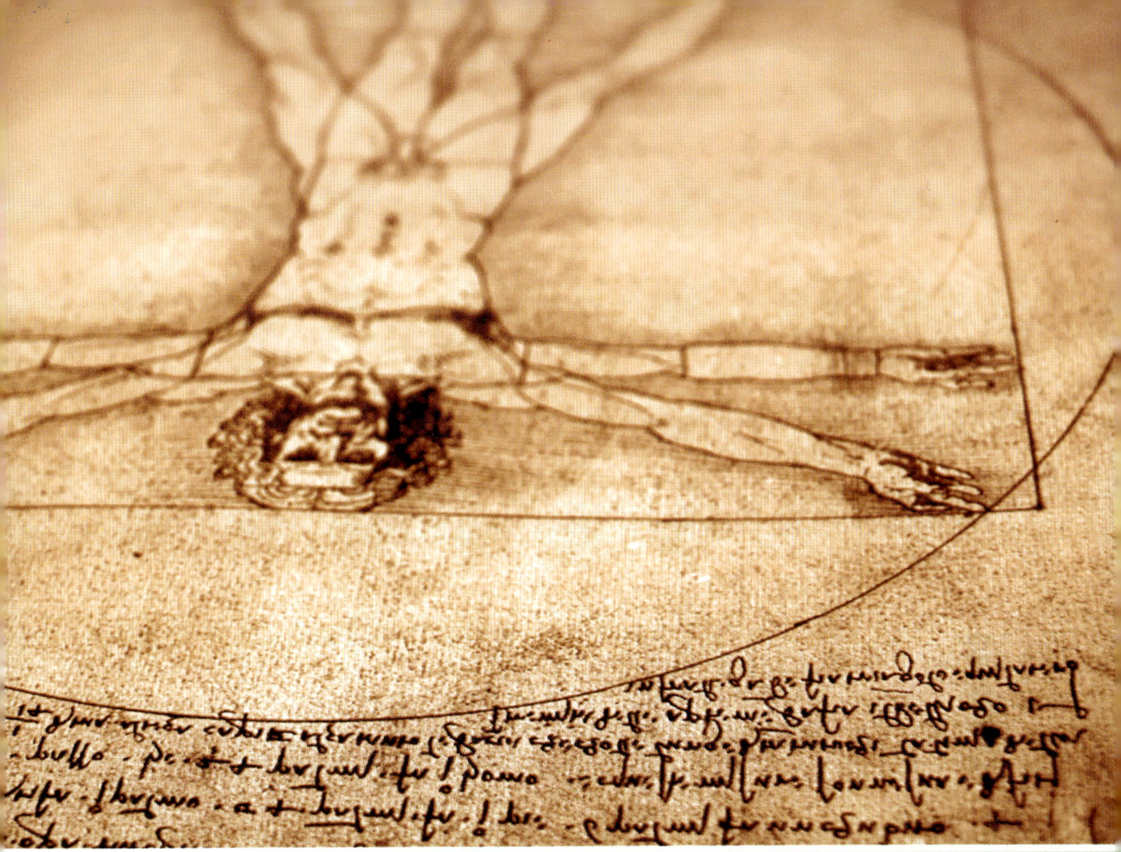

Beschwerden
von Kopf bis Fuß

Beschwerden nach Organsystemen

Im folgenden Kapitel sehen Sie nun im Speziellen, wie Sie ganz gezielt verschiedenen Krankheiten mithilfe von Heilpflanzen zu Leibe rücken können. Die Krankheiten sind nach Organsystemen geordnet. So werden Sie z. B. „Sodbrennen" unter der Überschrift „Verdauung" finden. Sie können aber auch zur schnelleren Orientierung am Ende dieses Kapitels nach der jeweiligen Erkrankung suchen. Dort sind nochmals alle Beschwerden und Erkrankungen im Überblick aufgelistet. In den meisten Fällen werden Sie bei den einzelnen Beschwerden jeweils mehrere Heilpflanzen aufgelistet finden, die zur Behandlung einer Erkrankung geeignet sind. Wählen Sie aus dieser Auswahl diejenigen Heilpflanzen aus, die Ihnen am meisten entsprechen.

Blutgefäße

Blutdruckstörungen

Störungen der Blutdruckregulation gehören statistisch gesehen zu den häufigsten Erkrankungen des modernen Lebens. Genau genommen handelt es sich bei Blutdruckveränderungen jedoch um keine eigenständige Erkrankung. Vielmehr sind andere Bereiche des Körpers die Ursache für eine Veränderung des Blutdrucks. So kommen z. B. das Herz, die Nieren, das Hormonsystem oder auch andere Blutgefäßerkrankungen als Ursache infrage. Blutdruckstörungen können grundsätzlich in zwei Richtungen tendieren: Als Hypertonie (ein zu hoher Blutdruck), was von der Schulmedizin als sehr folgenreich eingeschätzt wird, oder als Hypotonie (ein zu niedriger Blutdruck).

Diese Heilpflanzen können Ihnen bei zu hohem Blutdruck helfen:

- **Mistelkraut**
- **Weißdorn** (Blätter und Blüten)
- **Melissenblätter**
- **Johanniskraut**

Weißdorn, Melisse und Johanniskraut können Sie zu gleichen Teilen als Aufgusstee zubereiten. Das Mistelkraut setzen Sie am besten als Kaltauszug an, da das Kraut beim Kochen Giftstoffe entwickelt und gleichzeitig wichtige Wirkstoffe verliert. Da wie oben erwähnt, ein zu hoher Blutdruck meist verschiedenste Ursachen haben kann, ist es sinnvoll, diese zunächst sorgfältig abklären zu lassen.

Darauf sollten Sie achten

Da ein zu hoher Blutdruck leider meist ohne nennenswerte Symptome auftritt, verläuft diese Störung lange Zeit unbemerkt. Erst wenn dann Folgeerkrankungen durch den hohen Blutdruck entstehen, wird die Krankheit wahrgenommen. Zu diesem Zeitpunkt kann der Organismus jedoch bereits sehr geschädigt sein. Lassen Sie aus diesem Grund Ihren Blutdruck regelmäßig überprüfen.

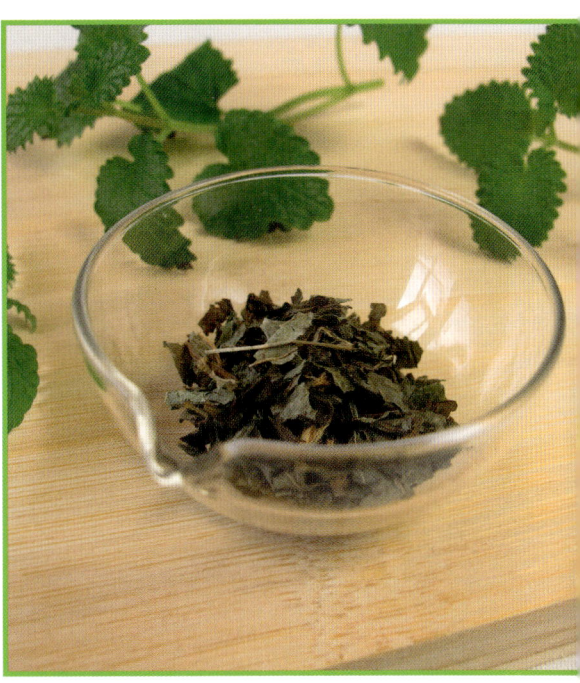

Diese Heilpflanzen können Ihnen bei zu niedrigem Blutdruck helfen:

- **Rosmarin**
- **Thymian**
- **Lavendel**

Bereiten Sie zu gleichen Teilen aus dem Kraut und den Blüten einen Aufgusstee. Dabei sollten Sie darauf achten, den Tee eher morgens und vormittags zu sich zu nehmen. Ansonsten könnte es durch die kreislaufanregende Wirkung zu Einschlafstörungen kommen.

Was zusätzlich hilfreich ist

Knoblauch ist für seine gefäßerweiternde Wirkung bekannt. Aus diesem Grund ist das Kochen mit Knoblauch oder das Kauen von rohen Knoblauchzehen bei zu hohem Blutdruck äußerst hilfreich.

Was zusätzlich hilfreich ist

Bei niedrigem Blutdruck ist oft ein Rosmarin-Vollbad sehr angenehm. Überbrühen Sie dazu eine Handvoll Rosmarinblätter mit $\frac{1}{2}$ l kochendem Wasser. Lassen Sie die Mischung ca. 20 Minuten lang abgedeckt ziehen, seihen dann den Tee ab und geben die Flüssigkeit in das Badewasser. Achten Sie jedoch darauf, dass das Badewasser nicht zu heiß ist, da dies den Kreislauf zusätzlich belasten würde. Aus demselben Grund sollten Sie nicht länger als zehn Minuten baden. Nach jedem Vollbad wird eine Ruhezeit von einer halben Stunde empfohlen.

Zusätzlich können Sie Rosmarin- und Lavendelöl im Rahmen der Aromatherapie verwenden. Geben Sie jeweils drei Tropfen in eine Duftlampe. Neben dem verbesserten Raumklima wirken die ätherischen Öle zusätzlich kreislaufanregend, aber zugleich wohltuend und beruhigend.

Krampfaderleiden

Krampfadern, im Fachjargon Varizen genannt, finden sich in unseren Breiten sehr häufig. Schätzungen gehen davon aus, dass bis zu 50 Prozent der Bevölkerung zumindest unter leichten Krampfadern leiden.

Durch eine angeborene oder altersbedingte Bindegewebsschwäche kommt es langsam fortschreitend zu einer Aussackung von oberflächlich verlaufenden Venen. Dadurch entwickelt sich allmählich eine Veränderung der Venenwände sowie der Venenklappen. Die Folge davon ist, dass sich das Blut immer mehr zurückstaut, da der normale Blutfluss durch diese Venenerkrankung nicht mehr entsprechend aufrechterhalten wer-

den kann. Diese Veränderungen sind meist nicht schmerzhaft, stellen jedoch häufig ein kosmetisches Problem für den Betroffenen dar. Allerdings können sich leider auch in manchen Fällen ernste Folgeerkrankungen ergeben. Dies ist z. B. dann der Fall, wenn sich an den veränderten Venenwänden ein Blutgerinnsel bildet und dadurch eine sogenannte Thrombose entsteht.

Neben Verhaltenstipps (s. Info-Kasten) gibt es natürlich auch eine Reihe von Heilpflanzen, die – innerlich oder äußerlich, z. B. als Creme angewendet – den Blutfluss anregen und schützend auf die Blutgefäße einwirken:
- **Rotes Weinlaub**
- **Rosskastanie**

Beide Heilpflanzen gelten als Klassiker bei Krampfaderleiden. Verschiedene Studien haben bisher ausführlich ihre Wirksamkeit belegt. Aber auch andere Pflanzen zur inneren und teilweise zur äußeren Anwendung können zusätzlich sinnvoll eingesetzt werden, wie z. B.:

- **Beifuß**
- **Buchweizen**
- **Hamamelis**
- **Mistel**
- **Schafgarbe**
- **Steinklee**
- **Mariendistel**
- **Schachtelhalm**
- **Johanniskraut**

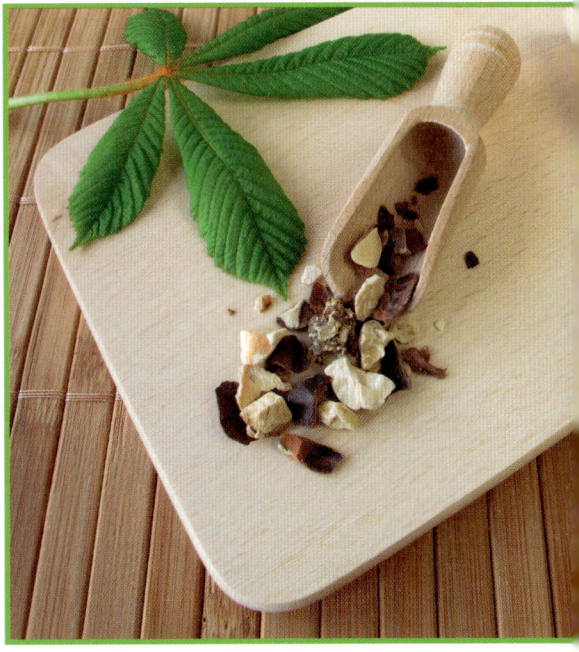

Diese Heilpflanzen wirken sozusagen als Abdichtung an den betroffenen Blutgefäßen und verhindern damit, dass weiterhin Blut aus den Gefäßen austritt und sich Venen noch weiter ausdehnen. Insbesondere der Buchweizen ist eine neuere Arzneipflanze, die das Bindegewebe in den Blutgefäßwänden stärkt. Dadurch werden bereits veränderte Venen wieder elastischer und dadurch leistungsfähiger. Buchweizen sollte deshalb bei keiner Krampfadertherapie fehlen.

Was können Sie gegen Krampfadern unternehmen?

Betroffene sollten darauf achten, dass gerade zu Beginn der Krampfaderbildung das Fortschreiten der Erkrankung durch sehr einfache Möglichkeiten eingeschränkt wird. Dabei gibt es zwei Grundsätze:
- **S**tehen und **S**itzen sind **s**chlecht bei Krampfadern!
- **L**ieber **l**aufen und **l**iegen!

Diese Grundsätze verdeutlichen die beeinflussenden Faktoren der Krampfadern: Achten Sie auf mäßige, aber ausdauernde Bewegung (Laufen), da dadurch der Blutfluss zurück zum Herzen angeregt wird. Ebenso beim Hochlegen (Liegen) der Beine. Vermeiden Sie langes Stehen genauso wie Sitzen, da dadurch ein Großteil des Blutes in den Venen verbleibt.

Durchblutungsstörungen und Arteriosklerose

Hierbei geht es um die Versorgungsbahnen des Körpers, in denen ständig Blut zirkuliert. Die Rede ist von den Blutgefäßen des menschlichen Körpers. Würde man alle Blutgefäße eines Menschen hintereinanderlegen, ergäbe dies die unvorstellbar riesige Strecke von ca. 100.000 km. Diesen Weg legt unser Blut tagtäglich zurück, um damit jede einzelne Zelle mit Nährstoffen und Sauerstoff zu versorgen. Kommt es auf einer dieser „Autobahnen" einmal zu einem Stau oder gar zu einer Vollsperrung, hat dies leider meist sehr schwerwiegende Folgen: Das umliegende Gewebe wird nicht mehr mit lebenswichtigen Substanzen versorgt und kann dadurch absterben. Medizinisch bezeichnet man solche Erkrankungen als Durchblutungsstörungen oder auch als Arteriosklerose – die sogenannte Arterienverkalkung.

Wie kommt es dazu, dass Blutgefäße, oder genauer gesagt Arterien (die Blutgefäße, die vom Herzen wegführen), so sehr geschädigt werden und „verkalken"? Die Antwort bildet eine lange Reihe unterschiedlicher Faktoren, die nach und nach teils über Jahre hinweg ablaufen. Am Anfang steht meist ein zu hoher Blutdruck. Was Sie gegen hohen Blutdruck aus Sicht der Pflanzenheilkunde unternehmen können, haben Sie bereits auf S. 152 gesehen. Warum der Blutdruck bei manchen Menschen zu hoch ist, liegt leider häufig an einer ungesunden Lebensweise. Aber auch andere Grunderkrankungen kommen dafür infrage.

Der ständige erhöhte Druck, der an der Innenwand der Blutgefäße anbrandet, bewirkt schließlich, dass sich diese Gefäßwände aufrauen – ähnlich wie wenn von der Hauswand der Putz abbröckelt. Dies bewirkt nun eine weitere, sehr ungesunde Kettenreaktion: Nun lagern sich an den geschädigten Stellen der Gefäßwand bestimmte Bestandteile des Blutes an, die Thrombozyten. Zusätzlich dazu kommt es im Inneren der Gefäßwand, sozusagen zwischen den Ziegelsteinen der Mauer, zu Wassereinlagerungen.

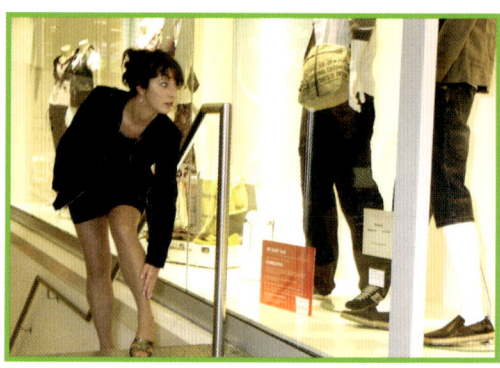

Diese werden in der Fachsprache als Ödeme bezeichnet. Gleichzeitig lagern sich aus dem Blut verschiedene Fette an der Innenwand der betroffenen Blutgefäße ab. Dies sind unter anderem die berühmt-berüchtigten Cholesterine. Je mehr Cholesterin in der Blutbahn vorhanden ist, umso mehr kann sich von diesem schädlichen Stoff in den Gefäßwänden einlagern und diese weiter schädigen. Dies ist der Grund, warum Ihr Arzt meist sehr sorgfältig auf die Höhe der Blutfettwerte achtet. Was Sie selbst mithilfe von Heilpflanzen gegen zu hohe Blutfettwerte unternehmen können, lesen Sie auf S. 194 ff. Die Kettenreaktion geht aber noch weiter: Langsam kommt es nun immer mehr zum Absterben von einzelnen Zellen der Gefäßwand. Und nun wird tatsächlich „Kalk" in die Gefäßwände eingelagert. Allerdings wird Kalk in der Medizin als Kalzium bezeichnet, das auch beim gesunden Menschen im Blut vorhanden ist. Das Ergebnis dieses langen und meist unbemerkten Prozesses ist es nun, dass die betroffenen Blutgefäße starr und unflexibel geworden sind. Oft hat sich auch der Innendurchmesser der Blutgefäße dadurch verkleinert. Die Folge: Es gelangt nur noch wenig Blut hindurch und es kommt somit nachfolgend zu Durchblutungsstörungen. Das bedeutet, das umliegende Gewebe wird nicht mehr entsprechend mit Sauerstoff und Nährstoffen versorgt und droht mehr und mehr abzusterben.

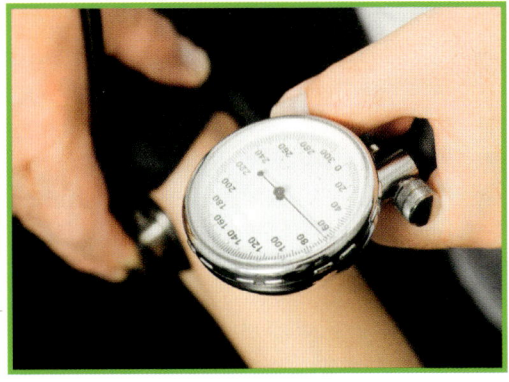

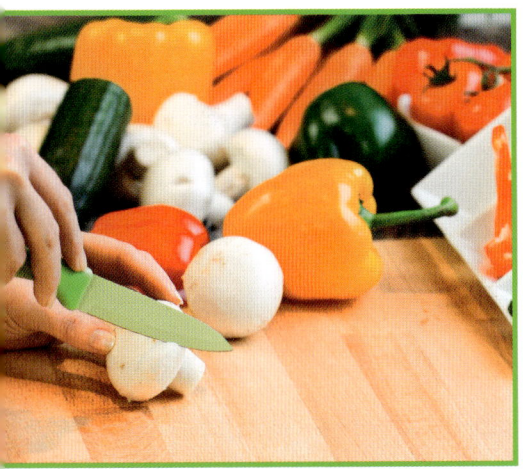

Meist ist dies ein schleichender Prozess und es kommt oft erst nach Jahren zu Beschwerden, wenn bereits ein Großteil des Blutgefäßes verstopft ist. Eine mögliche Form dieser Erkrankung ist z. B. die sogenannte Schaufensterkrankheit. Hierbei verengen sich die Blutgefäße in den Beinen durch den oben beschriebenen Prozess immer mehr und mehr. Über Jahre hinweg verschlechtert sich die Funktionsfähigkeit der Beine und es kommt zu immer heftigeren Schmerzen. Die Gehstrecke, die noch schmerzfrei zurückgelegt werden kann, wird immer kürzer. Oder auch die gefäßbedingte Demenz, ebenso eine Folge der Arteriosklerose, ist auf diesen krankhaften Prozess zurückzuführen.

Darüber hinaus gibt es noch eine weitere Auswirkung durch die vorhandene Verengung der Blutgefäße: Es steigt dadurch wiederum der Blutdruck an – wodurch der gesamte Prozess im Grunde immer wieder von vorn beginnt und sich kontinuierlich verschlechtert.

Kommt es dann irgendwann zu einer vollständigen Verengung eines Blutgefäßes, zur „Vollsperrung einer Autobahn", hat dies je nach betroffenem Gebiet z. B. einen Herzinfarkt, Schlaganfall oder einen sonstigen Arterienverschluss zur Folge.

Um es nicht so weit kommen zu lassen, sollten Sie so früh wie möglich diesen Teufelskreis durchbrechen. Am besten wäre es, wenn Sie gleich ganz am Anfang dieser gefährlichen Spirale den Blutdruck auf ein normales Maß senken könnten.

Was zusätzlich hilfreich ist

Zusätzlich zum hohen Blutdruck gibt es einige Risikofaktoren, die die Entstehung der Arteriosklerose erheblich begünstigen. Viele dieser Risikofaktoren lassen sich durch unseren Lebensstil positiv verändern. Dazu zählen folgende Bereiche:

- Versuchen Sie mit dem Rauchen aufzuhören. Nikotin ist ein Gefäßgift. Das heißt, es schädigt die Gefäßwände zusätzlich und Arteriosklerose und Durchblutungsstörungen können auf diesem Boden leider sehr wahrscheinlich entstehen. Falls Sie den Ausstieg selbst nicht schaffen: Es gibt inzwischen viele Hilfestellungen von Krankenkassen und Therapeuten. Rauchen ist eine Suchterkrankung. Lassen Sie sich helfen!
- Übergewicht steht ebenfalls im Verdacht, die Arteriosklerose zu begünstigen. Versuchen Sie auf gesunde und ausgewogene Ernährung zu achten.

- Essen Sie möglichst wenig tierische Fette. Wie Sie oben gesehen haben, sind Cholesterineinlagerungen ein wesentlicher Faktor bei der Entstehung von Durchblutungsstörungen. Cholesterin stammt hauptsächlich aus tierischen Fettzellen. Eine Killersubstanz für unsere Blutgefäße.
- Achten Sie, soweit möglich, auf mehr Bewegung. Das muss nicht immer eine Stunde Joggen sein. Versuchen Sie, Bewegung in Ihren täglichen Alltag einzubauen und z. B. die Treppen zu nehmen, anstatt den Fahrstuhl zu benutzen. Wichtig ist, dass Ihnen die Bewegung Spaß macht und keinen zusätzlichen Druck aufbaut. Außerdem ist Ausdauersport besser als Kraftsport.
- Auch negativer Stress bewirkt eine Schädigung der Blutgefäße. Deshalb ist es trotz des hektischen Alltags sehr wichtig, sich sehr bewusst kleine Inseln zu schaffen, die Sie täglich in Ihren Tagesablauf einbauen sollten. Auch hierzu gibt es wirkungsvolle Strategien und auch hier gilt: Holen Sie sich Hilfe von außen!
- Falls Sie unter bestimmten anderen Erkrankungen leiden, sollten diese bestmöglich behandelt werden. Insbesondere Diabetes mellitus hat einen sehr schädlichen Einfluss auf die Arteriosklerose. Auch hierzu gibt es unter anderem Möglichkeiten aus der Pflanzenheilkunde (siehe hierzu S. 201 ff.).
- Nur einen Risikofaktor können Sie selbst leider nicht beeinflussen: das männliche Geschlecht. Denn Männer sind wesentlich häufiger von Durchblutungsstörungen betroffen als Frauen, dies lässt sich allerdings nicht ändern.

Gibt es Heilpflanzen, die bei Durchblutungsstörungen und Arteriosklerose helfen können? Ja, die gibt es sehr wohl. Die Wissenschaft kennt inzwischen meist die genaueren Hintergründe, welche pflanzlichen Wirkstoffe die Durchblutung fördern können. Folgende Heilpflanzen kommen dazu infrage:

- **Artischocke**
- **Bärlauch**
- **Beifuß**
- **Buchweizen**
- **Cranberry**
- **Ginkgo**
- **Knoblauch**
- **Steinklee**
- **Zimt**

Diese Pflanzen haben z. T. unterschiedliche Wirkungen, wie sie die Durchblutung steigern. Eine wesentliche Eigenschaft liegt z. B. in der Veränderung der Fließeigenschaft des Blutes, wie es z. B. beim Ginkgo der Fall ist. Andere Heilpflanzen wirken dagegen direkt an den Blutgefäßwänden und fördern dort die verloren gegangene Beweglichkeit.

Falls Sie infolge von Durchblutungsstörungen unter offenen Hautstellen oder schlecht heilenden Wunden leiden, können Sie einen **Eichenrindenextrakt** anwenden. Dieser fördert die Durchblutung und die Wundheilung. Die Zellen der äußeren Gewebeschichten können sich dadurch besser regenerieren und die offenen Stellen heilen rascher ab.

Herz

Herzinsuffizienz

Den medizinischen Ausdruck „Herzinsuffizienz" könnte man mit dem Begriff „Herzschwäche" übersetzen. Herzinsuffizienz ist keine eigenständige Krankheit, sondern entwickelt sich schleichend aufgrund einer vorangegangenen Erkrankung (meist auf dem Boden einer Kreislauf-, Herz- oder Lungenerkrankung). Dieser über Jahre hinweg fortschreitende Prozess bewirkt schließlich, dass das Herz seine Leistung nicht mehr entsprechend erbringen kann. Somit kann der gesamte Körper nicht mehr ausreichend mit Blut und dadurch nicht mehr entsprechend mit Sauerstoff versorgt werden.

Die Behandlung der Herzinsuffizienz gehört in die Hand eines erfahrenen Therapeuten. Zusätzlich dazu kennt aber die Heilpflanzenkunde ver-

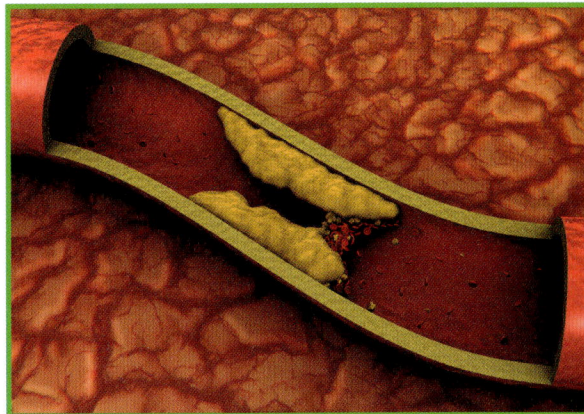

schiedene Substanzen, die das Herz kräftigen und somit der Herzschwäche entgegenwirken können. Falls Sie schulmedizinische Medikamente einnehmen, befragen Sie bitte Ihren Arzt oder Apotheker zu eventuellen Wechselwirkungen mit pflanzlichen Präparaten.

Diese Heilpflanzen können Ihnen bei Herzinsuffizienz helfen:

- **Weißdorn**
- **Maiglöckchen**
- **Meerzwiebel**
- **Mistel**
- **Melisse**
- **Birkenblätter**
- **Brennnesselkraut**
- **Adoniskraut**
- **Herzgespannkraut**

Weißdorn ist bei Herzbeschwerden das pflanzliche Heilmittel schlechthin. Es wirkt herzkräftigend und verbessert die eigene Blutversorgung des Herzmuskels. Da sich bei Herzinsuffizienz häufig

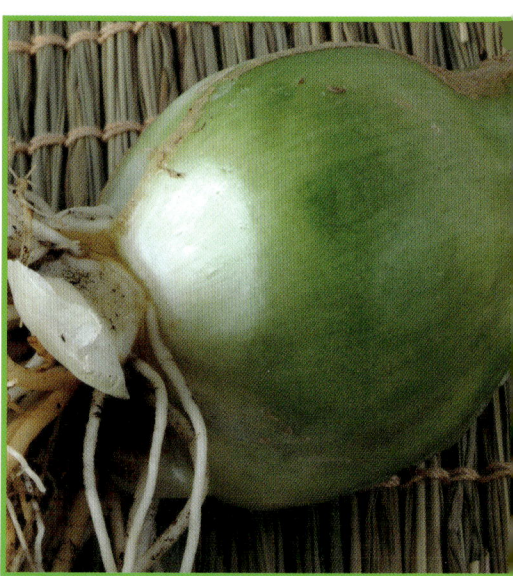

Achtung: kein Vollbad bei Herzinsuffizienz!

Bei einer bestehenden Herzinsuffizienz sind Vollbäder medizinisch verboten. Dies hat einen bestimmten Grund: Das Gewicht des Wassers drückt bei einem Vollbad von außen auf Ihren Körper und engt zu einem gewissen Maße auch die Blutgefäße ein. Somit müsste das Herz noch mehr Druck aufwenden, um das Blut durch die verengten Blutgefäße zu pumpen. Da aber bei Herzinsuffizienz das Herz sowieso bereits geschwächt ist, kann es diesen verstärkten Druck nicht mehr erzeugen. Die Folge davon könnte ein akutes Kreislaufversagen sein.

Wasseransammlungen in den Extremitäten und in den Venen bilden, ist es sinnvoll, die Wasserausscheidung des Körpers zu unterstützen. Birkenblätter und Brennnesselkraut besitzen eine entsprechende Wirkung und kommen aus diesem Grunde hier zum Einsatz.

Die Heilpflanzen Weißdorn, Melisse, Birkenblätter, Brennnesselkraut und Herzgespannkraut können Sie als Aufgusstee zubereiten. Die Mistel wird als Kaltansatz (s. S. 143) angesetzt. Die Pflanzen Maiglöckchen, Meerzwiebel und Adoniskraut sollten Sie keinesfalls selbst sammeln oder aus dem Garten ernten, da aufgrund zahlreicher Neben- und Giftwirkungen auf eine genaueste Dosierung geachtet werden muss. Sie erhalten jedoch diese Wirkstoffe als Fertigpräparate in der Apotheke.

Atmung

Husten

Hustenmittel werden in der Pflanzenheilkunde sehr häufig verwendet. Husten ist ein weitverbreitetes Symptom von verschiedenen Erkrankungen, angefangen bei der eher harmlosen Erkältung über Grippe, Atemwegsentzündungen, Bronchitis, Asthma bronchiale bis hin zur Lungenentzündung oder anderen schwerwiegenden Erkrankungen. Dauert Husten länger als zwei Wochen an, ohne dass er auf eine Behandlung mit pflanzlichen Präparaten anspricht, sollten Sie umgehend einen Arzt oder Heilpraktiker zur weiteren Abklärung aufsuchen. Das Gleiche gilt auch, falls weitere Symptome wie z.B. Fieber, Atemnot oder Symptome anderer Organbereiche dazukommen sollten.

Husten ist im menschlichen Organismus ein wichtiger Schutzreflex. Die Atemwege befreien sich dadurch von eindringenden kleinsten Partikeln oder von Krankheitserregern. Somit ist die Unterstützung durch sogenannte auswurffördernde Heilpflanzen sehr sinnvoll, so z.B. bei trockenem Husten oder bei Reizhusten.

In manchen Fällen kann aber der Husten auch sehr belastend für den Betroffenen sein, wenn er ununterbrochen auftritt und nicht mehr stillbar zu sein scheint. In diesem Falle kommen sogenannte Hustenstiller zum Einsatz, die den Husten unterdrücken, um z.B. ruhig durchschlafen zu können.

Diese Heilpflanzen können Sie zur Förderung des Auswurfes verwenden:

- **Anisfrüchte**
- **Fenchelfrüchte**
- **Fichte**
- **Ysop**
- **Efeu**

- **Süßholzwurzel**
- **Schlüsselblume**
- **Thymian**
- **Sonnentau**
- **Umckaloabo**
- **Veilchen**

Anisfrüchte, Fenchelfrüchte sowie Süßholzwurzel sollten Sie als Abkochung (s. S. 143) zubereiten. Ysop sollte nur als Fertigpräparat anwendet werden, da diese Pflanze in bestimmten Konzentrationen giftig wirken kann. Alle anderen Zutaten können Sie als Aufgusstee mit frischem oder getrocknetem Kraut der Pflanzen anwenden. Um Ihren Schlaf nicht durch Abhusten zu stören, sollten Sie diese Pflanzen nicht unmittelbar vor dem Zubettgehen anwenden.
Diese Heilpflanzen wirken hustenlindernd:

- **Spitzwegerich**
- **Eibischwurzel**
- **Malvenblätter/-blüten**
- **Königskerzenblüten**
- **Huflattich**

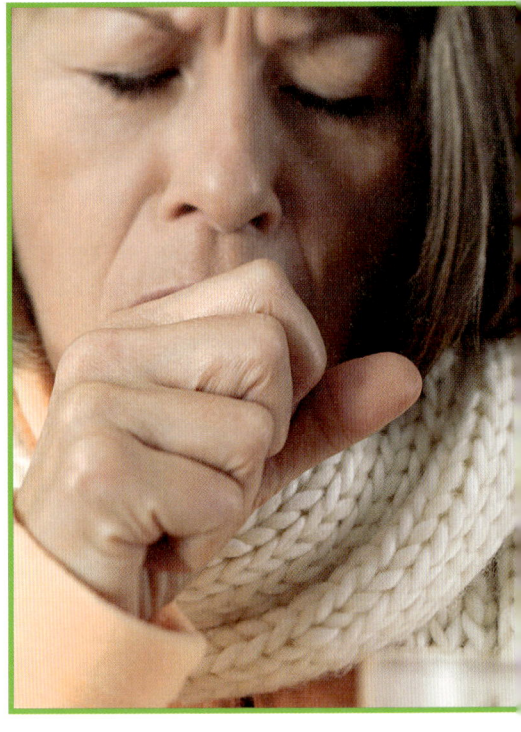

Diese hustenlindernden Heilpflanzen bilden durch ihre enthaltenen Schleimstoffe eine schützende Schicht über die entzündeten Atemwege. Dadurch kommt es zu einer deutlichen Beruhigung des Hustenreizes. Alle fünf dieser genannten Heilpflanzen sollten Sie als Kaltansatz (s. S. 143) herstellen. Die Zubereitung als Aufgusstee oder als Abkochung ist nicht empfehlenswert. Dabei würden die wertvollen Schleimstoffe dieser Heilpflanzen vernichtet werden.

Bronchitis

Unter Bronchitis versteht man eine Entzündung der Bronchien. Dies sind verzweigte Bereiche innerhalb der Lunge, durch die unsere Atemluft fließt. Die Schleimhaut, mit der die Bronchien an ihrer Innenseite ausgekleidet sind, entzündet sich bei dieser Krankheit. Dies geschieht entweder akut oder chronisch. Eine akute Bronchitis ist meist durch Viren verursacht und tritt oft gleichzeitig zur klassischen Erkältung auf. Die chronische Form der Krankheit hat in den überwiegenden Fällen nichts mit Viren oder Bakterien zu tun,

Genießen Sie ein wohltuendes Heilpflanzenbad!

Bei akuter Bronchitis hat sich folgende Rezeptur für ein ätherisches Vollbad bewährt: Geben Sie zum wohltemperierten Badewasser jeweils 20 ml **Eukalyptusöl, Rosmarinöl** sowie **Thymianöl** und fügen noch einige hübsche **Veilchenblüten** hinzu. Dies wirkt wunderbar entspannend und auf die Atemwege sehr befreiend.

sondern entsteht aufgrund anderer dauerhafter Reize, wie z. B. Zigarettenrauch. Typische Symptome sind Schmerzen beim Atmen, Kitzel- bzw. Reizhusten oder Verschleimung der Bronchien mit Auswurf und Heiserkeit sowie in manchen Fällen Fieber.

Wie Sie den Husten lindern oder Auswurf fördern können, haben Sie bereits unter der Überschrift „Husten" kennengelernt (siehe S. 161 ff.). Hier stehen Ihnen jeweils sehr viele Heilpflanzen zur Verfügung. Darüber hinaus sind die Heilpflanzen

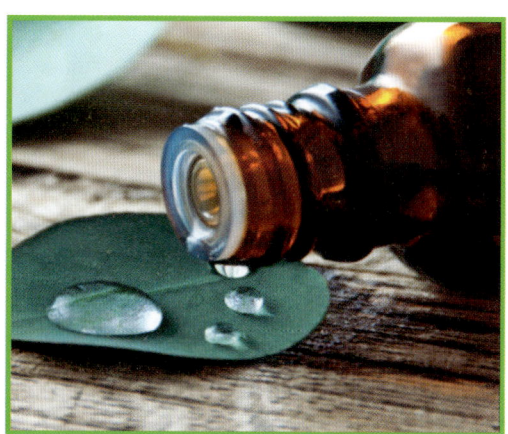

Eukalyptus, Hagebutten, Umckaloabo, Wasserdost und **Zwiebel** sehr hilfreich. Sie wirken teilweise antimikrobiell, lindern leichtes Fieber, erleichtern das Atmen und unterstützen darüber hinaus das Immunsystem. Außerdem sind bei Infektionen der Atemwege die sogenannten pflanzlichen Antibiotika die Therapie der Wahl (siehe hierzu das Spezial „Pflanzliche Antibiotika" auf S. 58).

Asthma bronchiale

Diese Lungenkrankheit zählt bei Kindern zu den häufigsten chronischen Krankheiten. Bei Säuglingen und Kleinkindern spricht man häufig noch von chronischer Bronchitis. Oft bildet sich Asthma bronchiale auf dem Boden einer bestehenden Allergie. Aber auch eine nicht allergische Form der Krankheit ist bekannt. Wissenschaftliche Studien haben ergeben, dass die Zahl an Asthma-Erkrankten in den letzten Jahren deutlich zugenommen hat.

Doch was genau versteht man unter diesem Krankheitsbild? Es handelt sich dabei um eine chronisch wiederkehrende Erkrankung der Bronchien. Typischerweise tritt Asthma bronchiale sehr plötzlich als Anfall auf. Ausgelöst durch die Aufnahme von allergieauslösenden Substanzen (in den meisten Fällen sind dies Pollen) oder durch körperliche und/oder psychische Belastung kommt es meist zu Luftnot, Husten, hörbaren Atemgeräuschen und Erstickungsgefühl.

Die Phytotherapie kennt eine Vielzahl an Heilpflanzen, die bei Asthma bronchiale wirkungsvoll zum Einsatz kommen. Wichtig ist dabei die regelmäßige vorbeugende Einnahme dieser

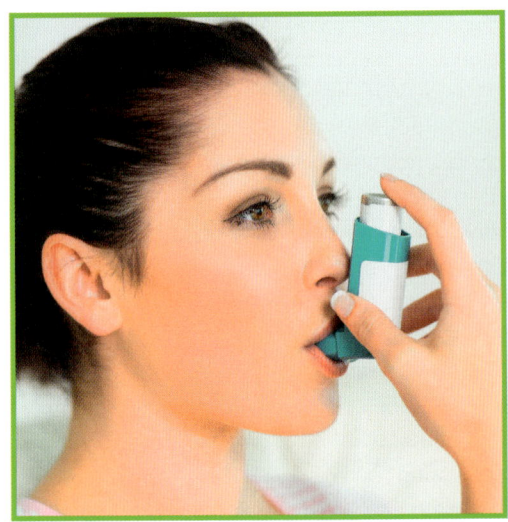

Warum tritt bei Asthma bronchiale Atemnot auf?

Während eines Asthmaanfalles kommt es zu drei unterschiedlichen Veränderungen an den Bronchien, die dadurch die typischen Symptome hervorrufen:
• Die Schleimhaut der entzündeten Bronchien schwillt an. So wie z. B. die äußere Haut bei einem Insektenstich anschwillt, so reagiert auch die innere Schleimhaut der Bronchien auf einen eindringenden Reiz.
• Als Schutz z. B. vor den eingedrungenen Pollen bildet diese Schleimhaut einen zähen, fest anhaftenden Schleim. Mit diesem Schleim versucht der Körper die eingedrungenen Stoffe unschädlich zu machen.
• Zusätzlich kommt es zu einem Muskelkrampf der Bronchien. Dies ist im Grunde ein Schutzmechanismus, um das Eindringen weiterer Substanzen in die Lunge zu verhindern.
Diese drei Faktoren führen allerdings dazu, dass der Durchmesser der kleinen Bronchien immer mehr verengt wird. Luftnot ist schließlich die Folge davon.

Pflanzen. Während eines akuten Anfalles ist es dagegen nicht sinnvoll, z. B. einen Tee zur inneren Anwendung einzunehmen.

Um den ablaufenden Vorgängen in den Bronchien (siehe Info-Kasten) vorzubeugen, kommen vorwiegend entzündungshemmende, schleimlösende sowie krampflösende Heilpflanzen zur Anwendung.

Diese Heilpflanzen können bei Asthma bronchiale hilfreich sein:

• **Damiana**
• **Thymian**
• **Eibisch**
• **Spitzwegerich**
• **Anis**
• **Odermennig**
• **Efeu**
• **Fenchel**
• **Eisenkraut**
• **Gundermann**
• **Ysop**

Achten Sie bei der Anwendung dieser Heilpflanzen in Verbindung mit Asthma bronchiale ganz besonders auf mögliche Allergien.

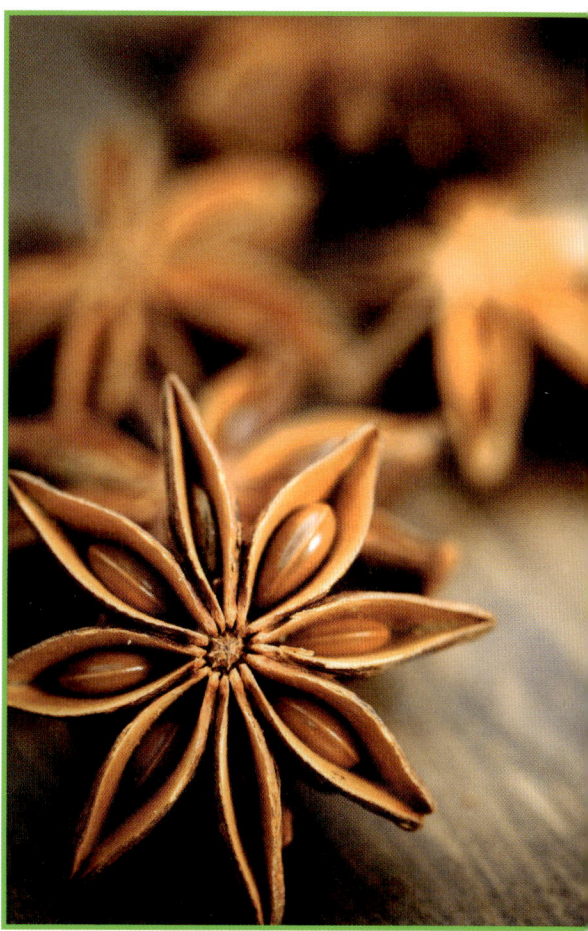

Immunsystem und Infektionen

Stärkung des Immunsystems

Aus der Praxis:

Herr Ackerbauer, 42 Jahre, ist Geschäftsführer eines mittelständischen Unternehmens. Seine Aufgaben in der Firma sind anspruchsvoll. Sehr häufig steht er unter extremem Druck, wie er selbst sagt, bräuchte aber diesen „permanenten Anspannungspegel", um immer wieder die geforderten Leistungen" im Job zu erbringen. Er ist verheiratet und verbringt die wenige Freizeit mit seinen beiden Kindern und seiner Frau am liebsten bei gemeinsamen Unternehmungen. Immer wieder flammt ein Infekt der Nebenhöhlen auf, der ihn dann mit heftigen Druckschmerzen an Stirn und Oberkiefer zusammen mit Müdigkeit und Abgeschlagenheit einholt. Aufgrund der beruflichen Situation gesteht sich Herr Ackerbauer allerdings nicht zu, dass er den Infekt zu Hause auskuriert. Vielmehr kommt er seinen beruflichen Verpflichtungen nach und „hängt sich umso mehr rein". Mithilfe von Antibiotikumgaben, Schmerzmitteln und erhöhtem Kaffeekonsum kommt er über die Runden. Bis eines Tages der große Zusammenbruch stattfindet: Die vorhandenen Krankheitserreger vermehren sich, treten von den Nebenhöhlen in den Blutkreislauf über und besiedeln anschließend die Herzinnenhaut und den Herzmuskel. Die dadurch entstandene Herzmuskelentzündung muss Herr Ackerbauer nun

stationär in der Klinik behandeln. Sie heilt dabei glücklicherweise folgenlos ab. Herr Ackerbauer fällt in dieser Zeit jedoch für insgesamt fünf Wochen aus. In dieser Zeit hält er Kontakt zu einem befreundeten Heilpraktiker, der ihm zusätzlich zur schulmedizinischen Behandlung zur Seite steht.

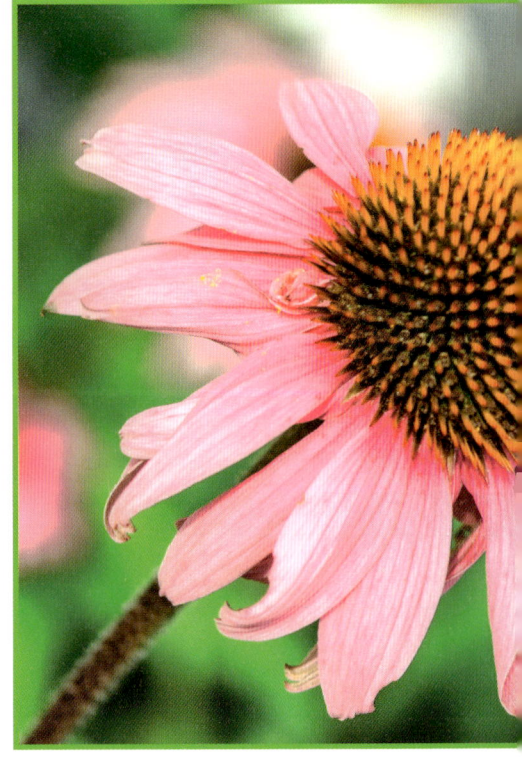

Neben wirkungsvollen Maßnahmen zu Stress-
abbau und Entspannung baut der Heilpraktiker
zunächst die natürliche Darmflora auf. Durch
die zahlreichen Antibiotikagaben wurde diese
zerstört, was wiederum das Immunsystem von
Herrn Ackerbauer schwächte. Daneben wendet
der Heilpraktiker im Rahmen der Phytotherapie
die Heilpflanzen Roter Sonnenhut und Eisenkraut
an, um das Immunsystem „wieder auf gesunde
Beine zu stellen". Außerdem verbringt Herr Ackerbauer nun bewusst mehr Zeit mit seiner Familie,
gönnt sich mehr Schlaf und erholt sich häufig in
der freien Natur. All dies zeigt Wirkung. „Aber das
Wichtigste war meine eigene Erkenntnis, dass
ich ohne intakte Gesundheit auch keine richtige
Leistung bringen kann", so Herr Ackerbauer.

Die in diesem Fallbeispiel genannten Heilpflanzen **Roter Sonnenhut** und **Eisenkraut** sind
die Mittel der Wahl, wenn es um ein gesundes Immunsystem geht. Neben diesen beiden
weitverbreiteten pflanzlichen Heilmitteln gibt es
zusätzlich zwei Heilpflanzen, die zur Stärkung des
Immunsystems hilfreich sind: Die **Ginsengwur-
zel** und die **Taigawurzel**. Beide Pflanzen wirken
neben der reinen Stärkung des Abwehrsystems
zusätzlich entzündungshemmend. Außerdem
besitzen sie bereits eine vorbeugende Wirkung,
indem sie die Stressanfälligkeit des Organismus
wesentlich herabsetzen. Gerade in unserer Zeit
ist dies sicherlich ein wichtiger Faktor, um das
Immunsystem wirkungsvoll vor körperlichem und
psychischem Stress, aber auch vor Krankheitserregern zu schützen.

Erkältungskrankheiten

Gerade in den Herbst- und Wintermonaten sind
sie verstärkt aktiv: die allgegenwärtigen Grippe-
viren. Von Mensch zu Mensch werden sie
übertragen, durch Niesen, Husten oder durch
direkten Kontakt. Es scheint so, als könne man
sich nicht dagegen schützen. Aber nur wenn
zusätzlich das eigene Immunsystem durch
verschiedene Umstände geschwächt ist, haben
die Krankheitserreger eine Chance zum Angriff.
Dann treten die typischen Symptome wie Hals-,
Kopf- und Gliederschmerzen, Niesen, Husten,
Schluckbeschwerden oder auch Müdigkeit und
Abgeschlagenheit auf. Eventuell kann leichtes
Fieber hinzukommen.

Und auch hiergegen gibt es zahlreiche Hilfen aus
der Natur, wie z. B.:

- **Fichte**
- **Hagebutte**
- **Huflattich**
- **Spitzwegerich**
- **Holunder**
- **Weidenrinde**
- **Mädesüß**
- **Umckaloabo**
- **Veilchen**

Diese Pflanzen wirken reizlindernd, entzündungshemmend und schmerzlindernd. Holunder, der in
vielen Erkältungstees enthalten ist, wirkt darüber
hinaus schweißtreibend. Dies ist bei fieberhaften Infekten eine wirksame Unterstützung des
Immunsystems. Zusätzlich dazu enthält diese

Gurgeln Sie mit Huflattich-Präparaten!

Sehr hilfreich ist es bei Erkältungen, insbesondere einhergehend mit Halsschmerzen, mit Huflattich zu gurgeln. Die reizlindernde Wirkung ergibt sich aus der schützenden Schicht, die die Heilpflanze an den entzündeten Rachenwänden bildet. Verwenden Sie jedoch Huflattich grundsätzlich als Fertigpräparat aus der Apotheke.

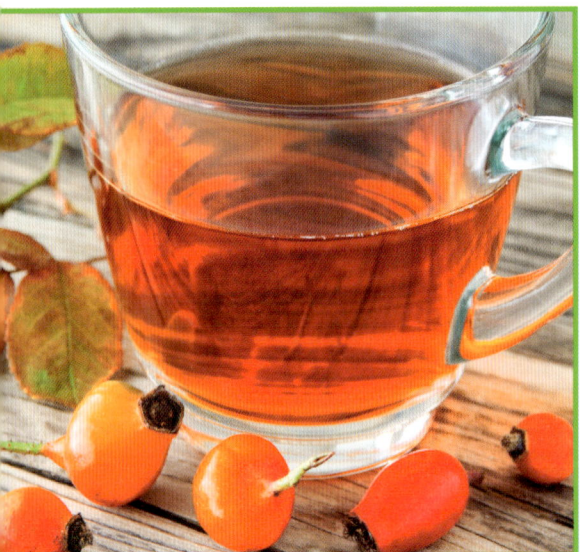

Heilpflanze einen hohen Gehalt an Vitamin C, was sich wiederum hilfreich auf das Abwehrsystem auswirkt.

Gürtelrose (*Herpes zoster*)

Jeder Mensch, der einmal in seinem Leben an Windpocken erkrankt ist, kann eine Gürtelro-se ausbilden. Inzwischen gibt es eine Impfung gegen die Windpocken. Früher war dies jedoch noch nicht möglich, sodass sich die Windpocken sehr weit verbreiten konnten. Was haben aber die Windpocken mit der Gürtelrose zu tun? Beide Erkrankungen gehen vom gleichen Erreger aus – und wenn sich dieser einmal im Körper befindet, wie z. B. bei den Windpocken, dann bleibt der Krankheitserreger anschließend ein ganzes Leben lang dort. Dies ist sozusagen die Überlebensstrategie dieses Erregers. Die Rede ist vom *Varizella-zoster*-Virus, ein Vertreter der Herpesviren, der Windpocken und eben auch die Gürtelrose hervorrufen kann. In den meisten Fällen „versteckt" sich der Virus sehr lange Zeit und absolut unbemerkt in unserem Körper – an ganz bestimmten Stellen. Dies sind hauptsächlich die Nervenknoten, die aus dem Rückenmark austreten. Falls dann im Laufe des Lebens das Immunsystem aus irgendeinem Grunde geschwächt wird – meist in Verbindung mit einer erhöhten Stressbelastung –, wandert der Virus an diesem Nervenstrang entlang und bildet die typische Hautentzündung.

Meist wird dies als gürtelförmige Erscheinung, häufig einseitig auf der Brust- oder Bauchwand, sicht- und spürbar. Gürtelförmig deshalb, weil der Virus genau einen Nervenstrang befällt, der für diesen gürtelförmigen Bereich der Haut zuständig ist.

Nachfolgend kommt es zu einer starken Hautrötung sowie zu einzelnen kleinen Bläschen, die mit einer klaren Flüssigkeit gefüllt sind. Das Gebiet schmerzt meist stark. Häufig werden diese Schmerzen als brennend empfunden und bleiben oft lange Zeit auch nach Abklingen der eigentlichen Hautsymptome noch bestehen. Der Hautausschlag selbst heilt meist folgenlos ab.

Oft sind es diese lang anhaltenden Schmerzen, die den Betroffenen sehr beeinträchtigen. Die Schulmedizin bezeichnet dies als Zoster-Neuralgie, eine Art von Nervenschmerzen. Mithilfe der Pflanzenheilkunde kann diesem Schmerzereignis entgegengewirkt werden. Aufgrund ihrer besonderen Wirkungen kommen hierfür **Eukalyptus, Hagebutten** und **Cayennepfeffer** zum Einsatz. Eukalyptus und Hagebutten wirken zum einen entzündungshemmend und aktivieren das Immunsystem. Dies ist eine sehr wichtige Maßnahme, um den Entzündungsprozess einzudämmen und den Krankheitserreger zu bekämpfen. Außerdem besitzt Eukalyptus eine stark durchblutungsfördernde Wirkung. Eine erhöhte Durchblutung des betroffenen Gewebes führt wiederum zu einer Verminderung der Schmerzen. Diesen Umstand macht Eukalyptus zu einem sehr wich-

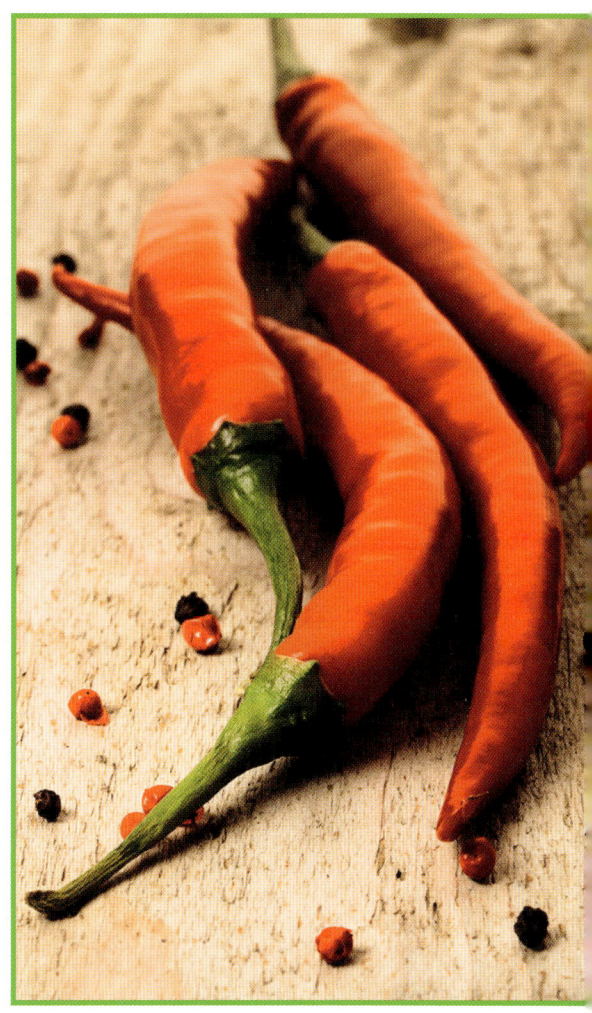

tigen pflanzlichen Heilmittel. Auch der Wirkstoff des Cayennepfeffers, das Capsaicin, wirkt ähnlich und ebenfalls sehr effektiv. Wissenschaftlich inzwischen gut erforscht, kann dieser Wirkstoff insbesondere bei Nervenschmerzen eingesetzt werden, wie eben bei der Zoster-Neuralgie. Eukalyptus steht z. B. als ätherisches Öl zur Verfügung. Den Wirkstoff des Cayennepfeffers gibt es als Pflaster oder als Creme in der Apotheke. Allerdings sollten Sie darauf achten, dass die äußerliche Anwendung nicht direkt auf einer akut entzündeten Hautstelle erfolgt. Erst nach Abheilen des Ausschlages können die Substanzen auf die Haut aufgetragen werden, um anhaltende Schmerzen zu lindern.

Am Beispiel der Gürtelrose und deren naturheilkundlicher Behandlung wird übrigens auch das Ähnlichkeitsprinzip sehr deutlich: Typisch für die Gürtelrose ist der brennende Schmerzcharakter. Auch das Capsaicin, der Wirkstoff des Cayennepfeffers, ruft zunächst ein Brennen hervor, das anschließend jedoch eine heilende Wirkung ausbildet. Dieses Wirkprinzip lässt sich bei genauerer Betrachtung in verschiedenen Bereichen der Naturheilkunde immer wieder erkennen.

Lippenherpes

Es juckt, brennt, kribbelt, schmerzt und ist einfach lästig – Lippenherpess, in der Medizin auch *Herpes labialis* genannt. Hervorgerufen werden die unangenehmen Bläschen an Lippe und Mundschleimhaut durch den *Herpes-simplex*-Virus Typ 1. Dies ist ein Krankheitserreger, der bei ca. 90 Prozent aller Menschen zu finden ist. Viele Menschen tragen den Virus unbemerkt in sich, ohne dass es zu Krankheitsanzeichen kommen müsste. Doch unter bestimmten Um-

ständen kann sich dieser bemerkbar machen. Dies geschieht vor allem in Zeiten, in denen das Immunsystem geschwächt ist, weil es sich z. B. gerade mit anderen Krankheitserregern beschäftigen muss. Auch eine emotionale Belastung, wie beispielsweise negativer Stress, kann das Abwehrsystem herunterfahren, sodass dann der Virus vermehrt Chancen hat.

Noch bevor die typischen Bläschen auf der Lippe zu sehen sind, kommt es oft etwa einen Tag davor zu einem Spannungsgefühl an der Lippe. Die Betroffenen merken einfach, dass dort etwas nicht in Ordnung ist. Hier sollte sofort mit der Behandlung begonnen werden. Je früher die Therapie beginnt, desto milder und kürzer ist der Verlauf. Neben **Aloe vera** oder **Salbei** ist die **Melisse** der Spezialist, wenn es um virale Hautinfektionen geht. Sie hat die wesentliche Fähigkeit, Viren an der Ausbreitung zu hem-

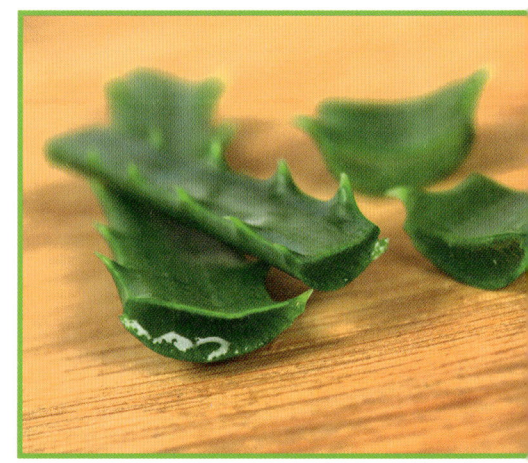

men. Außerdem wirkt die Heilpflanze zusätzlich förderlich auf die Wundheilung. Wenn Sie frische Melisse zur Verfügung haben, kauen Sie einfach ein paar Blätter und geben anschließend etwas von dem grünen Brei auf die betroffenen Hautstellen. Oder Sie greifen auf Melissenpräparate aus der Apotheke zurück. Tragen Sie diese mit einem Wattestäbchen auf die Lippe auf. In beiden Fällen sollten Sie die Behandlung viermal täglich wiederholen. Nach der Anwendung bitte immer die Hände waschen, um eine Weiterverbreitung der Viren zu verhindern. Und natürlich gilt leider in dieser Zeit: Küssen verboten! Sinnvoller als die Behandlung der vorhandenen Herpesbläschen ist natürlich deren Vermeidung. Deshalb sollten Sie Ihr Immunsystem grundlegend stärken.

Allergien

Heuschnupfen

Die ständig laufende Nase, Niesattacken, brennende juckende Augen, ein quälendes Kratzen im Hals, Kopfschmerzen, Müdigkeit und Abgeschlagenheit – kurz Heuschnupfen. In Europa leiden bis zu 25 Prozent aller Menschen zwischen 15 und 50 Jahren an diesem Krankheitsbild, das in der Schulmedizin als „allergische Rhinitis" bezeichnet wird. Die Ursache der Erkrankung liegt im Immunsystem der Betroffenen: Bestimmte Anteile der Immunabwehr sehen dabei harmlose Substanzen aus der Umwelt als feindliche Eindringlinge an und bekämpfen sie im Grunde so vehement wie einen tatsächlichen Krankheitserreger. Überwiegend sind es Pollen, Tierhaare, Schimmelpilze oder auch Zusätze in Kosmetika, auf die die Betroffenen mit den typischen Beschwerden reagieren. Pollen sind darunter sehr weitverbreitet. Dies sind kleinste Samenpartikel von Gräsern, Bäumen oder Getreidearten, die mithilfe des Windes zur Fortpflanzung verteilt werden. Da diese in der Natur fast schon allgegenwärtig vorhanden sind, ist in diesem Fall eine konsequente Meidung sehr schwer möglich. Die Phytotherapie kennt mehrere Heilpflanzen, die bei Heuschnupfen zum Einsatz kommen, wie z. B. **Augentrost, Kamille, Spitzwegerich, Pestwurz, Wasserdost** und **Gundermann.** Die Heilpflanze Augentrost wirkt generell gegen Heuschnupfen, überwiegend jedoch gegen die unangenehmen Erscheinungen an den Augen wie Brennen, Jucken oder Fremdkörpergefühl mit vermehrtem Tränen der Augen. Die Heilpflanzen Spitzwegerich und Gundermann wirken adstringierend. Dies bezeichnet die Fähigkeit, Blutgefäße z. B. in der Nasenschleimhaut zu verengen. Dadurch werden das Nasenlaufen oder Niesattacken wesentlich verringert. Zusätzlich kann man sich die antiallergische Wirkung der Kamille und des Wasserdost zunutze machen.

Eine ganz besondere Rolle in der naturheilkundlichen Behandlung einer Allergie spielt die Pestwurz. Diese Pflanze enthält Wirkstoffe, die nachweislich die Ausschüttung von körpereigenem
Histamin unterdrücken. Histamin ist ein Boten-
stoff, der von bestimmten Zellen des Immunsystems bei einer Allergie vermehrt abgegeben wird.
Dadurch wird die ablaufende Allergie verstärkt.
Wird nun diese Substanz durch den Wirkstoff der
Pestwurz gestoppt, kommt die allergische Reaktion an diesem Punkt zum Erliegen. Die Pestwurz
setzt sozusagen direkt innerhalb des allergischen
Prozesses an und kann die Allergie dadurch sehr
wirkungsvoll unterbinden.

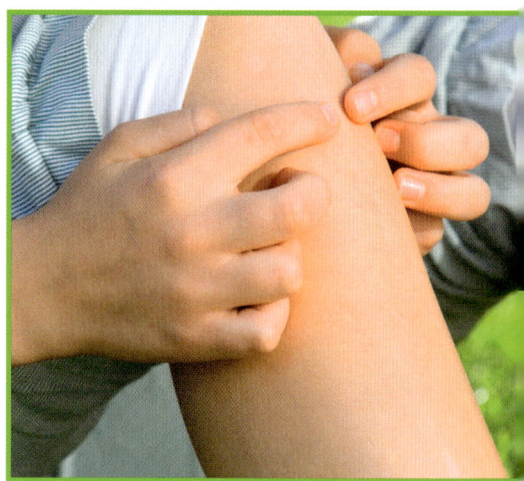

Hauterkrankungen

Insektenstiche

Lästig, unangenehm, schmerzhaft bis hin zu
lebensgefährlich: Wer wurde noch nicht von einer
Mücke, Zecke, Biene oder Wespe gestochen?
In den meisten Fällen ist ein Insektenstich eher
harmlos. In manchen Fällen jedoch, wenn die
betroffene Person vielleicht allergisch auf das
Insektengift reagiert, kann ein Insektenstich sogar
akut lebensbedrohlich sein. Außerdem können
Zecken und bestimmte Mückenarten verschiedene Infektionskrankheiten übertragen, wie etwa
die Frühsommermeningoenzephalitis, kurz FSME
genannt, oder die Lyme-Borreliose bis hin zum

Gelbfieber oder der Malaria (meist in subtropischen Gebieten).

Warum kommt es zum typischen Juckreiz bei
einem Mückenstich? Dies ist auf das Gewebs-
hormon Histamin zurückzuführen, das dabei
sogar eine zweifache Rolle spielt. Beim Stich
pumpt die Mücke zunächst blutgerinnungshemmende Substanzen in die menschliche Haut.
Dies bewirkt, dass die Mücke das Blut leichter
aufsaugen kann. Diese Substanzen der Mücke enthalten ihrerseits bereits Histamin. Und
Histamin löst in der menschlichen Haut den

typischen Juckreiz aus. Zusätzlich dazu gibt es aber auch ein körpereigenes Histamin, das nun an der Einstichstelle freigesetzt wird. Histamin hat im menschlichen Organismus die Aufgabe, das Blut besser fließen zu lassen, sodass die notwendigen Abwehrzellen des Immunsystems effektiver an den Ort gelangen können, wo sie gerade gebraucht werden – eben an den Ort des Insektenstichs. Auch dieses körpereigene Histamin bewirkt wiederum den Juckreiz.

Diese Heilpflanzen können bei Insektenstichen hilfreich sein:

• **Hamamelis**
• **Spitzwegerich**
• **Arnika**

Spitzwegerich verwendet man am besten frisch gepflückt. Reiben Sie ein Spitzwegerichblatt zwischen den Fingern, sodass Pflanzensaft austritt. Beträufeln Sie den Stich anschließend mit dem Pflanzensaft. Sie können aber auch ein paar Blätter leicht im Mund zerkauen und den so entstandenen Brei auf die Stichstelle aufbringen. Zusätzlich können Sie sich die entzündungshemmende Wirkung von Arnika bei Insektenstichen zunutze machen. In diesem Fall sind Fertigpräparate aus der Apotheke, wie z.B. Arnikatinktur, sinnvoll. Neben der Eindämmung der Entzündung wirken Umschläge mit Arnika zugleich wohltuend kühlend.

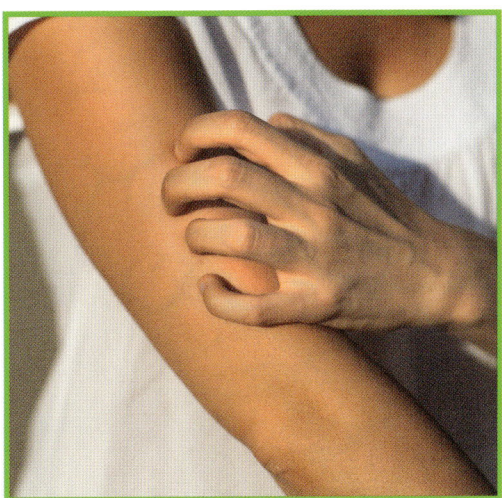

Erste Hilfe bei Bienenstichen

Bei Bienenstichen gilt: Falls der Stachel sich noch in der Haut befindet, versuchen Sie diesen mit zwei Fingern (oder, falls vorhanden, mit einer Pinzette) zu entfernen, ohne dabei die anhängende Giftdrüse zu verletzen. Legen Sie anschließend eine frisch aufgeschnittene **Zwiebel**hälfte auf den Stich und belassen Sie sie dort ca. zehn Minuten. Dies lindert den Schmerz und verhindert sehr wirkungsvoll ein Anschwellen des betroffenen Bereichs.

Hautausschläge (Ekzeme)

Hautausschläge, in der Fachsprache als Ekzeme bezeichnet, können in ihrer Ausprägung sowie in der zugrunde liegenden Ursache sehr unterschiedlich auftreten. So fallen unter diesen Begriff z. B. allergische Hautausschläge ebenso wie eigenständige Hauterkrankungen oder auch Hautreaktionen nach dem Kontakt mit giftigen oder hautreizenden Stoffen.

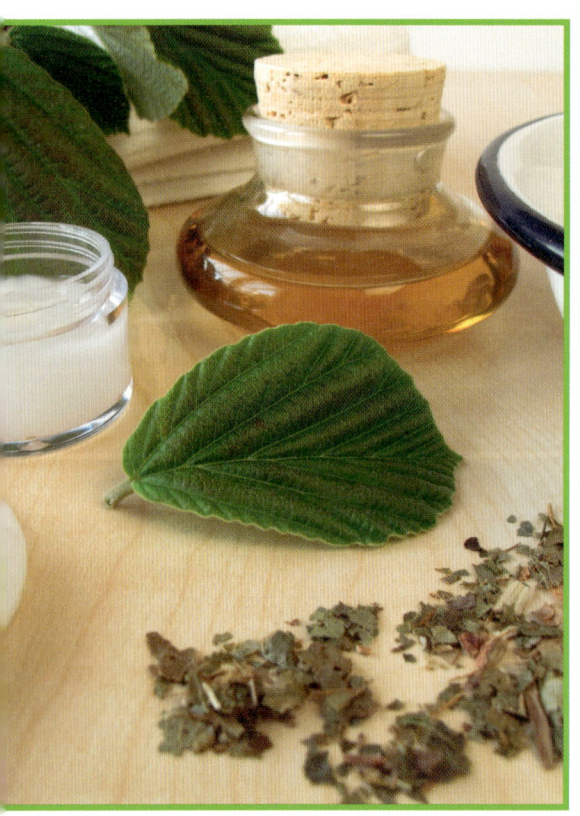

Allergische Hautausschläge treten meist im Rahmen einer sogenannten Kontaktallergie auf. Dies sind häufig Erscheinungen wie Hautrötungen, Schwellungen und unangenehmer Juckreiz. Substanzen, die eine Kontaktallergie auslösen können, gibt es sehr viele. Hierunter fallen z. B. Nickel, Bestandteile von Cremes, Salben und Kosmetika oder Duftstoffe. Aber auch Pflasterklebstoff, Arzneimittel zur äußerlichen Anwendung oder Desinfektionsmittel können häufig eine Kontaktallergie auslösen.

Zu einer weiteren Gruppe der Ekzeme zählen die Hautreaktionen aufgrund eines Kontaktes mit reizenden oder sogar giftigen Stoffen. Unter diese Kategorie fallen z. B. die eher harmlosen Pustelbildungen nach Kontakt mit Brennnesseln oder mit Ameisen. Aber auch andere Substanzen, wie etwa ätzende Säuren, Laugen oder Lösungsmittel können ein Ekzem hervorrufen.

Welche Heilpflanzen können bei auftretendem Hautausschlag angewendet werden? In diesem Bereich gibt es eine kleine Besonderheit: Es gibt eine Vielzahl an Heilpflanzen, die sehr hilfreich in der Behandlung eines Ekzems sein können. Allerdings hat die Erfahrung gezeigt, dass es dafür kein Patentrezept gibt. Die Pflanze, die bei einem Betroffenen erstaunliche Wirkungen zeigt, kann bei einem anderen Menschen überhaupt keine Veränderung bewirken – ebenso ist auch der umgekehrte Fall möglich. Dies bedeutet in der Praxis, dass Sie mehrere Heilpflanzen nach und nach verwenden sollten, bis Sie diejenige

Pflanze mit der besten Wirkung für Sie persönlich gefunden haben. Es mag vielleicht ein etwas länger dauerndes Verfahren sein, zeigt aber letztlich wesentliche Erfolge, wenn Sie die für Sie individuelle Heilpflanze gefunden haben.

Folgende Heilpflanzen kommen bei Hautausschlägen in Betracht:
- **Bockshornklee**
- **Eichenrinde**
- **Hamamelis**
- **Johanniskraut**
- **Nachtkerzenöl**
- **Weidenrinde**
- **Kamille**
- **Lavendel**
- **Schafgarbe**

Zusätzlich kann es hilfreich sein, den Organismus grundlegend zu reinigen und zu entgiften. Die Körperoberfläche fungiert sehr häufig als Ausdruck des inneren körperlichen oder seelischen Befindens – so die gängige Theorie in der Naturheilkunde. Auch hier hat die Erfahrung gezeigt, dass der indirekte Weg über die Stoffwechselanregung sehr oft die Erscheinungen auf der Haut wirksam beeinflussen kann. Verwenden Sie hierzu folgende Heilpflanzen:
- **Brennnessel**
- **Birke**
- **Löwenzahnkraut und -wurzel**
- **Schachtelhalm**
- **Mariendistel**
- **Wacholder**

Neurodermitis und Schuppenflechte

Zu den leider weitverbreiteten Hauterkrankungen zählen unter anderem die Schuppenflechte und die Neurodermitis. Bei beiden Erkrankungen sind die Ursachen noch weitgehend unbekannt. Vermutet werden unter anderem, dass erbliche Faktoren eine Rolle spielen können. Außerdem gibt es eine Vielzahl unterschiedlicher Auslösereize, die einen Krankheitsschub hervorrufen können. Vermutet wird hierbei in manchen Fällen ein Zusammenhang zwischen der Hauterkrankung und einer belasteten Psyche. So kann z. B. eine erhöhte Stressbelastung einen Krankheitsschub hervorrufen. Bei der Neurodermitis weiß die Wissenschaft, dass diese Hauterkrankung eng mit einer Allergiebereitschaft des Körpers einhergeht. Häufig tritt die Neurodermitis bereits im Kindesalter auf. Im Laufe des Lebens können eventuell Heuschnupfen und/oder Asthma bronchiale hinzukommen.

Häufig kommt es bei beiden Krankheiten zu starkem Juckreiz. Oft ist es dieses Symptom der Erkrankung, das die Betroffenen zusätzlich psychisch belastet und die Erkrankung fast unerträglich macht. An dieser Stelle kann die Heilpflanzenkunde meist wertvolle Hilfe leisten. Es gibt sehr viele Pflanzen, die Juckreiz effektiv lindern können. Allen voran ist hier der Wirkstoff Capsaicin zu nennen. Eine Substanz aus den Schoten des **Cayennepfeffers**. Äußerlich angewendet, kommt es zu einer örtlichen Steigerung der Durchblutung, wodurch der Juckreiz meist sehr deutlich abnimmt. Bitte achten Sie allerdings darauf, dass Sie diesen Wirkstoff nicht an offenen Hautstellen anwenden. Eine sehr juckreizlindernde Wirkung besitzt auch die Pflanze **Aloe vera.** Auch sie kann äußerlich auf die Haut aufgetragen werden und beruhigt das betroffene Gewebe. Zusätzlich dazu können Sie **Bockshornklee** zur inneren Anwendung sowie **Birkenblätter**, **Eichenrinde** und **Hamamelis** zur äußeren Anwendung nutzen.

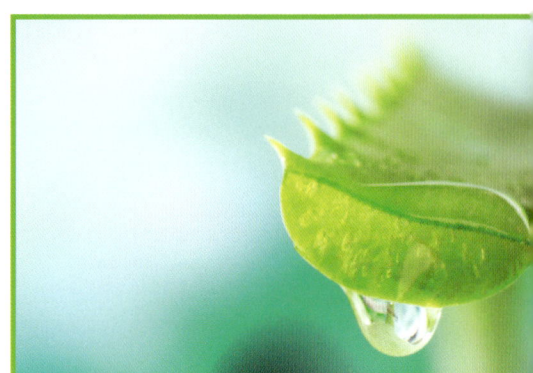

Muskeln, Knochen und Gelenke

Arthrose

Die Arthrose ist eine Erkrankung der Gelenke, bei der sich die Anteile eines Gelenkes degenerativ verändern. Unter einer degenerativen Veränderung versteht man in der medizinischen Fachsprache einen Abbau von bestimmten Körperstrukturen, hervorgerufen durch Verschleiß. Bei der Arthrose ist zunächst einmal die Gelenkfläche von diesem Abbau betroffen. Diese besteht grundsätzlich aus Knorpelgewebe. Da dieser Knorpel weicher ist als das Knochengewebe selbst, kann er aufgrund verschiedener Ursachen zunächst nur leicht verletzt werden. Dies schreitet langsam fort, sodass weiterhin kleine Einrisse des Knorpels entstehen und diese schließlich zu immer größeren Verletzungen im Inneren des Gelenks führen. Nach einiger Zeit (die Krankheit

entwickelt sich teils über mehrere Jahre hinweg) liegen dadurch die Knochenenden im Gelenk ohne schützende Knorpelschicht direkt aufeinander auf. Somit kommt es zu einer Reibung bei jeder Bewegung des Gelenks und dadurch zu den typischen Arthroseschmerzen. Die Ursachen dieser Erkrankung können unter anderem in einer dauerhaften Überlastung der Gelenke liegen. Dies ist sehr häufig bei Sportlern der Fall. Aber auch nach Unfällen, Fehlhaltungen oder während des normalen Alterungsprozesses kann sich die Krankheit ausbilden. Diese Heilpflanzen können Ihnen bei Arthrose helfen:

- **Gewürznelke**
- **Schachtelhalm**
- **Weidenrinde**
- **Mädesüß**

- **Giersch**
- **Löwenzahnwurzel und -blätter**
- **Wacholder**
- **Holunder**
- **Teufelskralle**

Die Kombination dieser Pflanzen wirkt schmerzlindernd, durchblutungsfördernd und entzündungshemmend. Da sich bei fortschreitender
Arthrose meist zusätzlich eine Entzündung des
Gelenks ausbildet, ist der entzündungshemmende Effekt der Pflanzen sehr hilfreich. Bereiten Sie
aus Schachtelhalm, Mädesüß, Giersch, Teufelskralle sowie aus den Blättern des Löwenzahns
einen Aufgusstee zu. Dagegen sollten Sie bei
Weidenrinde, Wacholder, Holunder und Löwenzahnwurzel eine Abkochung bevorzugen, um die
Wirkstoffe optimal aus den Heilpflanzen zu lösen.
Stellen Sie sich aus den genannten Heilpflanzen
Ihre persönliche Kombination zusammen und
finden Sie Ihre individuelle Mischung heraus.

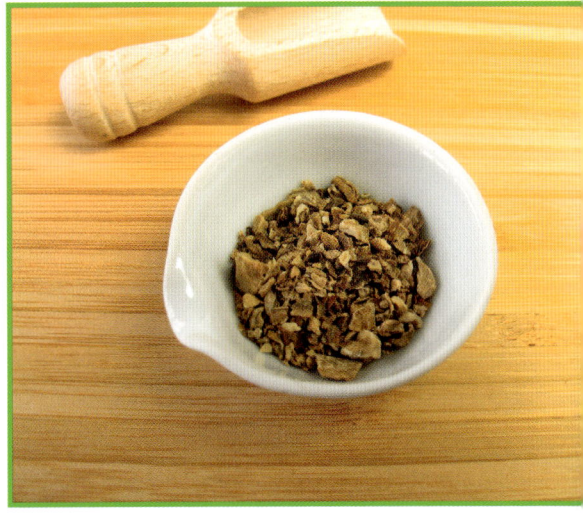

Äußere Verletzungen

Wie schnell ist ein Knöchel verstaucht, weil man
z. B. auf einem Spaziergang über einen Stein
gestolpert ist. Oft ist dann der Knöchel schmerzhaft geschwollen und das weitere Gehen nur sehr

Mäßige, aber regelmäßige Bewegung ist hilfreich

Wenn jede Bewegung zur Qual wird, ist es sicherlich verständlich, dass Betroffene jede Bewegung oder gar Sport vermeiden.
Und trotzdem sollten Menschen mit Arthrose auf eine regelmäßige Bewegung achten, denn: Durch Bewegung erhöht sich
die Durchblutung im Gelenk, der Knorpel kann dadurch besser
mit notwendigen Nährstoffen und Sauerstoff versorgt werden.
Allerdings gibt es dazu eine Grundregel: regelmäßige Bewegung
ohne Belastung des Gelenks. Dies erreichen Sie ganz optimal
beim Schwimmen: Im Wasser ist die Belastung der Gelenke
am niedrigsten und Sie können Ihren Gelenken dabei trotzdem
etwas Gutes tun.

schwer möglich. Oder es kommt während einer Wanderung in der Natur zu einer Zerrung, einer Prellung, zu einer Quetschung, vielleicht zu einem Bluterguss oder zu anderen häufigen äußeren Verletzungen. Und als hätte es die Natur geahnt: Mit ein bisschen Aufmerksamkeit würde man auf naturbelassenen Gebieten genau die Heilpflanzen finden, die dabei sehr wertvolle Dienste leisten könnten. Vermutlich lag in der Anwendung von Heilpflanzen bei äußeren Verletzungen in der Steinzeit der Beginn der Phytotherapie. Steinzeitmenschen nutzten nachweislich äußerlich Heilpflanzen, um z. B. Blutergüsse oder andere Verletzungen von Haut, Muskeln, Bändern und Gelenken zu lindern. Auch heute noch steht uns dieser Schatz der Natur zur Verfügung, der äußerlich oder auch innerlich angewendet sehr

wirkungsvoll sein kann. Denken Sie dabei hauptsächlich an **Arnika, Beinwell, Hamamelis, Johanniskrautöl, Rosskastanien, Steinklee** oder **Veilchen**. Falls Sie frische Pflanzen zur Verfügung haben (achten Sie jedoch auf geschützte Pflanzen), können Sie diese direkt etwas zerkleinert auf die verletzte Stelle auflegen. Auch Johanniskrautöl können Sie direkt auftragen. Wirkstoffhaltige Salben, z. B. Arnikacreme, sind im Handel erhältlich. Viele Pflanzen gibt es auch als Fertigpräparate, die Sie zusätzlich dazu innerlich einnehmen können.

Was zusätzlich hilfreich ist:
- Die betroffene Extremität am besten hochlegen.
- Mit einem elastischen Verband straff umwickeln.
- Falls möglich mit Eis nach außen kühlen.
- Und natürlich nicht mehr beanspruchen.

Frauenleiden

Prämenstruelles Syndrom (PMS)

Unter dem Kürzel PMS versteckt sich für viele Frauen eine Vielzahl monatlich wiederkehrender Beschwerden. Schätzungen gehen davon aus, dass etwa ein Drittel aller Frauen über 30 Jahren im gebärfähigen Alter von den Tagen vor den Tagen (ca. vier Tage bis zu zwei Wochen vor der Regelblutung) betroffen sind. Dabei ist das Erscheinungsbild alles andere als einheitlich. Von harmlos über störend bis hin zu sehr beeinträchtigend reicht das Spektrum dieses Phänomens.

Diese Heilpflanzen können Ihnen bei PMS helfen:
- **Beifuß**
- **Damiana**
- **Frauenmantel**
- **Nachtkerze**
- **Mönchspfeffer**
- **Schafgarbe**
- **Johanniskraut**
- **Melisse**
- **Fenchel**

Machen Sie den Test

Leiden Sie unter dem prämenstruellen Syndrom? Und wie ausgeprägt ist das Beschwerdebild bei Ihnen? Folgende Erscheinungen können im Rahmen des PMS auftreten. Kreuzen Sie für sich an, welche Beschwerden auf Sie zutreffen.
- Kopfschmerzen, Migräne
- Schmerzen oder Verspannungen in Rücken, Nacken und/oder Schultern
- Schmerzen oder Krämpfe im Unterbauch
- Blähungen, Aufgedunsensein im Bauchraum, Völlegefühl
- Verdauungsbeschwerden, Durchfall, Verstopfung, Übelkeit
- Spannungsgefühl oder erhöhte Empfindlichkeit an den Brüsten
- Kreislaufbeschwerden, Schwindel, Blutdruckveränderungen
- Wassereinlagerungen, dadurch evtl. Gewichtszunahme
- Infektanfälligkeit
- verstärkte Empfindlichkeit gegenüber Licht, Geräuschen, Berührung etc.

Auch im Bereich der Psyche können einige Veränderungen auftreten:
- erhöhte Stressanfälligkeit
- Heißhungerattacken
- Appetitlosigkeit
- Erschöpfungszustände, Müdigkeit, Abgeschlagenheit
- Schlafstörungen
- Stimmungsschwankungen
- Aggressivität
- Reizbarkeit
- Angstgefühle
- grundlose Lach- oder Weinanfälle
- geringeres Selbstvertrauen
- Ruhelosigkeit, Nervosität
- Antriebsverlust

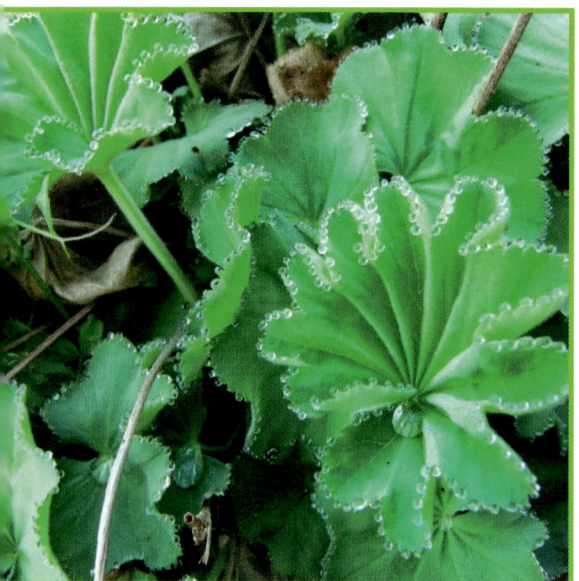

Frauenmantel, Nachtkerze, Mönchspfeffer und Schafgarbe sind typische „Frauenkräuter", und wirken zugleich ausgleichend auf das Hormonsystem. Ergänzt wird diese Mischung mit Beifuß, Damiana, Johanniskraut, Melisse und Fenchel, die beruhigend, entkrampfend und harmonisierend auf den gesamten Organismus einwirken.

Falls Sie unter Wasseransammlungen, sogenannten Ödemen, leiden, geben Sie der oben genannten Mischung noch folgende Heilpflanzen dazu, die mild entwässernd wirken:

- **Brennnessel**
- **Birkenblätter**
- **Löwenzahnwurzel und -kraut**
- **Steinklee**

Menstruationsschmerzen

Neben dem prämenstruellen Syndrom können häufig auch Regelschmerzen sowie eine verstärkte oder auch abgeschwächte Monatsblutung auftreten. Schmerzen im Unterleib während der Menstruation werden in der Medizin als Dysmenorrhö bezeichnet. Diese Schmerzen entstehen durch ein krampfhaftes Zusammenziehen der Gebärmutter. Sie werden durch Veränderungen im Hormonhaushalt und/oder durch zusätzliche psychische Belastung und Stress ausgelöst.

Neben der Therapie mit Heilpflanzen haben sich bewusste Entspannungsübungen, mäßige, aber regelmäßige Bewegung und eine generelle Stressbewältigung als hilfreich erwiesen. Heilpflanzen helfen bei Regelschmerzen vorwiegend durch ihre beruhigenden sowie krampflösenden Eigenschaften. So werden folgende Heilpflanzen eingesetzt:

- **Beifuß**
- **Damiana**
- **Frauenmantel**
- **Schafgarbe**
- **Weidenrinde**
- **Kamille**
- **Ringelblume**

Ausbleibende oder zu geringe Monatsblutung

Stressbedingt und belastungsabhängig oder durch hormonelle Veränderungen hervorgerufen kann es zu einer unregelmäßigen oder ausbleibenden Regelblutung kommen. Auch bei einem

Sehr angenehm und überaus hilfreich ist ein Vollbad aus Schafgarbe- und Kamillenextrakt. Kochen Sie je 100 g getrocknete Kräuter in 3 l Wasser ca. 15 Minuten lang ab. Anschließend seihen Sie den Sud ab und geben ihn in das angenehm warme Badewasser. Gerade bei Unterleibsschmerzen ist die Kombination aus den enthaltenen Heilpflanzen und der entkrampfenden Wirkung des warmen Wassers eine Wohltat für Ihren Körper, aber auch für Ihre Seele. Geben Sie einfach noch ein paar Kamillenblüten und Ringelblumenblüten in Ihr Badewasser. Dies sieht sehr schön aus und fördert obendrein Ihr Wohlgefühl.

zu geringen Körpergewicht, z. B. im Rahmen der sogenannten Magersucht, ist dies eine typische Erscheinung.

Um die Menstruation wieder in Gang zu bringen, gibt es verschiedene Heilkräuter, die menstruationsfördernd wirken. Dies sind:

- **Mönchspfeffer**
- **Johanniskraut**
- **Schafgarbe**
- **Rosmarin**
- **Thymian**
- **Wacholder**

Zu starke Regelblutung

Leider tritt häufig auch eine vermehrte Menstruationsblutung auf. Neben der Erhöhung der Blutungsintensität kann eventuell zusätzlich die Blutungsdauer verlängert sein. Die Ursachen für diese Beschwerden sind sehr vielfältig und sollten vor allem bei einer öfter auftretenden erhöhten

Blutung durch einen Arzt abgeklärt werden. Bitte beachten Sie dabei zusätzlich, dass in diesen Fällen durch den immer wiederkehrenden verstärkten Blutverlust auf Dauer gesehen eine sogenannte Eisenmangelanämie, also eine chronische Blutarmut, entstehen kann.

Folgende Heilpflanzen können Ihnen bei einer vermehrten Menstruationsblutung helfen:

- **Frauenmantel**
- **Schachtelhalm**
- **Lavendel**

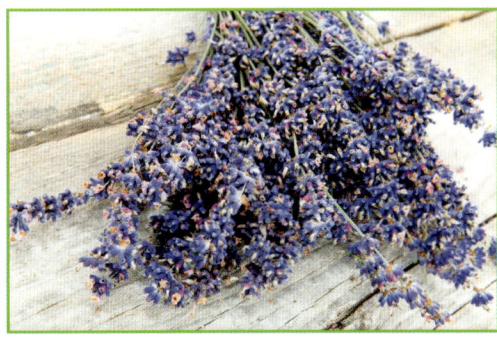

Erkrankungen bei Kindern

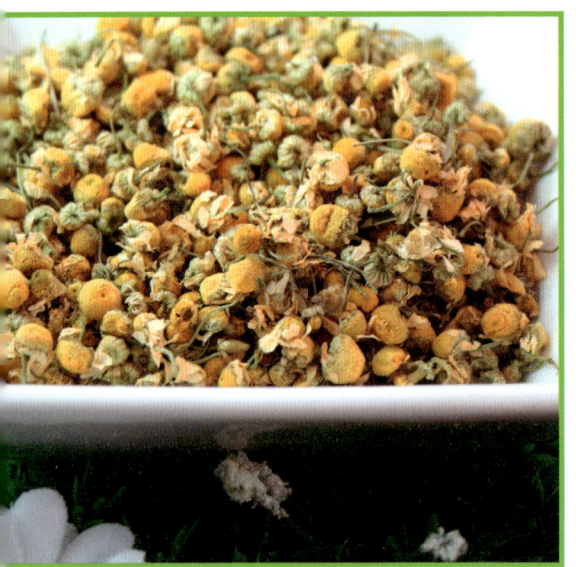

Krankheitszeichen wie Husten, Schnupfen oder Kopf- und Gliederschmerzen. Manchmal kann auch leichtes Fieber auftreten.

Die Entzündung kann sich dabei auf die sogenannten Mandeln legen. Diese werden im medizinischen Sprachgebrauch als Tonsillen bezeichnet und sind als wichtige Anteile des Immunsystems für die Abwehr von eindringenden Krankheitserregern zuständig. In diesem Zusammenhang spricht man von der bekannten Mandelentzündung. Aber auch die Rachenwände selbst können – meist schmerzhaft – entzündet sein. Da diese Bereiche bei jedem Schluckvorgang bewegt werden, kommt es häufig zu den typischen Schluckbeschwerden.

Neben der möglichen Besiedelung durch Krankheitserreger können Halsschmerzen oft auch als Überlastungsreaktion – speziell bei Kindern durch übermäßiges Schreien – hervorgerufen werden.

Beschwerden im Hals-Rachen-Bereich

Halsschmerzen gehören zu den am häufigsten auftretenden Beschwerden im Kindesalter. Schätzungen zufolge leiden Kleinkinder bis zu siebenmal jährlich daran. Meist sind Krankheitserreger im Rahmen einer Erkältung dafür verantwortlich. Übertragen werden diese Viren oder Bakterien durch die sogenannte Tröpfcheninfektion. Die Erreger verbreiten sich über die Luft z. B. durch Niesen und gelangen anschließend über das Einatmen zum nächsten Betroffenen. Häufig bestehen neben den Halsschmerzen zusätzliche

Folgende Heilpflanzen können Sie anwenden, um Halsschmerzen zu lindern:

- **Kamille**
- **Salbei**
- **Ringelblumenblüten**
- **Blutwurz**
- **Sonnenhut**
- **Odermennig**
- **Eibischwurzel**

- **Spitzwegerich**
- **Umckaloabo**
- **Malve**

Die Wirkstoffe der Kamille, des Salbeis und der Ringelblumenblüten können Sie am besten als Gurgellösung zur Anwendung bringen. Die Kombination aus den zusätzlich aufgeführten Heilpflanzen leistet bei Halsschmerzen wertvolle Dienste, insbesondere durch ihre entzündungshemmende, antibakterielle, schmerzstillende und abschwellende Wirkung.

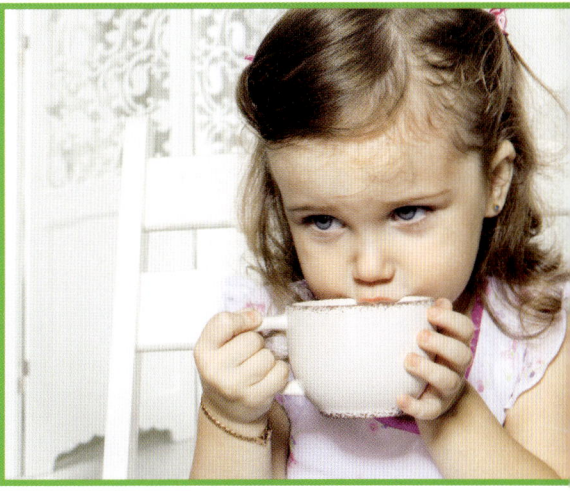

Schulstress

Leider ist negativer, belastender Stress im Schulalltag so aktuell wie nie zuvor. Bereits Kinder in der ersten Klasse leiden unter diesem Phänomen unserer modernen Zeit. Leistungsdruck, Überforderung, wenig Freizeit – die Anforderungen steigen immer mehr. Zusätzlich kann dann auch noch Mobbing hinzutreten. Eine Spirale aus Anspannung und Angst beginnt.

Hier ist es wichtig, dass Sie und Ihr Kind möglichst frühzeitig die Signale erkennen und auch ernst nehmen.

Ebenso sollte mit dem Kind zusammen versucht werden, die genauen Ursachen herauszufinden, die Stress auslösen.

Neben einer Veränderung der erkannten Ursachen und Stressauslöser ist – auch und gerade bei Kindern – eine konsequente und bewusste Entspannung wichtig. Schaffen Sie bestimmte Zeiten, in denen Ihr Kind Freiräume wieder spüren darf – in denen es einfach nur Kind sein darf. Zeigen Sie Ihrem Kind, dass Sie es bei Schulstress unterstützen und hinter ihm stehen.

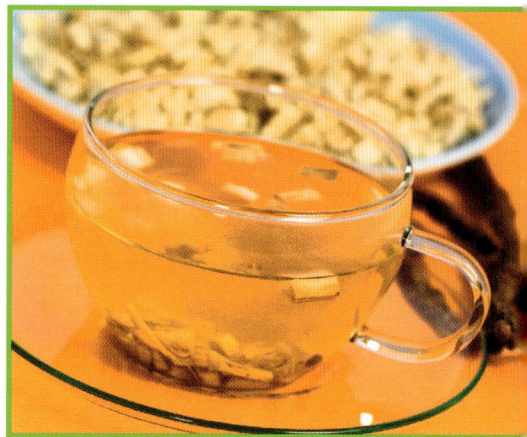

Zusätzlich können Sie einige Heilpflanzen anwenden, die beruhigend und ausgleichend auf die Psyche und den gesamten Organismus wirken. Oft sind auch weitere Pflanzen hilfreich, die häufigen zusätzlichen Beschwerden bei Kindern entgegenwirken, wie Kopf- oder Bauchschmerzen. Hier sind die krampflösenden Wirkungen von bestimmten Pflanzen sinnvoll.

Folgende Heilpflanzen können Sie bei Schulstress einsetzen:
- **Kamille**
- **Melisse**
- **Lavendel**
- **Süßholzwurzel**

Konzentrationsstörungen

„Nun beeil dich doch! Trödel doch nicht so herum! Jetzt bleib doch endlich sitzen und mach deine Mathehausaufgabe! Vorsicht – die Tasse fällt gleich um! Und es ist jetzt wirklich nicht wichtig, ob das Flugzeug am Himmel aussieht wie ein grinsender Fisch – jetzt konzentrier dich mal!" Wer Kinder hat, dem kommen solche oder ähnliche Worte sicherlich bekannt vor. Wo liegt die Grenze zwischen normalem, gesundem Verhalten mit natürlichem Bewegungsdrang sowie kindlicher Neugier auf der einen Seite und wirklich von der Norm abweichenden Konzentrationsstörungen? Diese Frage lässt sich häufig überhaupt nicht oder nur sehr schwer beantworten. Und Hand aufs Herz: Sind Erwachsene immer vollkommen bei einer Sache? Lassen wir uns nicht auch durch etwas Interessanteres ablenken?

Auch hier können manche Heilpflanzen wertvolle Dienste leisten, um konzentrierter und dauerhaft bei der Sache zu bleiben. Hier kommen **Ginkgo**, **Ginseng** sowie die **Taigawurzel** zum Einsatz. Ginkgo beispielsweise erhöht die Durchblutung des Gehirns und greift zusätzlich in den Gehirnstoffwechsel ein. Es bewirkt dadurch eine Erhöhung der geistigen Leistungs- und Konzentrationsfähigkeit.

Blähungskoliken bei Säuglingen

Welche Eltern kennen diese Situation nicht: Das Baby schreit ohne Unterlass, zieht die Beine an, ballt die kleinen Fäuste und ist anscheinend immun gegen jeden Ablenkungs- oder Beruhigungsversuch der verzweifelten Eltern. Die Schulmedizin nennt diesen Zustand Dreimonatskolik. Hauptsächlich in den ersten drei Lebensmonaten (eventuell aber auch bis zu ca. fünf Monate) wird das Kind von krampfartigen – eben kolikartigen – Bauchschmerzen geplagt. Allerdings: Nicht hinter jeder Dreimonatskolik stehen auch wirklich Verdauungsstörungen als Ursache. Jedoch geht die Medizin davon aus, dass Blähungen im Bauchraum des kleinen Menschen bei dieser Erscheinung dazugehören. Unklar ist jedoch, ob in jedem Falle die Blähungen als Auslöser der Schreiattacken gelten – oder ob sich die Blähungen erst als Folge des Schreiens bilden. Diese Heilpflanzen können Ihrem Kind bei einer Dreimonatskolik helfen:

• **Melisse**
• **Fenchel**
• **Anis**
• **Kamille**

Bereiten Sie aus diesen Heilpflanzen einen Tee zu und geben Sie diesen Ihrem Säugling vor der Stillmahlzeit oder als Flaschennahrung.

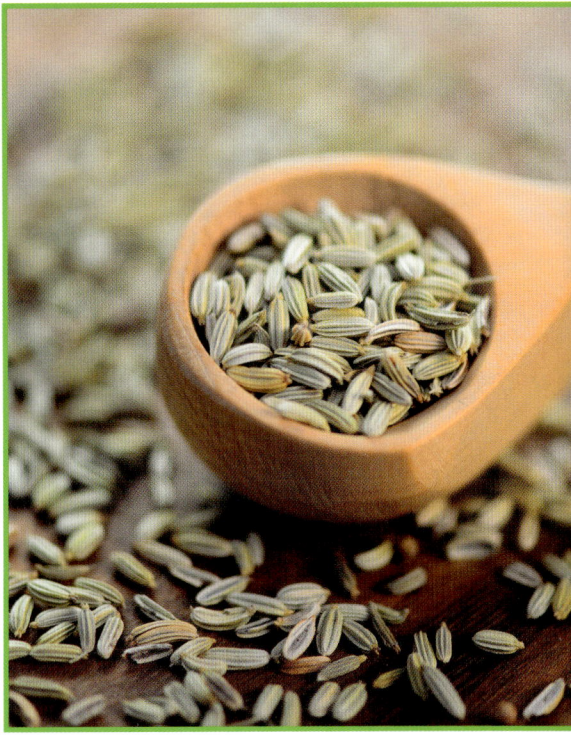

Was zusätzlich hilfreich ist

Melissenöl eignet sich hervorragend zur äußeren Anwendung bei Bauchkrämpfen: Massieren Sie mit einigen Tropfen Melissenöl vorsichtig den Bauch Ihres Kindes im Uhrzeigersinn. Anschließend können Sie zusätzlich einen angenehm warmen Waschlappen auf den Bauch auflegen. Die Wärme zusammen mit den ätherischen Ölen entspannt die Bauchdecke wohltuend. Dies wirkt sehr krampflösend und lässt die Blähungen abgehen.

Bettnässen

Schätzungen zufolge nässen etwa 15 Prozent aller Fünfjährigen und noch ca. zehn Prozent aller siebenjährigen Kinder nachts regelmäßig ein. Passiert das nächtliche Einnässen mindestens zweimal im Monat bei einem mindestens fünfjährigen Kind, stuft die Weltgesundheitsorganisation das kindliche Malheur als behandlungsbedürftige Erkrankung ein, vorausgesetzt, es liegen keine verursachenden anderen Erkrankungen vor, wie z. B. Diabetes mellitus oder Harnwegsentzündungen. Häufig ist die Enuresis, wie das Bettnässen medizinisch genannt wird, familiär bedingt. Das bedeutet, dass die Störung häufig auch bei Geschwistern oder auch bei den Eltern in der eigenen Kindheit zu finden war. In den meisten Fällen allerdings geht die Störung auf ein ganz anderes Problem zurück: Ein bestimmtes Hormon, das antidiuretische Hormon – oder kurz ADH genannt –, wird bei Kindern meist noch nicht in vollem Umfang produziert. Dies hat zur Folge, dass vermehrt Urin produziert wird, was wiederum zum Bettnässen führen kann. Oft kommt es vor, dass Kinder mit diesem Hormonmangel sehr tief schlafen und dann nur sehr schwer erweckbar sind. Die Folge: Die Signale aus der Blase gelangen nur vermindert ins Bewusstsein des tief schlafenden Kindes, was dann das Einnässen zur Folge hat.

In manchen Fällen können auch psychische Störungen das Bettnässen verursachen. Hier kommt in erster Linie die Erkrankung ADS oder ADHS infrage. Dies sind Abkürzungen für die

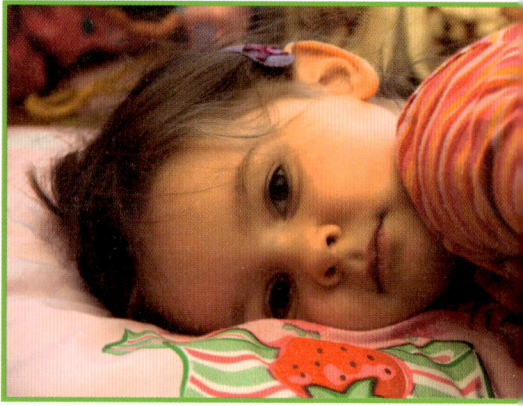

Begriffe Aufmerksamkeitsdefizitstörung bzw. Aufmerksamkeitsdefizithyperaktivitätsstörung. Genauso lang wie der Begriff ist auch die Liste der möglichen Symptome der Erkrankungen. Ein einzelnes Symptom unter vielen kann eben auch das Bettnässen sein. Und in seltenen Fällen kann die Ursache leider auch in seelisch belastenden Lebensumständen des Kindes zu finden sein: meist eine schwierige Familiensituation, eine sogenannte psychosoziale Belastungssituation, die unter anderem von akuten Problemen, Abhängigkeitserkrankungen oder Gewaltbereitschaft geprägt ist.

Wie Sie vorgehen können, wenn Ihr Kind noch nicht die volle Kontrolle über die nächtliche Blasenfunktion hat: Zunächst ist es wichtig, abzuklären, ob andere Erkrankungen vorhanden sind, die das Bettnässen verursachen könnten. Dies erfolgt am besten über den Kinderarzt. Sind solche Grunderkrankungen sowie mögliche psychische Hintergründe ausgeschlossen, können Sie Ihrem Kind sehr gut mit der Pflanzenheilkunde helfen. Hierfür kommen vier Heilpflanzen infrage: **Cranberry, Gelber Enzian** und **Kalifornischer Mohn.** Diese Pflanzen bewirken, dass sich die Blasenmuskulatur und -schleimhaut entspannt bei gleichzeitiger Kräftigung des Blasenschließmuskels.

Was zusätzlich hilfreich sein kann

Wichtiger als das eigentliche Vermeiden des Bettnässens ist das Durchbrechen der negativen Spirale. Das Kind nässt nachts ein. Mit jedem Mal steigt der Druck, oft ganz unbewusst, z. B. von den Eltern, Großeltern, im Kindergarten, in der Schule – und auch der innere Druck des Kindes selbst. Druck, aus Sicht der Psyche, kann wiederum über die Blase abgelassen werden. Somit wird dadurch das Bettnässen verstärkt. Zeigen Sie Ihrem Kind ganz bewusst und liebevoll, dass Sie auf seiner Seite stehen, dass Sie mit ihm zusammen behutsam an Lösungen arbeiten. Das Schlimmste wären negative Konsequenzen. Sie ändern nichts und verschlimmern die Situation umso mehr.

Oft ist es auch hilfreich, das Trinkverhalten des Kindes zu ändern. Vielleicht hilft es, wenn Ihr Nachwuchs ab einer bestimmten Uhrzeit vor dem Zubettgehen nichts mehr trinkt. Sorgen Sie dafür, dass Ihr Kind im Bett warme Füße hat. Oft nützen auch Entspannungstechniken vor dem Schlafengehen. Und hierbei kann wiederum die Phytotherapie helfen: Beruhigende und

die Psyche entlastende Teemischungen, etwa „Kinderschlaftees" mit ein paar ganzen Kamillenblüten als Schmuckdrogen, können oft Wunder wirken. Allerdings sollten sie ebenfalls nicht direkt vor dem Schlafengehen getrunken werden. Wirksame Heilpflanzen hierfür sind **Johanniskraut, Passionsblume** und **Melisse.**

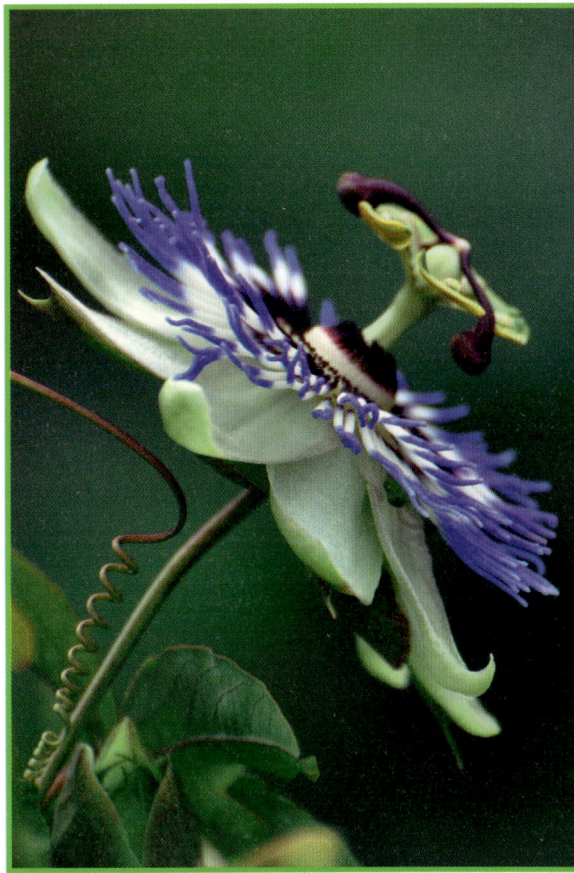

Schmerzen

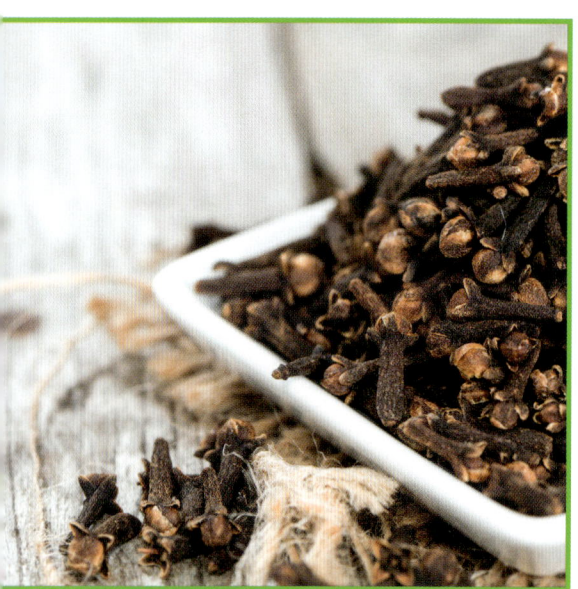

Rückenschmerzen und Hexenschuss

Schmerzen am Bewegungsapparat, insbesondere Rückenschmerzen, sind in unserer Gesellschaft ein sehr häufig anzutreffendes Leiden. Die Ursachen können sehr unterschiedlich sein: Dauerhafte Fehlbelastungen und Fehlhaltungen oder Muskelverspannungen zählen genauso zu den möglichen Ursachen wie eine Rückenmarksreizung durch Bandscheibenveränderungen oder eventuell vorhandene Erkrankungen innerer Organe. Auch die Psyche – z. B. als Symptom einer massiven Stressbelastung – kann Rückenschmerzen verursachen.

Die folgenden Heilpflanzen können Ihnen bei einem Hexenschuss oder generell bei Rückenschmerzen helfen.

Lumbago oder doch eher Hexenschuss?

Der berühmte Hexenschuss: Wie aus heiterem Himmel kommt es zu einem stechenden, einschießenden Schmerz in den unteren Rücken. Meist kann sich der Betroffene nur noch unter massivsten Schmerzen bewegen und verbleibt typischerweise in der vorhandenen Stellung. Für dieses Schmerzgeschehen kommen unterschiedliche Ursachen infrage, so z. B. eine plötzliche Veränderung einer Bandscheibe. Die umliegende Muskulatur zieht sich blitzschnell zusammen, um die darunterliegende Bandscheibe zu schützen, und erzeugt dadurch den heftigen Schmerz. Da man diesen Vorgang im Mittelalter nicht erklären konnte, vermutete man, eine Hexe habe mit Pfeil und Bogen auf den Betroffenen geschossen. Und übrigens: Der Begriff „Lumbago" bezeichnet in der medizinischen Fachsprache nichts anderes als den Hexenschuss.

Was zusätzlich hilfreich sein kann

Nehmen Sie ein Heublumen-Vollbad. Inzwischen sind sogar fertige Heublumenmischungen aus der Apotheke verfügbar, sodass Sie mit Rückenschmerzen oder gar Hexenschuss nicht zunächst Kräuter sammeln gehen müssen. Lassen Sie ca. 300 g Heublumen mit 2 l Wasser 15 Minuten kochen, seihen dann die Heublumen ab und geben den Sud in Ihr Badewasser. Beachten Sie bitte, dass das Vollbad angenehm warm, aber nicht zu heiß sein darf. Ein Bad in diesem duftenden Extrakt ist wunderbar erholsam und wohltuend.

- **Gewürznelke**
- **Wacholder**
- **Arnika**
- **Weidenrinde**
- **Beinwell**

Die Kombination dieser Heilpflanzen ist bei Rückenbeschwerden durch ihre antirheumatische, entzündungshemmende und gleichzeitig schmerzstillende Wirkung sehr wohltuend. Wenden Sie Beinwell am besten äußerlich direkt an der betroffenen Stelle an. Diese Heilpflanze wirkt zusätzlich durchblutungsfördernd und sorgt für eine wohltuende Entspannung des Rückens.

Aus der Praxis:
Es war im Herbst vor zwei Jahren, als mich die Hexe das erste Mal traf. Ich war mit mehreren Freunden unterwegs beim Mountainbiken. Wir machten auf der Strecke kurz Pause und ich verschwand hinter einem Baum. Da passierte es: Unvermittelt setzte der Schmerz ein, wie ein Messerstich, ganz plötzlich. Es durchfuhr mich wie ein Blitz, vom Rücken bis hinunter in den rechten Oberschenkel. Glücklicherweise war ich mit meiner Beschäftigung hinter dem Baum bereits fertig, ansonsten wäre die Situation noch peinlicher geworden, als sie ohnehin schon war. Ich konnte mich einfach nicht mehr bewegen. Jeder Millimeter an Bewegung tat höllisch weh. Es blieb mir nichts anderes übrig: Ich musste von der Bergwacht gerettet werden und wurde dann sogar ins nächstgelegene Krankenhaus eingeliefert. Nach ein paar Spritzen war ich wieder so weit hergestellt. Seitdem habe ich immer wieder ähnliche Erfahrungen gemacht, zwar nicht mehr ganz so massiv, aber der Hexenschuss tritt immer wieder auf. Inzwischen weiß ich aber, was hilfreich ist: die Teemischung für innen, die Heublumen für außen, viel Wärme und Ruhe, und natürlich ganz viel Liebe und Pflege von meiner Frau.

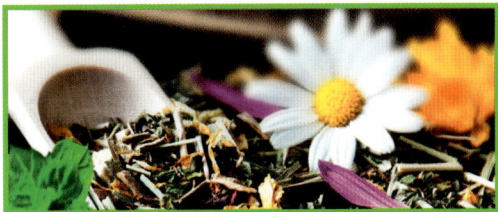

Kopfschmerzen und Migräne

Spannungskopfschmerzen, Migräneanfälle, vertebraler Kopfschmerz, Clusterkopfschmerz – die Liste möglicher Kopfschmerzarten ist lang und vielfältig. Die Wissenschaft unterscheidet inzwischen über 200 verschiedene Arten von Kopfschmerzen, darunter allein 23 Arten der Migräne. Allen gemeinsam ist eben der Schmerz, der allerdings sehr unterschiedlich auftreten kann: von eher lästig über unangenehm bis hin zum sogenannten Vernichtungsschmerz. Zusätzlich können je nach Kopfschmerzart weitere Symptome hinzutreten, wie z. B. Übelkeit, Erbrechen, Sehstörungen und andere. Auch der Schmerzcharakter sowie die Vielzahl möglicher Ursachen und Auslöser sind von Mensch zu Mensch unterschiedlich.

Auch hier gibt es verschiedene Heilkräuter, die eine sinnvolle Alternative zu künstlich hergestellten Arzneimitteln darstellen. Allerdings sollten Sie bei immer wiederkehrenden Kopfschmerzen oder lang anhaltenden Schmerzattacken vor der Eigenbehandlung einen Arzt aufsuchen. Dies ist notwendig, um mögliche Ursachen festzustellen sowie andere Erkrankungen sorgfältig auszuschließen.

Diese Heilpflanzen können Ihnen bei Kopfschmerzen oder Migräne helfen:
- **Weidenrinde**
- **Wacholder**
- **Mädesüß**
- **Baldrian**
- **Lavendel**
- **Johanniskraut**
- **Melisse**
- **Mutterkraut**
- **Pestwurz**

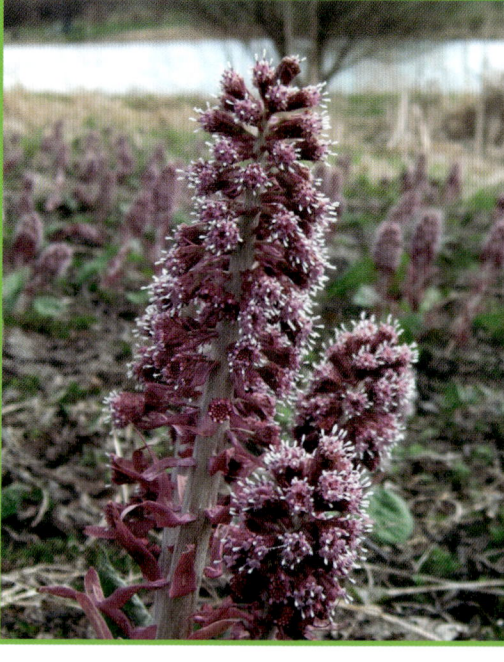

Diese Kombination wirkt wohltuend-beruhigend auf den Organismus, aber auch gleichzeitig schmerzlindernd und entkrampfend. Vor allem das Mutterkraut besitzt einen sehr hohen Stellenwert in der Migränetherapie: Regelmäßig z. B. als Aufgusstee eingenommen, kann es sehr wirkungsvoll vorbeugend gegen Migräneanfälle eingesetzt werden.

Nervenschmerzen

Die Bezeichnung Nervenschmerz, die in der Schulmedizin Neuralgie genannt wird, ist ein Sammelbegriff für sehr viele unterschiedliche Schmerzzustände. Sie entstehen aus der Schädigung eines Nervenstrangs und können an ganz unterschiedlichen Stellen des Körpers auftreten – je nach Ort des betroffenen Gebiets. Die häufigsten Nervenschmerzen treten im Bereich des Rückens auf und dort vor allem aufgrund von Schädigungen an der Wirbelsäule. So zählen z. B. auch die oben beschriebenen Schmerzen bei einem Bandscheibenvorfall oder bei Hexenschuss zu diesen Erscheinungen. Aber auch an anderen Stellen des Körpers können Nervenschmerzen auftreten: ausgehend von der Schulter über Ellenbogen oder Handgelenk, an den Beinen oder sogar im Gesicht. Eine typische Erscheinung ist der gereizte Ischiasnerv. Dies ist ein sehr großes Nervenfaserbündel, das ausgehend vom Rückenmark als Hauptnerv jeweils ein Bein versorgt. Kommt es durch Verletzungen, Entzündungen oder durch andere vorhandene Erkrankungen zur Schädigung eines Nervenverlaufs, treten die typischen Nervenschmerzen auf. Allerdings strahlen diese häufig in umliegende Muskeln oder in anderes Gewebe aus, sodass nicht immer auf Anhieb klar ist, wo genau die Schmerzen verursacht werden. Zusätzlich zu den Schmerzen kann es weiterhin zu Missempfindungen in den betroffenen Gebieten kommen. Taubheitsgefühle, Kribbeln der Hände, ein elektrisierendes Gefühl oder ein Kälte- oder Wärmeempfinden sind häufige Begleitumstände.

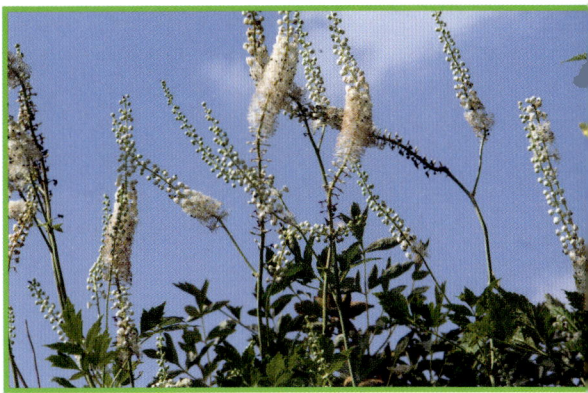

Aus Sicht der Naturheilkunde gibt es auch in diesem Bereich sehr effektive pflanzliche Wirkstoffe, die Ihnen bei Nervenschmerzen helfen können. Neben den bereits angesprochenen Heilpflanzen bei Rückenschmerzen **Beinwell, Arnika, Gewürznelken, Wacholder** und **Weidenrinde** kommen hierbei zusätzlich **Cayennepfeffer, Kalifornischer Mohn, Traubensilberkerze** sowie **Eukalyptus** zum Einsatz.

Vor allem der Wirkstoff des Cayennepfeffers, das Capsaicin, wirkt schmerzlindernd. Dies wurde in wissenschaftlichen Studien belegt, sodass Capsaicin inzwischen als wertvolle Alternative in der Schmerztherapie gilt. Capsaicin – dies ist auch gleichzeitig der scharfe Geschmacksstoff, der in der Cayenne-Chilischote enthalten ist. Ein brennendes bis schmerzhaftes Empfinden in der Mundhöhle ist bei übermäßigem Genuss meist die Folge. Und genau diesen Effekt macht sich die Phytotherapie bei dieser Heilpflanze zunutze: Es wird ein vorübergehender äußerlicher Reiz gesetzt, der einen anderen vorhandenen Schmerz vermindert. Dies nennt die Wissenschaft „Counter-irritant-Effekt" oder auch „Umkehreffekt". Trägt man das Capsaicin äußerlich z. B. als Salbe auf, verstärkt dies die Durchblutung in diesem Bereich, und dies wiederum bewirkt eine Abnahme der Schmerzen im betroffenen Nervenverlauf.

Tragen Sie Capsaicin als Salbe zunächst nur in sehr geringen Mengen auf. Falls Sie die frische Pflanze verwenden, sollten Sie direkten Hautkontakt vermeiden. Zusätzlich dazu haben die Traubensilberkerze sowie Eukalyptus schmerzstillende, krampflösende, durchblutungsfördernde und entzündungshemmende Eigenschaften.

Tumorerkrankungen

Das Schreckgespenst Krebs: Die Angst davor ist fast schon allgegenwärtig. Medizinische Horrorgeschichten, die von Tumoren, Wucherungen, Chemotherapie und dem damit verbundenen Haarausfall berichten, Bestrahlungen, Operationen und schließlich sogar ein menschenunwürdiges Dahinsiechen. Mit diesem Hintergrund ist es nur allzu verständlich, dass Betroffene nach jedem Strohhalm greifen und sich daran festhalten. Alternative Methoden – hilfreiche, aber leider manchmal auch sinnlose Therapieverfahren – schüren die Hoffnung.

Dabei ist Krebs nicht gleich Krebs. Es gibt unzählige Facetten dieser Erkrankung. Grundsätzlich trifft die Medizin die Einteilung in gutartige und sogenannte bösartige Tumorerkrankungen. Gutartige Tumoren wachsen nicht zerstörend in das umliegende Gewebe und bilden keine Tochtergeschwüre. Somit sind sie in der Regel sehr gut behandelbar. Auch bösartige Tumorerkran-

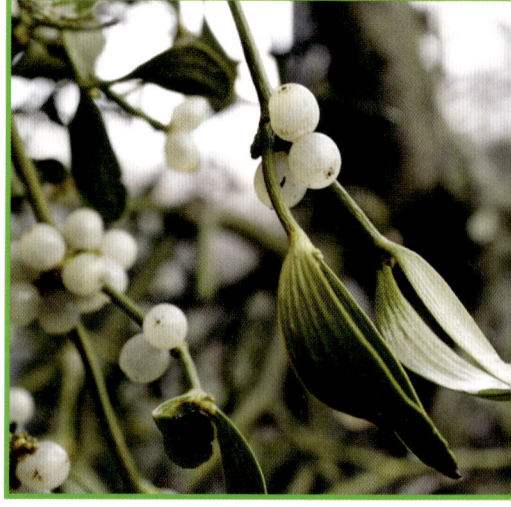

kungen variieren sehr. Abhängig vom Stadium, vom betroffenen Gewebe, vom Zeitpunkt der Feststellung und von vielen anderen Faktoren hat auch ein bösartiger Tumor teilweise hohe Heilungschancen.

Für betroffene Menschen gibt es sicherlich kein allgemeingültiges Erfolgsrezept. Es ist aber sehr hilfreich, sich über die Erkrankung, die körperlichen und psychischen Hintergründe sowie über die Therapiemöglichkeiten zu informieren. Dazu gehören schulmedizinische Verfahren ebenso wie Möglichkeiten aus der Alternativmedizin und der Naturheilkunde. Und hier wird besonders deutlich: Schulmedizin und Naturheilkunde schließen sich keinesfalls gegenseitig aus, sondern sollten sich zum Nutzen des betroffenen Menschen sinnvoll ergänzen. Eine alleinige Behandlung mit Mitteln der Naturheilkunde wäre sicherlich genauso falsch wie eine reine schulmedizinische Therapie. Beide Verfahren miteinander kombiniert bringen den größten Erfolg für den Patienten.

Im Bereich der Phytotherapie gibt es eine wichtige Heilpflanze, die bei Tumorerkrankungen zum Einsatz kommt: die **Mistel.** Auch in der Schulmedizin wird diese Heilpflanze inzwischen sehr häufig bei Tumorerkrankungen eingesetzt. Man unterscheidet dabei zwei verschiedene Anwendungsformen: zum einen die Einnahme über den Verdauungstrakt in Form von Tabletten oder Kapseln, zum anderen die Verwendung als Injektionslösung, die unter die Haut gespritzt wird. Es gibt einige vielversprechende medizinische Studien, welche Eigenschaften im Einzelnen Mistelpräparate besitzen. Allerdings sind diese Studienergebnisse noch nicht allzu aussagekräftig und widersprechen sich teilweise gegenseitig.

Man vermutet jedoch, dass die Mistel hemmend auf die Zellteilung einwirkt. Dies ist bei der Tumortherapie eine sehr wichtige Eigenschaft. Dadurch wird verhindert, dass der Krebs sich weiter ausbreiten kann. Zugleich kann die Mistel die Bildung von neuen Blutgefäßen innerhalb der Wucherung einschränken, sodass der Tumor von der Versorgung mit Sauerstoff und Nährstoffen abgeschnitten wird. Neben diesen direkten Auswirkungen auf das Tumorgeschehen wirkt die Heilpflanze zusätzlich stärkend auf das Immunsystem ein, das dadurch wirkungsvoller gegen das Krebsgeschehen vorgehen kann. Da Mistelpräparate außerdem allgemein körperlich und geistig stärkend wirken, werden Chemotherapien von den Betroffenen meist besser vertragen und Nebenwirkungen gemindert.

Bitte keine Eigentherapie mit Mistelpräparaten

So positiv und hoffnungsvoll die Misteltherapie auch sein mag: Sie ist nicht zur Selbstmedikation geeignet. Die begleitende Therapie mit Mistelpräparaten bei Tumorerkrankungen gehört grundsätzlich in die Hand eines erfahrenen Fachmannes. Fragen Sie Ihren Arzt nach seinen Erfahrungen mit dieser Heilpflanze und sprechen Sie zusätzliche Therapieverfahren immer mit ihm ab.

Blut

Erhöhter Blutfettspiegel

„Ihre Cholesterinwerte sind zu hoch!" Diese Worte sind bei einem Besuch des Hausarztes leider immer wieder zu hören. Was man unter Cholesterin versteht, ist im Info-Kasten unten erklärt.

Warum aber ist dieses Cholesterin so gefährlich? Cholesterin hat erst dann bedrohliche Auswirkungen, wenn es in erhöhten Mengen im Körper vorhanden ist. Dann wird es vermehrt in die Wände der Blutgefäße eingelagert, um die erhöhten Mengen dort zu deponieren. Dies hat allerdings wiederum fatale Wirkungen: Durch diese Einlagerungen in den Blutgefäßen entwickelt sich nun schleichend die Arteriosklerose, im Volksmund „Arterienverkalkung" genannt. Neben dem Cholesterin werden zusätzlich Kalksalze und andere Substanzen in die Gefäßwände eingebaut und schädigen somit die Blutgefäße nachhaltig. Folgeerkrankungen wie Herzinfarkt oder Schlaganfall sind meist die Folge.

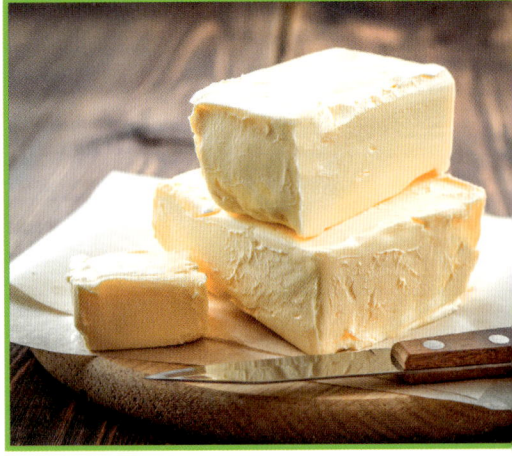

Aber wie so oft ist auch hier ein genauerer Blick notwendig, denn: Cholesterin ist nicht gleich Cholesterin. Es gibt verschiedene Arten, die im menschlichen Körper vorkommen. Und nicht jede Form des Cholesterins ist wirklich schädlich für die Blutgefäße. Somit ist es notwendig, dass bei der Blutuntersuchung genauer zwischen diesen

Was versteht man unter Cholesterin?

Cholesterin ist eine natürlich vorkommende Substanz, die zu den Fetten gezählt wird. Der Mensch nimmt es mit tierischer Nahrung auf, kann es aber selbst – vor allem in der Leber und im Darm – herstellen. Cholesterin ist ein lebenswichtiger Baustoff des menschlichen Organismus. So wird es beispielsweise benötigt, um die Wand jeder einzelnen Körperzelle zu bilden, ebenso wie für die Herstellung von bestimmten Hormonen oder auch zur Bildung der Gallenflüssigkeit.

Die verschiedenen Gesichter des Cholesterins

Folgende Blutfettarten kommen im menschlichen Organismus vor:

Choleste-rin- bzw. Fettart	Die Blutwerte sollten nicht höher liegen als:	Bemerkungen
Gesamt-cholesterin	200 mg pro 100 ml Blut (abhängig vom Patientenalter)	Das Gesamtcholesterin allein bei der Blutuntersuchung ist noch nicht besonders aussagekräftig. Deshalb ist es notwendig, die drei anderen Formen des Cholesterins genauer zu untersuchen.
LDL-Cho-lesterin	100 mg pro 100 ml Blut	Dies ist das bekannte und gefürchtete „böse" Cholesterin. Und tatsächlich: Es kann massive Folgeerkrankungen hervorrufen.
HDL-Cho-lesterin	derzeitiger Stand der Medizin: mindestens 35 mg pro 100 ml Blut, aber je höher, desto besser	HDL-Cholesterin hat sogar schützende Funktionen. Es wird aus der Gefäßwand herausgelöst und zur Leber transportiert, wo es abgebaut und anschließend aus dem Körper ausgeschieden werden kann. Somit schützt es die Blutgefäße vor Arteriosklerose.
Triglyceride	150 mg pro 100 ml Blut	Triglyceride sind neben dem Cholesterin zusätzliche Fette, die ebenfalls von Bedeutung sind.

Was zusätzlich hilfreich sein kann

Dass eine gesündere Nahrungsaufnahme und eine damit verbundene Ernährungsumstellung für eine Verbesserung der Cholesterinwerte notwendig sind, ist sicherlich hinreichend bekannt. Zusätzlich dazu gibt es aber auch weitere Faktoren, die den Blutfettspiegel reduzieren können: Achten Sie auf ausreichend und regelmäßige Bewegung. Täglich 20 Minuten mäßige Bewegung an der frischen Luft ist bereits sehr hilfreich. Auch der Einfluss der Seele wird in diesem Zusammenhang zunehmend diskutiert. Versuchen Sie in unserer stressbelasteten Zeit in Ihren Alltag immer wieder kleine Inseln der Entspannung einzubauen.

- **Indisches Flohsamenkraut**
- **Knoblauch**
- **Artischocke**
- **Nachtkerze**
- **Mistel**

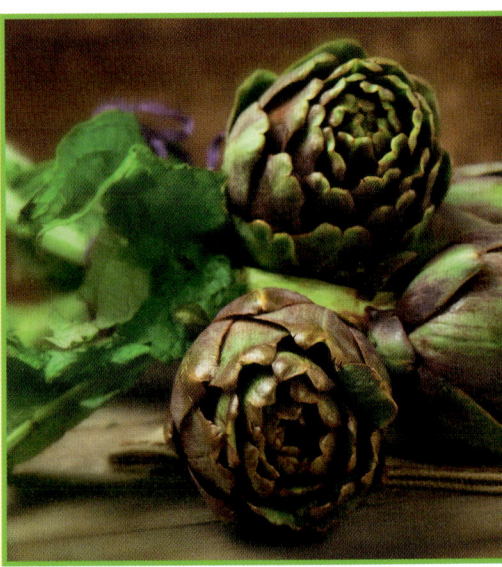

einzelnen Cholesterinformen unterschieden wird.

Um den Cholesterinspiegel sowie die restlichen Blutfettwerte zu senken und damit das Risiko für Herz-Kreislauf-Erkrankungen zu reduzieren, sind folgende Heilpflanzen hilfreich:

- **Bockshornklee**
- **Cranberry**
- **Guar**

Blutarmut – Eisenmangelanämie

Der Volksmund bezeichnet es als Blutarmut, die Schulmedizin als Anämie. Vor allem die sogenannte Eisenmangelanämie tritt relativ häufig auf. Den Mineralstoff Eisen benötigt der menschliche Körper in erster Linie als Hauptbestandteil der roten Blutkörperchen. Eisen hat dabei die Aufgabe, den lebensnotwendigen Sauerstoff an sich zu binden und diesen im Blut zu transportieren. Fehlt Eisen im Körper, können nur zu wenige rote Blutkörperchen gebildet werden. Die Folge davon ist, dass lebensnotwendiger Sauerstoff nicht mehr entsprechend transportiert werden kann und die Zellen des Körpers letztendlich nicht mehr ausreichend mit Sauerstoff versorgt werden können. Dies hat wiederum verschiedene Auswirkungen: Es kommt zu einer blassen Haut, der Betroffene fühlt sich müde, abgeschlagen und ist nicht mehr leistungsfähig. Konzentrationsstörungen kommen häufig vor. Es kann zusätzlich zu Haarausfall und brüchigen Fingernägeln kommen. Einrisse an den Mundwinkeln können ebenfalls auf einen Eisenmangel hindeuten. Manchmal sehen die Bereiche um die Augen herum übermüdet aus und es kommt zu dunkel gefärbten Augenringen.

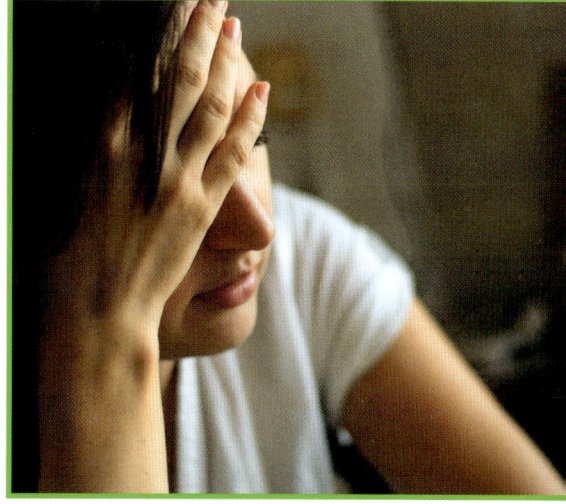

Warum kann Eisen im Organismus überhaupt fehlen? Dafür gibt es mehrere mögliche, jedoch ganz unterschiedliche Ursachen:

- 1. Möglichkeit: Über die Nahrung nehmen Sie zu wenig Eisen auf. Der menschliche Körper kann Eisen nicht selbst herstellen. Deshalb ist er grundsätzlich auf die Zufuhr von ausreichenden Eisenmengen durch die Nahrung angewiesen. Ist die Eisenmenge zu gering, z. B. bei einseitigem Ernährungsstil, kann es zu einer Eisenmangelanämie kommen. Ein Erwachsener braucht im Durchschnitt etwa 10 bis 15 mg Eisen pro Tag, die er mit der Nahrung zu sich nehmen sollte. Der Favorit unter den eisenhaltigen Nahrungsmitteln ist dabei die Schweineleber, auch wenn dieses Lebensmittel häufig sicherlich nicht zu den Lieblingsgerichten zählt.

Aber auch andere Zutaten, die den Speiseplan bereichern können, enthalten eine große Menge an Eisen, wie z. B. Weizenkleie, weiße Bohnen, Linsen, Erbsen, Pfifferlinge oder Austern. Spinat galt lange Zeit als klassischer Eisenlieferant. Diese Ansicht ist inzwischen widerlegt worden. Allerdings rangiert er immer noch im Mittelfeld der eisenhaltigen Lebensmittel.

- 2. Möglichkeit: Ihre Ernährung ist zwar ausgewogen und enthält durchaus auch eine große Menge an Eisen. Allerdings haben Sie in bestimmten Phasen des Lebens einen höheren Bedarf an dem wichtigen Mineralstoff. Säuglinge, Kinder in den Wachstumsphasen und Jugendliche haben einen erhöhten Eisenbedarf. Außerdem sollten insbesondere Schwangere und stillende Mütter auf eine ausreichende Eisenzufuhr achten. Falls die Eisenzufuhr im Verhältnis nicht dem erhöhten Bedarf entspricht, kann sich dadurch eine Eisenmangelanämie entwickeln.

- 3. Möglichkeit: Über die Nahrung nehmen Sie ausreichend Eisen auf. Außerdem haben Sie keinen erhöhten Bedarf an Eisen. Falls Sie trotzdem Anzeichen eines Eisenmangels feststellen, kann eine weitere Ursache infrage kommen: Ihr Magen kann das aufgenommene Eisen aus irgendeinem Grund nicht aufspalten. Um Eisen in den Körper aufnehmen zu können, muss es im Magen zunächst einmal mit der Magensäure in Kontakt kommen und dort chemisch verändert werden. Unter bestimmten Umständen kann der Magen nur zu wenig Magensäure bilden, was wiederum einen Eisenmangel zur Folge haben kann.
- 4. Möglichkeit: Das Problem kann allerdings auch im Darm liegen. Nachdem das Eisen zunächst im Magen vorbehandelt wurde, gelangt es jetzt über den Verdauungstrakt in den Darm. Dort wird das Eisen normalerweise in den Körper aufgenommen. Falls der Darm erkrankt ist, funktioniert diese Eisenaufnahme nicht mehr. Die Folge kann wiederum eine Blutarmut sein.

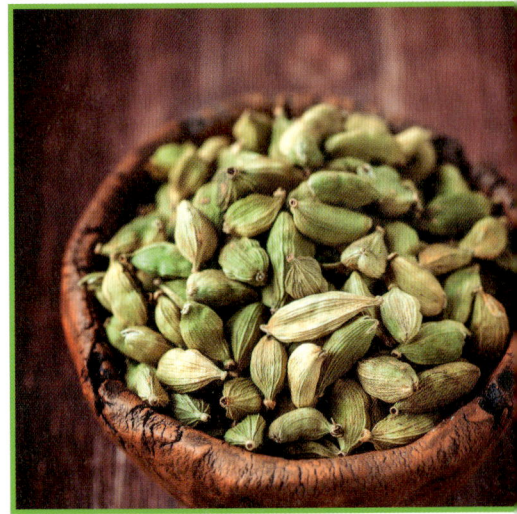

- 5. Möglichkeit: Falls die Ursache nicht in einer der bisherigen Möglichkeiten zu finden war, könnte es sein, dass Ihr Körper eventuell Eisen verliert. Bei Blutungen treten mit dem Blut rote Blutkörperchen aus dem Körper aus – und mit ihnen wichtiges Eisen. Meist handelt es sich dabei um chronische Blutungen, also Blutungen, die länger anhalten oder immer wieder auftreten. Dies kann deutlich zu spüren sein

Fragen Sie Ihren Arzt

Lässt sich ein eventuell vorhandener Eisenmangel nicht eindeutig auf eine mangelnde Eisenzufuhr mit der Nahrung oder auf einen erhöhten Eisenbedarf während einer bestimmten Lebensphase zurückführen, sollten Sie die weiteren Möglichkeiten über einen Arzt abklären lassen. Keine Angst: Es muss nicht gleich eine schwerwiegende Erkrankung dahinterstecken. Trotzdem ist es wichtig, verschiedene Ursachen auszuschließen.

oder teilweise auch ganz unbemerkt ablaufen. Als Ursache solcher wiederkehrender Blutungen kommen Magenblutungen, Hämorrhoidenblutungen oder eine verstärkte Monatsblutung infrage.

Die Heilpflanzenwelt hält bei einem Eisenmangel eine wahre Fundgrube bereit. Zunächst ist es natürlich sinnvoll, die Eisenzufuhr zu steigern.

Neben den oben beschriebenen Nahrungsmitteln kommen hier zusätzlich folgende Heilpflanzen in Betracht, die einen enorm hohen Eisengehalt aufweisen:

- **Kardamom**
- **Petersilie**
- **Brennnessel**
- **Tausendgüldenkraut**
- **Sauerampfer**
- **Süßholz**
- **Zimt**

Zum Vergleich: 100 g Schweineleber (das gängige Lebensmittel mit dem höchsten Eisengehalt) enthält ca. 20 bis 22 mg Eisen. 100 g Kardamom mit einem Eisengehalt von ca. 100 mg oder 100 g Petersilie mit ca. 96 mg übertreffen die Leber bei Weitem. Das bedeutet: Mit einer täglichen Ration z. B. von ca. 15 g Petersilie decken Sie spielend Ihren täglichen Eisenbedarf.

Falls ein Eisenmangel nicht aus einer einseitigen Ernährung oder einem erhöhten Bedarf entsteht, sondern mit einer Störung des Magen-Darm-Traktes zusammenhängt, können auch hier bestimmte Heilpflanzen hilfreich sein. Um die Magensäureproduktion anzuregen, ist eine Pflanze bestens geeignet: der **Kardamom.** Diese Heilpflanze ist ein Wunder in Bezug auf den Eisengehalt und kurbelt obendrein zusätzlich die Magensaftproduktion an. Somit kann das enthaltene Eisen im Magen umso besser aufgespaltet werden. Neben dem Kardamom kommt

Was zusätzlich hilfreich sein kann

Um Eisen aufzunehmen, benötigt der menschliche Körper gleichzeitig Vitamin C. Falls Sie unter einem Eisenmangel leiden, sollten Sie darauf achten, eisenhaltige Nahrungsmittel immer zusammen mit Vitamin C zu sich zu nehmen. Das kann z. B. ein Glas frisch gepresster Orangensaft sein, eine Paprika oder auch eine Portion Sauerkraut. Das ist lecker, steigert die Eisenaufnahme und Sie fühlen sich vermutlich auch noch fitter dabei. Im Bereich der Heilpflanzen können Sie z. B. **Cranberry, Hagebutten** oder **Sauerampfer** einsetzen. Diese Pflanzen sind reich an Vitamin C. Sauerampfer enthält außerdem wiederum eine Menge an Eisen.

aber gleichermaßen auch der **Gelbe Enzian** zum Einsatz, wenn es um eine Steigerung der Magensaftproduktion geht.

Um darüber hinaus die Aufnahme des Eisens vom Darm in den Körper zu fördern, können Sie **Ringelblume** und **Quitte** zu Hilfe nehmen. Beide Pflanzen verbessern die Darmtätigkeit, sodass wichtige Nährstoffe leichter in den Körper gelangen können. Bei einer Eisenmangelanämie weiß man jedoch, dass es sehr lange dauern kann, bis sich der Eisenspiegel durch entsprechende Maßnahmen normalisiert. Bewahren Sie also Geduld!

Stoffwechsel

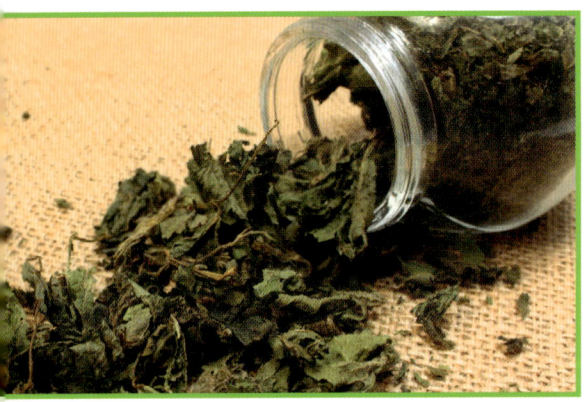

vorgänge anfallen. Jede einzelne Zelle des Körpers geht – ganz planmäßig – nach einiger Zeit zugrunde und wird neu aufgebaut. Die Abfallstoffe der abgebauten Zellen werden umgebaut und in kleinste Teile zerlegt, um anschließend zum Teil aus dem Körper ausgeschieden werden zu können. Diese Ausscheidungsfunktionen können Sie auf natürliche Weise unterstützen.

Diese Heilpflanzen helfen Ihnen bei der natürlichen Entgiftung:
- **Birkenblätter**
- **Brennnessel**
- **Löwenzahnkraut und -wurzel**
- **Schafgarbe**
- **Artischocke**

Entschlackung und Entgiftung

Was bedeutet denn im Grunde Entschlackung? Im medizinischen Sinne gibt es keine sogenannten Schlacken und somit auch keine *Ent*-Schlackung. Die Schulmedizin spricht in diesem Zusammenhang von Stoffwechselendprodukten. Dies sind Substanzen, die immer wieder im Organismus durch verschiedene Stoffwechsel-

Da die Leber die Ausscheidung von Abfallstoffen steuert, ist es zunächst sinnvoll, Heilpflanzen anzuwenden, die eine entsprechend fördernde Wirkung auf Leber und Galle besitzen, wie z. B.

die Artischocke. Zusätzlich dazu werden durch die restlichen Pflanzen die Nieren stimuliert, um die Schlacken aus dem Körper bestmöglich auszuscheiden.

Diabetes mellitus (Zuckerkrankheit)

Diabetes mellitus, die sogenannte Zuckerkrankheit, ist in den Industrieländern inzwischen zu einer der großen Volkskrankheiten geworden. Als Wohlstandskrankheit, durch den Lebensstil geprägt, oder als angeborene Stoffwechselerkrankung ist Diabetes mellitus gefürchtet. Die Betroffenen sind meist zumindest auf eine regelmäßige Tabletteneinnahme, auf die Einhaltung von strikten Ernährungsvorschriften und eventuell sogar auf das tägliche Verabreichen von Insulinspritzen angewiesen.

Aber was ist eigentlich Diabetes mellitus genau? Die Medizin unterscheidet die beiden Hauptformen Diabetes mellitus Typ I und Typ II. Bei der ersten der beiden Formen handelt es sich um den sogenannten angeborenen Typ. Dies ist eine meist genetisch bedingte Form des Diabetes mellitus, bei der bestimmte Zellen der Bauchspeicheldrüse nicht in der Lage sind, ausreichend das sehr wichtige Hormon Insulin zu bilden. Das Fehlen von Insulin hat wiederum enorme Auswirkungen auf den menschlichen Körper.

Diabetes mellitus Typ II entwickelt sich nicht aufgrund einer angeborenen Störung. Hier gibt es einen völlig anderen Entstehungsmechanismus, der meist durch eine ungesunde, einseitige

Ernährung, häufig verbunden mit Übergewicht, einer hohen Stressbelastung und mangelnder Bewegung zustande kommt. Dies sind ungünstige Lebensbedingungen, wie sie in unserem Alltag leider sehr häufig zu finden sind. Eine zentrale Substanz, die bei Diabetes eine sehr große Rolle spielt, ist die Glukose. Dies ist nichts anderes als Zucker und wird von unserem Körper als Brennstoff zur Energieherstellung benötigt. Die Glukose wird beim gesunden Menschen über die Nahrung aufgenommen und anschließend aus dem Blut in

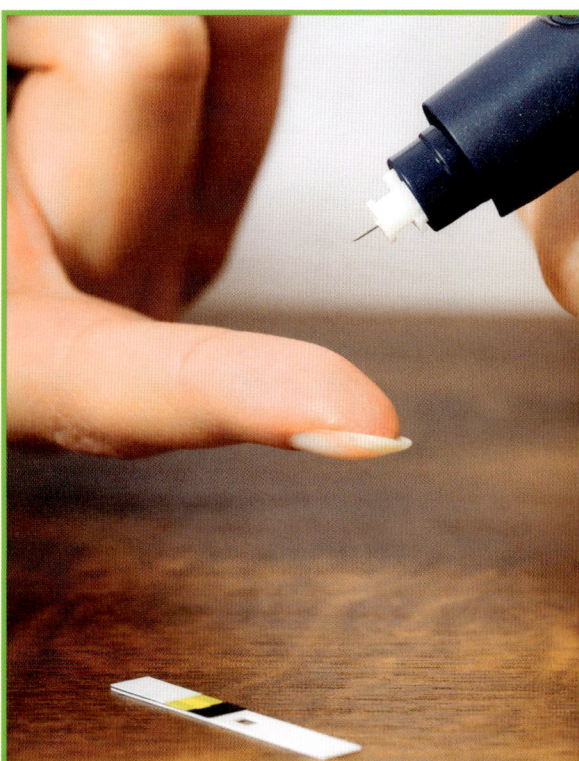

die Zellen eingeschleust. Jede Zelle ist auf diese Brennstofflieferung angewiesen.

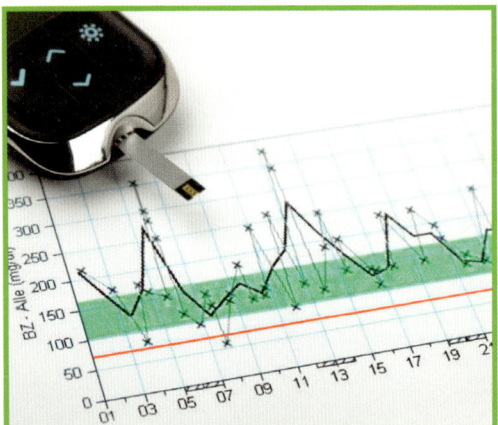

Beim Diabetes mellitus Typ II befindet sich durch die oben genannten Faktoren im Blut zunächst eine viel zu hohe Menge an Glukose. Die Zellen, die im Grunde auf Glukose angewiesen sind, beginnen sich nun aber zu schützen – vor einem Zuviel an Glukose. Diesen Schutz vor Überfüllung erreichen die Zellen, indem sie sich gegen die Glukose sperren und diese Substanz einfach nicht mehr in das Innere der Zelle einlassen. Nun kommt auch hier das Hormon Insulin ins Spiel: Es sorgt normalerweise dafür, dass die Glukose in die Zelle gelangt und ist sozusagen der Schlüssel, um die Tür jeder Zelle für die Glukose zu öffnen. Die Bauchspeicheldrüse produziert nun beim Diabetes mellitus Typ II sogar vorübergehend mehr Insulin. Dadurch möchte der Organismus erreichen, dass Glukose trotzdem in

die Zellen gelangt. Aber an dieser Stelle beginnt ein sehr schwerwiegender Teufelskreis: Insulin wird vermehrt produziert, die Zellen wehren sich jedoch immer mehr gegen den Glukosenachschub, und die Insulinproduktion wird nochmals angekurbelt. Aber irgendwann, nach Monaten oder Jahren, kommt der Punkt, an dem die Bauchspeicheldrüse einfach nicht mehr kann: Sie ist vollständig durch die ständige Mehrproduktion überfordert und stellt nun ihren Betrieb mehr und mehr ein – so lange bis kein oder zumindest nur noch sehr geringe Mengen an Insulin produziert werden können. An dieser Stelle ist nun genau die Situation eingetreten wie bei der angeborenen Form des Diabetes mellitus Typ I: Insulin fehlt.

Was sind nun die Folgen, wenn im Organismus dieses wichtige Hormon fehlt oder zumindest nicht mehr ausreicht? Als Erstes bekommt es jede einzelne Körperzelle zu spüren: Glukose und somit Energie fehlen. Jede einzelne Zelle des Körpers kann dadurch ihren Aufgaben nicht mehr nachkommen. Die spürbaren Symptome sind jedoch in diesem Bereich noch verhältnismäßig harmlos: Der Betroffene fühlt sich müde, abgeschlagen und ist nicht mehr voll leistungsfähig. Hinzu kommt aber leider ein weiterer Faktor, der sehr schwerwiegend ist: Im Blut befindet sich nun eine krankmachende Menge an Glukose, da diese nicht mehr in die Zellen eingeschleust werden kann und somit in der Blutbahn verbleibt. Dies hat wiederum sehr große Auswirkungen auf sämtliche Blutgefäße des Körpers. Diese werden durch die zu hohe Glukosekonzentration praktisch systematisch zerstört. Allerdings geschieht dies sehr langsam, schleichend und meist unbemerkt. Erst wenn es dadurch wiederum zu sehr schwerwiegenden Folgen kommt, wird das Ausmaß der Schädigung spürbar: Die möglichen Folgen davon sind leider sehr häufig Thrombosen, Lungenembolie, Schlaganfall, Herzinfarkt sowie weitere Schäden an einzelnen Organen. Hierin liegt der Grund, warum die Erkrankung Diabetes mellitus so strikt kontrolliert und sehr sorgfältig behandelt werden sollte, um solchen Schäden vorzubeugen – bevor es zu so massiven Schädigungen kommt.

Wie kann hierbei die Pflanzenheilkunde helfen? Die schlechte Nachricht vorweg: Es gibt keine Heilpflanze, die offiziell durch die Gesundheitsbehörden zur Behandlung des Diabetes mellitus anerkannt ist. Es sind aber einige Heilpflanzen bekannt, die durchaus bei dieser Erkrankung sehr hilfreich sein können, um die schulmedizinische Therapie wirkungsvoll zu ergänzen. Dieses Wissen entstammt der sogenannten Erfahrungsheilkunde. Dies ist im Grunde der riesige Schatz an naturheilkundlichem Wissen, der sich über Jahrtausende angesammelt hat. Aufgrund dieses Erfahrungsschatzes gibt es sogar verhältnismäßig viele verschiedene Pflanzen, von denen man annimmt, dass sie die Menge der Glukose im Blut reduzieren können. Es gibt hierzu sogar einige wissenschaftliche Studien, die einen positiven Einfluss auf Diabetes mellitus nachweisen konnten. So können Sie folgende Pflanzen aufgrund ihrer blutzuckersenkenden Wirkung einsetzen:

- **Artischocke**
- **Bockshornklee**
- **Cayennepfeffer**
- **Eukalyptus**
- **Guar**
- **Indischer Flohsamen**
- **Tausendgüldenkraut**
- **Traubensilberkerze**
- **Zimt**

Bitte beachten Sie allerdings trotz aller hoffnungsvollen naturheilkundlichen Möglichkeiten: Ändern Sie die verordnete Dosis an schulmedizinischen Medikamenten niemals selbstständig ab. Sprechen Sie davor grundsätzlich mit Ihrem Arzt.

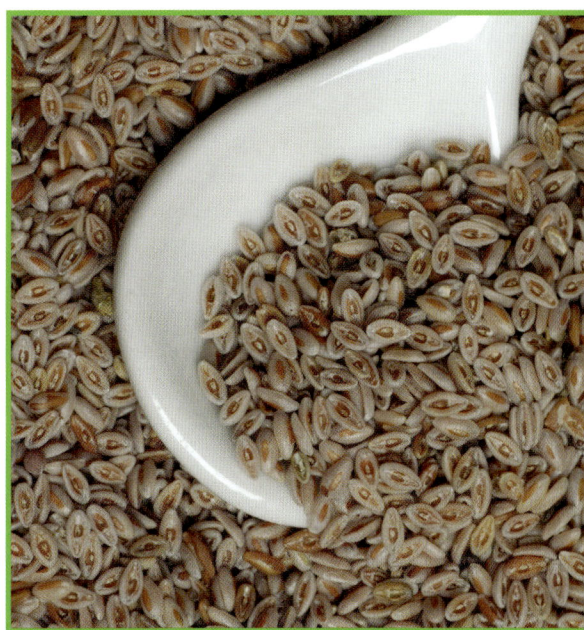

Weihrauch –
natürlicher Cortison-Ersatz

Cortison ist aus der heutigen Medizin nicht mehr wegzudenken. Der Wirkstoff wurde um 1935 entdeckt und erstmals im Jahr 1948 therapeutisch genutzt. Die durchschlagende Wirkung muss zur damaligen Zeit eine Sensation gewesen sein. Als einer Patientin mit chronischem Rheuma das Arzneimittel verabreicht wurde, war sie daraufhin schmerzfrei. Die Forscher erhielten den Nobelpreis. Es begann der Siegeszug des Cortisons – bis allerdings nach und nach immer mehr und teils massive Nebenwirkungen auftraten.

Cortison oder medizinisch korrekt Cortisol ist ein körpereigenes Hormon, das zu den sogenannten Stresshormonen gehört. Es wird bei Bedarf vermehrt ausgeschüttet, um Energie zu mobilisieren. Gleichzeitig setzt es die Wirkung des Immunsystems herunter, indem es die Bildung bestimmter Immunbotenstoffe hemmt. Dadurch wirkt Cortisol entzündungshemmend sowie antiallergisch – als körpereigene Substanz ebenso wie das inzwischen künstlich hergestellte Hormon. Diese im Grunde sehr positiven Eigenschaften nutzt die Wissenschaft zur Behandlung von bestimmten Krankheiten, bei denen es notwendig ist, Entzündungen zu bekämpfen.

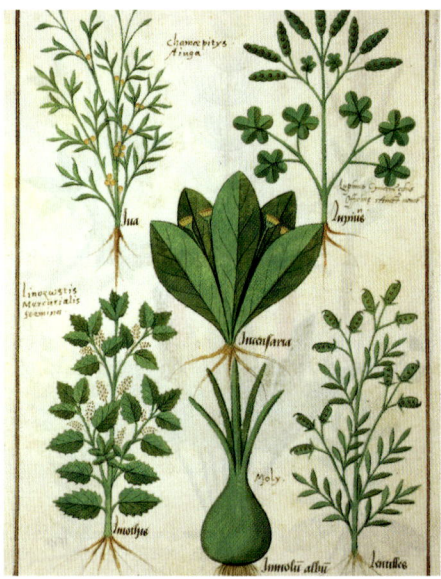

Bei diesen Erkrankungen kommt Cortisol sehr häufig zum Einsatz:
• Asthma bronchiale
• Allergien
• Neurodermitis
• Psoriasis
• Hautausschläge
• Entzündliche Darmerkrankungen wie z. B. *Morbus Crohn* oder *Colitis ulcerosa*
• Arthritis (Gelenkentzündung) und Rheuma
• weitere Autoimmunerkrankungen

Auch als Notfallmedikament ist Cortisol z. B. zur akuten Behandlung eines Schockgeschehens nicht mehr wegzudenken. In diesen Fällen kann das Medikament buchstäblich Leben retten.

Allerdings hat Cortisol leider einen sehr großen Nachteil: Wird es in zu hohen Konzentrationen oder über einen längeren Zeitraum angewendet, so wie es oft zur Behandlung von chronischen Krankheiten notwendig ist, können daraus sehr massive Nebenwirkungen entstehen. Diese können in extremen Fällen sogar zum Tode führen. Die vielen einzelnen möglichen Nebenwirkungen einer Cortisoldauerbehandlung fasst die Medizin sogar zu einem separaten Krankheitsbild zusammen: Cushing-Syndrom.

Auf der Suche nach einer Substanz, die ebenso wie Cortisol entzündungshemmend wirkt, aber zumindest nebenwirkungsarm ist, stieß die Wissenschaft auf das Harz des Weihrauchbaumes (lat.: *Boswellia*). Dieser Vertreter der Balsamgewächse ist in manchen Gebieten Afrikas, Indiens und Arabiens zu finden. Als spirituell und teils religiös verwendete Pflanze ist das getrocknete Weihrauchharz traditionell bekannt.

Tatsächlich wirkt Weihrauch beruhigend, angstlösend und stimmungsaufhellend auf die menschliche Psyche. Daneben aber ist das Weihrauchharz eine sehr wirksame Substanz, die das Immunsystem beeinflusst und dadurch vorhandene Entzündungen abklingen lassen kann. Der positive Wirkmechanismus der Pflanze ist in den letzten Jahren gründlich wissenschaftlich untersucht worden und auch offiziell als Mittel zur Entzündungshemmung anerkannt worden. Außerdem wurde die Weihrauchtherapie als sehr verträglich eingestuft. Dies macht sie – auch in der Langzeittherapie – innerlich wie äußerlich angewandt zu einer echten Alternative zur klassischen Cortisolbehandlung.

Zusätzlich dazu wirkt Weihrauchharz sogar schmerzstillend und desinfizierend. Bereits im klassischen Altertum wurde die Heilpflanze zu diesen Zwecken eingesetzt. Allerdings war es damals eine sehr seltene und deshalb überaus wertvolle Substanz. Übrigens: Das Weihrauchharz selbst ist fast geruchlos. Erst wenn es über glühenden Kohlen erhitzt wird, verflüchtigen sich die ätherischen Öle und es entsteht der charakteristische Geruch.

Hormonsystem

Schilddrüsenerkrankungen

Die Schilddrüse: ein eher unscheinbares, kleines Organ, das unauffällig unterhalb des Kehlkopfes vorhanden ist. Unauffällig vor allem dann, wenn sie so funktioniert, wie sie sollte. Im Erkrankungsfall allerdings kommt es schnell zu vielfältigen Störungen, die den gesamten Körper betreffen können.

Aus der Praxis: „Sehr oft wachte ich nachts mit rasendem Herzklopfen auf und wusste nicht, was los war. Tagsüber war ich dann dementsprechend müde, gereizt und nervös. Ich traute mich nicht mehr, meine Hände in der Öffentlichkeit zu zeigen, denn ich befürchtete, andere Menschen könnten das ständige Zittern sehen. Außerdem konnte ich am Abend nur sehr schwer abschalten, ich kam einfach nicht zur Ruhe, schlief stundenlang nicht ein, die Gedanken drehten sich immer wieder im Kreis. Als ich dann nach langer Zeit doch endlich zu einem Heilpraktiker ging, schickte der mich doch gleich wieder weiter zu meinem Hausarzt. Er sagte, ich solle meine Schilddrüse genauer untersuchen lassen, da er vermute, dass ich unter einer Überfunktion der Schilddrüse leide. Das habe ich dann auch getan. Mein Hausarzt hat mich gründlich untersucht. Die Blutuntersuchung hat dann ergeben, dass meine Schilddrüse zu gut arbeitet und zu viele Hormone produziert. Mein Hausarzt hat mir ein Medikament verschrieben, und mein

Heilpraktiker arbeitet zusätzlich mit Heilpflanzen. Seitdem geht es mir viel besser. Ich kann wieder schlafen, habe meine Ruhe wiedergefunden und das Zittern hat auch aufgehört."

In diesem Beispiel ist die sogenannte Schilddrüsenüberfunktion beschrieben. Das bedeutet, die Schilddrüse produziert tatsächlich zu viel an Schilddrüsenhormonen. Auch das Gegenteil kann der Fall sein: Bei der Schilddrüsenun-

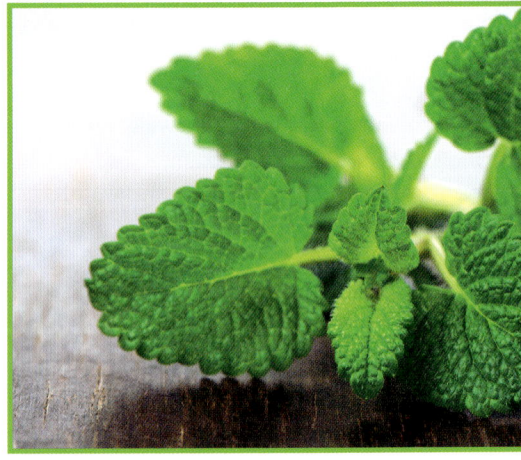

terfunktion werden eben zu wenig Hormone hergestellt. Bei beiden Erkrankungen sind die Ursachen sehr vielfältig und unterschiedlich. In der Praxis ist es meist nicht sehr einfach, den Grund für eine Schilddrüsenerkrankung zu finden. Da die Schilddrüse unter anderem das Herz und somit den Blutdruck und den Puls beeinflusst, kommt es bei einer Schilddrüsenüberfunktion – wie im Beispiel geschildert – häufig zu Herzbeschwerden. Dies obwohl das Herz selbst völlig gesund ist. Meist merkt der Betroffene selbst einen schnelleren Puls oder unangenehmes Herzrasen. In diesem Fall können bei einer Schilddrüsenüberfunktionsstörung folgende Heilpflanzen helfen:

- **Herzgespann**
- **Weißdorn**
- **Melisse**

Diese Heilpflanzen wirken allgemein beruhigend und besonders bei Herzbeschwerden im Rahmen von Schilddrüsenerkrankungen ausgleichend auf Herz und Kreislauf.

Nieren, Blase und Harnwege

Harnwegsinfektionen und Blasenentzündung

Brennen und Schmerzen beim Wasserlassen sind die Hauptsymptome der Blasenentzündung. Schätzungen gehen davon aus, dass jede zweite Frau mindestens einmal unter einer Blasenentzündung leidet. Männer sind wesentlich seltener betroffen. Ursache dafür sind meist eingedrungene Krankheitserreger, in erster Linie Bakterien, die – meist aus der normalen Darmflora stammend – über die Harnröhre in die Blase eingedrungen sind. Dort kämpft das Immunsystem gegen die vorhandenen Bakterien, was zu den unangenehmen Entzündungszeichen führt. Begünstigend wirken sich unter anderem Nässe und Kälte aus oder auch ein geschwächtes Immunsystem.

Die Medizin unterscheidet zwischen einem unkomplizierten, meist harmlosen Harnwegs-

infekt und einer komplizierten Entzündung der Harnwege. Unter einem harmlosen Harnwegsinfekt versteht man die reine Blasenentzündung. Von einem komplizierten Harnwegsinfekt spricht man, wenn die Krankheitserreger über die Blase

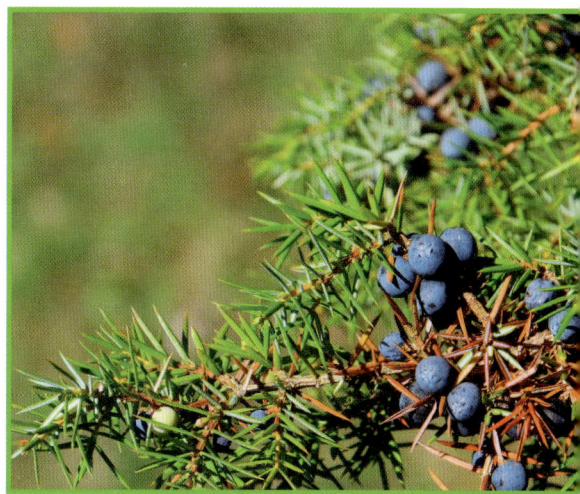

und die beiden Harnleiter weiter aufsteigen und anschließend dort bzw. zusätzlich an den Nieren zu einer Entzündung führen. Die Folge davon ist meist eine sogenannte Nierenbeckenentzündung. Bei einem unkomplizierten Harnwegsinfekt reichen meist einfache Mittel aus. So sollten Sie auf lokale Wärme achten, frühzeitig die Blase entleeren und vor allem die tägliche Trinkmenge erhöhen. In anderen Fällen, besonders bei hartnäckigen oder komplizierten Harnwegsinfekten, wendet die Schulmedizin Antibiotika im Kampf gegen die Bakterien an. Falls eine Blasenentzündung immer wieder auftritt, kann die Ursache in einem geschwächten Immunsystem liegen. In diesem Fall können Sie Ihr Abwehrsystem sehr gut mit Heilpflanzen unterstützen.

Um die Harnwege gut durchzuspülen sowie hemmend auf die Krankheitserreger einzuwirken, können folgende Heilpflanzen hilfreich sein:
- **Brennnessel**
- **Birkenblätter**
- **Cranberry**
- **Kapuzinerkresse**
- **Meerrettich**
- **Schachtelhalm**
- **Ringelblume**
- **Bärentraubenblätter**
- **Wacholderbeeren**

Da ein Teil dieser Heilpflanzen eine beabsichtigte durchspülende Wirkung besitzt, sollten Sie darauf achten, vermehrt Flüssigkeit zu sich zu nehmen.

Was zusätzlich hilfreich sein kann

Bereiten Sie sich bei einer akuten Blasenentzündung in der Badewanne ein Sitzbad mit wohltuenden **Kamille- und Ringelblumenblüten** zu. Verwenden Sie dazu jeweils ca. 300 g der Blüten, lassen sie ca. 15 Minuten in 2 l Wasser leicht kochen und seihen die Blüten dann ab. Den Kochsud füllen Sie ins warme Wasser der Badewanne. Wenn Sie möchten, können Sie zusätzlich einige Blüten in Ihr Badewasser geben.

Reizblase

Die sogenannte Reizblase, oder auch überaktive Blase genannt, ist ein häufiges Phänomen, das überwiegend Frauen im mittleren Alter betrifft. Ohne dass krankhafte Veränderungen der Blase festzustellen sind, kommt es dabei als Hauptsymptom zu häufigem und plötzlichem Harndrang. Die Ursachen dieser belastenden Erscheinung sind noch weitgehend unklar. Ein möglicher Östrogenmangel oder häufige vorangegangene Infekte werden teils in der Schulmedizin als Ursache diskutiert. Auch psychosomatische Hintergründe werden für die Reizblase verantwortlich gemacht. Für die Beteiligung der Psyche bei diesen Beschwerden spricht unter anderem das häufige Auftreten von gleichzeitigen Angsterkrankungen. Diese Ängste treten meist insbesondere in Zusammenhang mit größeren Personengruppen oder in bestimmten sozialen Situationen auf.

Die Psychologie bezeichnet die Reizblase teilweise auch als „Weinen der Blase". Möchte oder kann ein Betroffener seine inneren Gefühle nicht nach außen sichtbar werden lassen, so findet sich mit der Blase häufig eine unbewusste Möglichkeit, um vorhandenen Druck loszulassen. Diese Umstände können einen möglichen Hintergrund darstellen, müssen aber nicht zwingend die Ursache bei jedem Auftreten einer Reizblase sein.

Die Phytotherapie kennt auch bei diesen Beschwerden verschiedene Heilpflanzen, die in erster Linie entkrampfend und sowohl auf den Körper als auch auf die Psyche beruhigend und ausgleichend wirken. So können Sie die nachfolgenden Heilpflanzen verwenden:

• **Hopfen**
• **Bärentraube**
• **Johanniskraut**
• **Melisse**
• **Löwenzahnblätter**
• **Wacholder**
• **Salbei**
• **Königskerze**

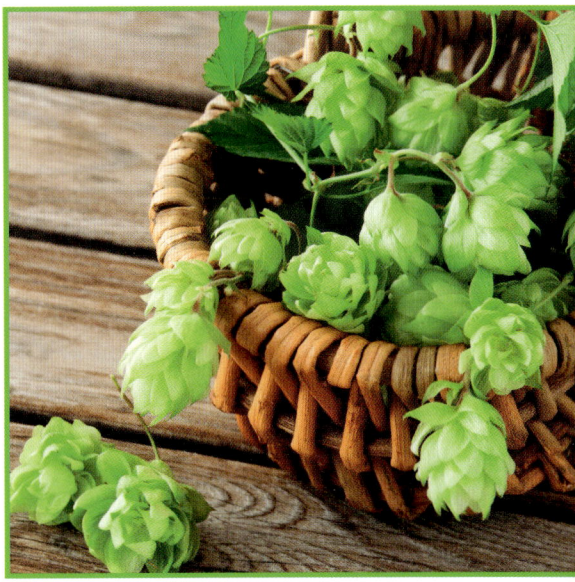

Nierensteine und Nierenkolik

Aus der Praxis: Herr Manhardt war Anfang 40 und Filialleiter einer kleinen Bankfiliale. Im Nachhinein betrachtet waren einige Tage vor der eigentlichen Nierenkolik bereits Schmerzen in der Nierengegend vorhanden – nicht sehr stark, nur immer mal wieder ein leichtes Ziehen. „Aber man gibt ja auf so etwas nicht gleich was." Und so kam es dann dazu, dass die Nierenkolik aus heiterem Himmel hereinbrach: Während eines Kundengesprächs, ohne jegliche Vorwarnung, traten ganz plötzlich heftigste Rückenschmerzen auf, die richtig wellenförmig mal leichter mal stärker wurden und in die Leiste hinab ausstrahlten. „Ich dachte noch bei mir: So müssen sich Wehen anfühlen." Herr Manhardt hatte Glück: Der

Kunde, der gerade bei ihm war, kannte sich mit Pflanzenheilkunde aus, wusste, was zu tun war, und in Absprache mit dem Hausarzt von Herrn Manhardt konnte dieser von seinem schmerzhaften Nierensteinleiden auf natürliche Art und Weise befreit werden.

Eine Nierenkolik zählt zu den schmerzhaftesten Erscheinungen. Wer sie einmal erlebt hat, vergisst diese unangenehme Situation vermutlich nie mehr wieder. Ursache für eine Nierenkolik sind vorhandene Nierensteine, die sich an bestimmten Stellen der Harnwege einklemmen. Die Bereiche des Körpers, die die Harnwege bilden, ziehen sich dadurch stark zusammen, um die Steinchen weiterzutransportieren. Und dieses krampfhafte Zusammenziehen verursacht diesen außergewöhnlich heftigen Schmerz. Ist dann der Stein weitergewandert, hören auch die Schmerzen auf. Nierensteine, oder genauer gesagt Harnsteine, bestehen aus verschiedenen Substanzen, die sich zu ca. reiskorn- bis haselnussgroßen Gebilden zusammenballen. Eine einseitige Ernährungsweise begünstigt oft die Entstehung solcher Steine. Ernährt man sich z. B. überwiegend eiweißreich durch übermäßigen Verzehr von Fleisch- und Milchprodukten, kann dies zu Harnsteinen führen. Aber auch eine zu geringe Trinkmenge oder der Konsum von Alkohol oder großen Mengen an Kaffee sind Risikofaktoren für die Entstehung der Steine. Darüber hinaus können verschiedene Nierenerkrankungen selbst oder auch krankhafte Störungen des Kalziumhaushalts zu Harnsteinen führen.

Im akuten Zustand der Nierenkolik sollten Sie zunächst grundsätzlich einen Arzt zu Rate ziehen – je nachdem wie es dem Patienten geht, ist hier sogar auch der Rettungsdienst oder der Notarzt erforderlich. Die Behandlung richtet sich in erster Linie auf drei sehr wesentliche Bereiche:

- Schmerzbekämpfung, um dem Betroffenen die Situation zu erleichtern.
- Entkrampfung der Harnwege. Dadurch kommt es zu einer Entspannung des Gewebes, wodurch die Harnsteine weiter abtransportiert und schließlich ganz aus dem Körper ausgeschieden werden können.
- Außerdem werden meist harntreibende Mittel eingesetzt, um durch eine erhöhte Urinmenge die Steine durchzuspülen.

Um die Urinmenge zu erhöhen, sollte der Betroffene zusätzlich sehr viel trinken. Außerdem ist eine vermehrte körperliche Bewegung oft

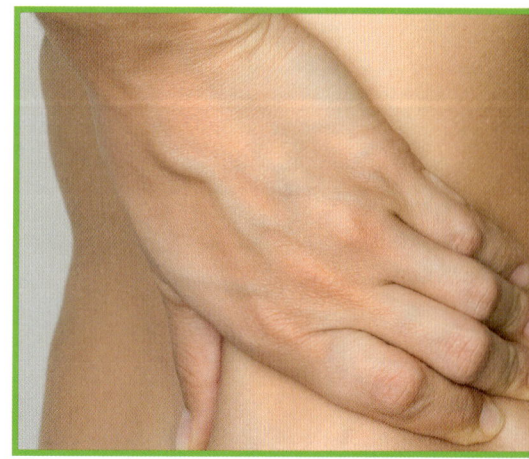

sehr hilfreich. Dies führt dazu, dass der Stein mechanisch weitertransportiert wird. Hier sind beispielsweise Hüpfen oder Treppensteigen ein häufig verordnetes Mittel.

Auch mit der Pflanzenheilkunde verfolgt man bei einer Nierenkolik vorrangig die Ziele der Schmerzbekämpfung, der Entkrampfung der Harnwege sowie die Erhöhung der Urinmenge. Hierfür stehen Ihnen einige sehr effektiv wirkende Heilpflanzen zur Verfügung, etwa als Teemischung. So können Sie **Birkenblätter, Brennnessel, Damiana, Petersilie, Pestwurz** und das **Tausendgüldenkraut** einsetzen. Dies ist eine Kombination aus natürlichen Heilmitteln, die sehr wirkungsvoll Schmerzen lindern und harntreibend wirken. Achten Sie dabei bitte immer auf eine ausreichende Trinkmenge, um die ausgeschiedene Flüssigkeitsmenge auszugleichen. Darüber hinaus wirkt diese Mischung sehr entkrampfend, was meist dazu führt, dass die Nierensteine

durch Ihren Körper selbst abtransportiert werden können.

Gönnen Sie sich zusätzlich auch ein wohltuendes Vollbad, angereichert mit **Baldriantinktur** und **Kamille**. Auch feuchtwarme Rückenwickel wirken oft Wunder. Zusätzlich zu diesen Heilpflanzen besitzt die zugeführte Wärme auf Körper und Seele eine sehr entspannende Wirkung. Achten Sie jedoch grundsätzlich bei jeder Art von Wärmeanwendung, dass Ihr Kreislauf stabil bleibt.

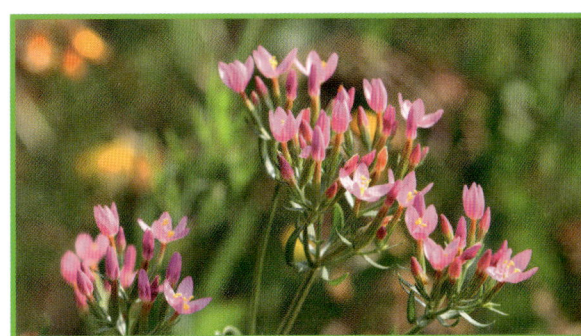

Verdauung

Sodbrennen, Magenschleimhautentzündung (Gastritis) und Magengeschwür

All diesen Erkrankungen gemeinsam ist die übermäßige Produktion von Magensäften. Diese Verdauungssäfte sind sehr aggressiv und zersetzen die Eiweißprodukte, die mit der Nahrung

aufgenommen werden. Es handelt sich dabei um reine Salzsäure, eine der ätzendsten Substanzen, die auf der Erde bekannt sind. Unter bestimmten Umständen kommt es zu einer vermehrten Produktion von Salzsäure, die dann zum Teil in die Speiseröhre fließt und dort das sogenannte Sodbrennen hervorruft.

Auch bei der Magenschleimhautentzündung, in der Fachsprache Gastritis genannt, liegt die Ursache in der übermäßigen Produktion dieses Magensaftes. Die Zellen der inneren Magenwand schützen sich normalerweise gegen diese aggressive Salzsäure, indem sie eine schützende Schleimschicht bilden, die sich auf die Magenzellen legt. Hervorgerufen durch bestimmte Ursachen verschiebt sich allerdings das Gleichgewicht zwischen schützendem Schleim und ätzender Magensäure, sodass die Salzsäure schließlich überhandnimmt. Dadurch kommt es zu Schäden an der Magenwand. Die Medizin spricht von der Magenschleimhautentzündung, solange sich dieser Schaden auf die Schleimhaut des Magens begrenzt. Kommt es zu größeren Defekten, die auch die darunterliegenden Schichten der Magenwand betreffen, so wird dies als Magengeschwür bezeichnet.

Folgende Heilpflanzen sind bei diesen Erkrankungen sinnvoll:

- **Kamille**
- **Süßholz**
- **Melisse**
- **Schafgarbe**
- **Eibisch**

Diese Kombination wirkt sehr beruhigend auf den Magen. Entzündungshemmende Wirkstoffe sind darin ebenso enthalten wie schleimbildende Substanzen. Diese bilden eine schützende Schleimschicht an der Mageninnenwand, sodass die Magensäure die erkrankte Magenschleimhaut nicht mehr angreifen kann.

Durchfall

Eine veränderte Beschaffenheit des Stuhls, meist breiig oder dünnflüssig, kennt sicher jedermann. Von Durchfall (Diarrhö) im medizinischen Sinne spricht man aber erst ab einer Stuhlfrequenz von mindestens dreimal täglich.

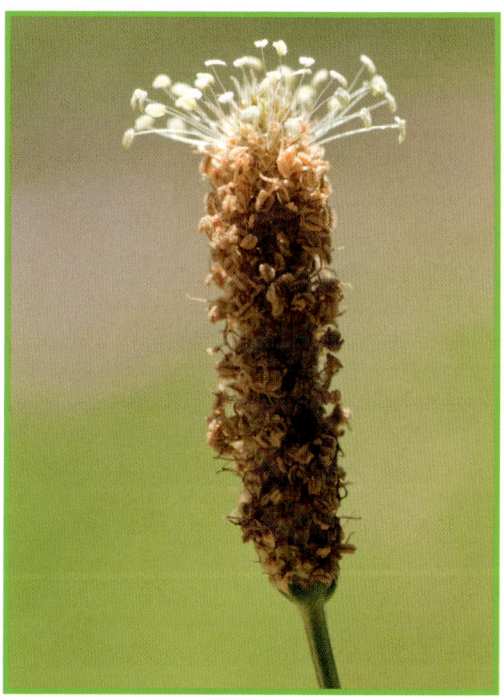

In schwerwiegenden Fällen besteht hierbei grundsätzlich die Gefahr, zu viel Flüssigkeit und dadurch wichtige Mineralstoffe zu verlieren. Insbesondere bei Säuglingen und Kleinkindern sollte auf die besondere Gefährdung der Austrocknung geachtet werden.

Auslöser für akut auftretende Durchfälle sind meist Bakterien oder Viren im Rahmen einer Lebensmittelvergiftung. Hauptvertreter sind dabei der bekannte Noro-Virus, der Rota-Virus oder Staphylokokken. Neben einer vermehrten Trinkmenge sowie dem weitgehenden Verzicht auf weitere Nahrung können bei Durchfall folgende Heilpflanzen hilfreich sein:

- **Blutwurz**
- **Eibisch**
- **Eichenrinde**
- **Hamamelis**
- **Spitzwegerich**
- **Schafgarbe**
- **Kamille**
- **Mädesüß**
- **Frauenmantel**

Verstopfung

Dies ist ein recht häufig vorkommender Zustand, bei dem der Darm etwas träge erscheint und den Stuhl nicht wie gewohnt weitertransportiert. Viele Menschen sind immer wieder damit geplagt. Im medizinischen Sprachgebrauch wird dieser Umstand Obstipation genannt, bei dem die Stuhlentleerung erschwert und verlangsamt ist.

In diesem Fall sind zwei unterschiedliche Wirkungen möglich, die Sie gleichzeitig nutzen können, um den Stau aufzulösen:

- Quellende Substanzen: Hier ist das **Indische Flohsamenkraut** sehr hilfreich. Zusammen mit ausreichend Flüssigkeit eingenommen, quillt es im Darm zu einem Vielfachen seiner Größe auf

und bewirkt dadurch eine mechanische Aktivierung der Darmbewegung.

- Abführende Substanzen: Die abführenden Wirkstoffe, etwa der **Faulbaumrinde,** führen zusätzlich auf chemischem Wege zu einer gesteigerten Darmtätigkeit.

Darüber hinaus sind weitere Heilpflanzen sinnvoll, die entspannend gegen Blähungen und Völlegefühl wirken, wie **Anis** oder **Fenchel.**

Achtung: Abführmittel, egal ob künstlich oder pflanzlich, sollten grundsätzlich nicht länger als ein bis zwei Wochen eingenommen werden. Bei längeren Einnahmezeiten wandelt sich nämlich die abführende Wirkung wiederum in Verstopfung um, die dann umso schwerwiegender auftreten kann. Dies liegt daran, dass mit der erhöhten Stuhlausscheidung bestimmte Elektrolyte, insbesondere Kalium, aus dem Körper ausgeschleust

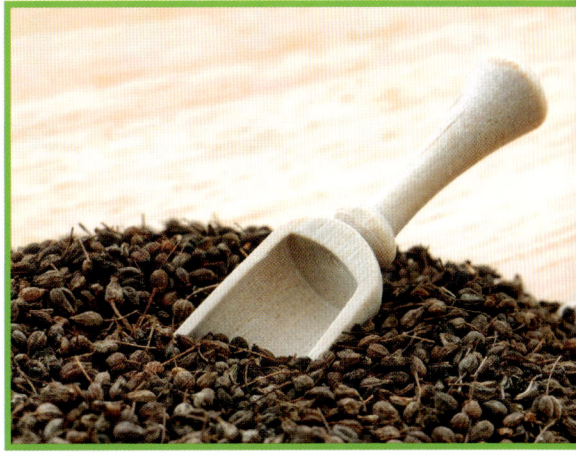

werden. Fehlendes Kalium bewirkt wiederum eine verminderte Bewegungsfähigkeit des Darms, wodurch es zu erneuter Verstopfung kommt.

Reizmagen- und Reizdarmsyndrom

„Sie sind völlig gesund!" – Diese Aussage hören Menschen mit Reizmagen- oder Reizdarmsyndrom von ihrem Arzt sehr häufig. Und rein organisch gesehen ist diese Aussage auch wirklich zutreffend. Die Verdauungsorgane wie Magen, Dünn- und Dickdarm, Leber und Bauchspeicheldrüse sind nicht krankhaft verändert. Zu Funktionsstörungen kommt es trotzdem, und dies kann für den Betroffenen im täglichen Leben oft sehr einschränkend und leider auch psychisch belastend sein.

Die möglichen Symptome können sehr unterschiedlich ausfallen: plötzlich beginnende Durchfälle, aber auch tagelange Verstopfung, Übelkeit und Völlegefühl, Sodbrennen, Blähungen und Aufstoßen, übel riechende und vermehrte Stühle bis hin zu schmerzhaften Bauchkrämpfen.

Warum es zu diesen Beschwerden kommt, wenn doch die Organe an sich nicht krankhaft verändert sind, weiß man heute noch nicht. Vermutet wird meist eine Kombination aus verschiedenen Auslösern, wie Ernährungsgewohnheiten, erbliche Faktoren und allen voran: psychische Belastungen, insbesondere negativer chronischer Stress. Der Zusammenhang dieser Krankheiten mit der Psyche scheint tatsächlich sehr naheliegend zu sein: Die Wissenschaft weiß vom sogenannten Bauchhirn. Das sind eigenständig arbeitende Nervenansammlungen in Magen und Darm, die für die Tätigkeit und die Abstimmung der Verdauungsorgane zuständig sind.

Heilpflanzen können hierbei zum Einsatz kommen, die in erster Linie beruhigend und krampflösend auf die Verdauungsorgane wirken. Dies ist in zweifacher Hinsicht hilfreich: Zum einen entkrampfen sie tatsächlich die Organe, zum anderen entspannen sie psychisch, wirken „angstlösend" und entkrampfend auf das oben genannte Bauchhirn. Und dass verschiedene Heilpflanzen bei Reizmagen und Reizdarm sehr gut wirken, haben mehrere Studien nachgewiesen. So können Sie **Anis, Fenchel, Kamille** oder **Süßholz** verwenden. Diese Pflanzen haben einen sehr entspannenden Effekt, sodass sich die angespannten Verdauungsorgane lösen und entkrampfen und dadurch wieder zur Ruhe kommen können.

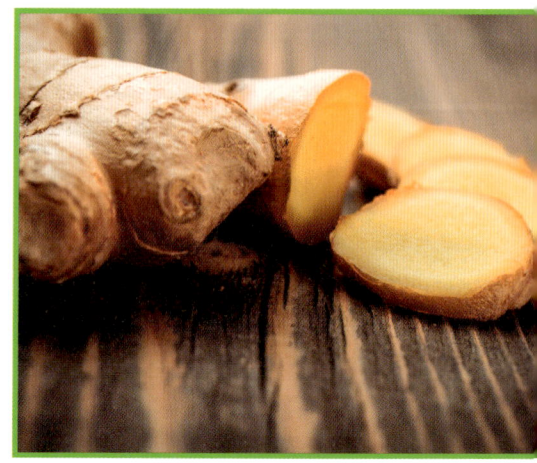

Auch **Ingwer** ist eine hervorragende Möglichkeit der naturheilkundlichen Therapie. Wie Sie mithilfe von Heilpflanzen darüber hinaus die psychische Ausgeglichenheit wiederfinden können, lesen Sie ab S. 228 ff.

Übelkeit und Erbrechen

Übelkeit und Erbrechen – diese unangenehmen Zustände kennen sicher die meisten Menschen. Ausgelöst wird das „organisierte Erbrechen" von einem bestimmten Bereich des Gehirns, das Brechzentrum genannt wird. Erbrechen und die Übelkeit davor sind im Grunde automatische Reflexe des Gehirns, die den Organismus vor schädlichen Substanzen wie z. B. bakterielle oder virale Krankheitserreger oder vor Überlastung des Verdauungssystems schützen.

Zur Behandlung der Übelkeit und auch Erbrechen ist jedoch ein Kraut gewachsen, oder besser gesagt eine Wurzel: der **Ingwer**. Ob aufgrund einer Magenverstimmung, bei Migräne oder während einer Autofahrt bzw. Seereise: Kauen Sie am besten ein frisches Stück der würzigen Heilpflanze. Mit Ausnahme der Autofahrt wurde Ingwer in diesen Fällen bereits im dritten Jahrtausend vor Christus angewandt. Darüber hinaus sollten Sie bei Erbrechen auf genügend ausgleichende Flüssigkeitszufuhr achten, z. B. in Form eines Heilpflanzentees. Verwenden Sie hierbei **Kamille** und **Melisse**. Wenn Sie möchten, können Sie etwas gemahlenen **Kardamom** sowie **Zimt** hinzugeben. Diese Teemischung beruhigt, wirkt desinfizierend und entkrampfend auf den gereizten Magen.

Leber und Galle

Gallenstörungen

Die Gallenflüssigkeit wird in der Leber produziert. Über einen Verbindungsgang gelangt die Galle anschließend entweder sofort in den angrenzenden Dünndarm oder zur Zwischenspeicherung in die Gallenblase. Die Gallenblase ist ein kleines Organ, das direkt unterhalb der Leber liegt. Sie hat die Aufgabe, die Galle etwas einzudicken, die Gallenflüssigkeit zu speichern und jeweils bei Bedarf an den Dünndarm abzugeben. Pro Tag produziert die Leber etwa 1 l Gallenflüssigkeit.

Die Galle besitzt zwei unterschiedliche Aufgaben: Zum einen ist sie im Organismus zusammen mit anderen Verdauungsenzymen aus der Bauchspeicheldrüse für die Aufspaltung und Verdauung der aufgenommenen Nahrungsfette zuständig. So zerlegt die Gallenflüssigkeit die Fette im Darm zu winzig kleinen Fetttröpfchen, die nur in dieser Form von den Darmzotten aufgenommen werden können. Die zweite Aufgabe der Galle liegt in ihrer Ausscheidungsfunktion: In der Galle sind alle Stoffe enthalten, die der Körper über den Darm

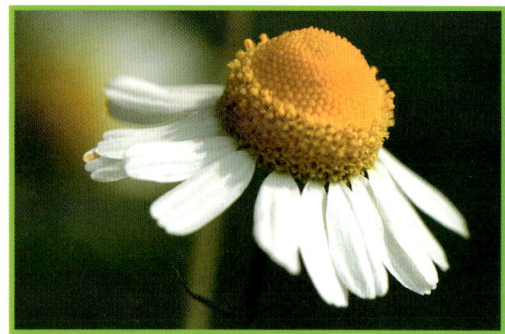

Stoffe, die sich dann als Gallensteine bemerkbar machen. Allerdings geht man davon aus, dass etwa nur die Hälfte aller vorhandenen Gallensteine spürbare Beschwerden verursachen. Dies ist dann der Fall, wenn sich ein Stein in den Gallenwegen oder in der Gallenblase einklemmt. Der Körper versucht durch krampfhaftes Zusammenziehen der betroffenen Strukturen, den Stein weiterzutransportieren. Diese rhythmischen Verkrampfungen sind für den Betroffenen meist als sehr schmerzhafte Gallenkolik (ähnlich der Nierenkolik bei Nierensteinen) zu spüren.

Es gibt auch bei diesen Erkrankungen Heilpflanzen, die sehr effektiv wirken können. Allerdings ist es zunächst sehr wichtig abzuklären, ob es sich bei den vorhandenen Gallenbeschwerden um Gallensteine handelt oder ob zu wenig Gallenflüs-

ausscheiden möchte. Solche auszuscheidenden Substanzen sind vor allem giftig wirkende Stoffe, wie z. B. Arzneimittel, aber auch körpereigene Substanzen, die aufgrund einer Überalterung den Körper verlassen müssen.

Erkrankungen der Galle betreffen zumeist zwei Bereiche: Entweder produziert die Leber zu wenig Gallenflüssigkeit. In diesem Fall kommt es nachfolgend zu Verdauungsstörungen, da die Nahrungsfette im Darm nicht mehr aufgenommen werden können. Der Betroffene bemerkt dies häufig durch Symptome wie Völlegefühl, Blähungen, Übelkeit, vermehrten und übel riechenden Stuhlgang oder Unverträglichkeit von fettreichen Speisen. Der zweite Erkrankungsbereich liegt im Auftreten von Gallensteinen. Diese bilden sich durch eine sogenannte Auskristallisierung von bestimmten Gallenbestandteilen, wie dem Biliverdin (s. Info-Kasten) oder auch dem Cholesterin, das einen Hauptbestandteil der Gallenflüssigkeit bildet. Sind diese Substanzen vermehrt vorhanden, bilden sich daraus feste

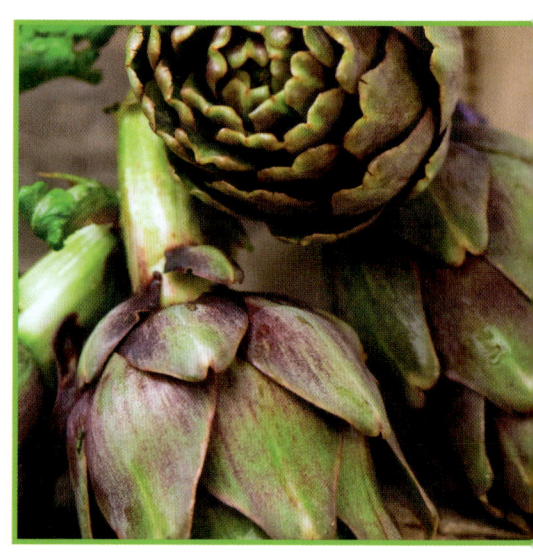

Wie die Galle zu ihrer Farbe kommt

Aus ihrer wichtigen Ausscheidungsfunktion resultiert die grünliche Farbe der Gallenflüssigkeit: Rote Blutkörperchen, die für den Organismus zu alt erscheinen, werden durch die Leber abgebaut und in verschiedene Anteile zerlegt. Eine bestimmte Substanz, die dabei entsteht, ist das sogenannte Bilirubin. Anschließend wird Bilirubin weiter zum grünlichen Biliverdin abgebaut, das schließlich Bestandteil der Gallenflüssigkeit ist und die Galle grün färbt.

sigkeit gebildet wird. Manche Heilpflanzen regen die Gallenbildung an. Falls jedoch ein Stein die Gallenwege verlegt, wäre eine Anregung der Gallensäfte für den Betroffenen sogar sehr gefährlich, da sich dann die vermehrt produzierte Gallenflüssigkeit in die Leber zurückstauen würde. Klären Sie aus diesem Grund bitte zunächst mit Ihrem Arzt oder Heilpraktiker ab, um welches Krankheitsgeschehen es sich dabei handelt.

Bei Gallensteinen können folgende Heilpflanzen hilfreich sein, die in erster Linie krampflösend und schmerzlindernd wirken:

• **Frauenmantel**
• **Kamille**
• **Anis**
• **Fenchel**

Zur Anregung der Gallensaftproduktion ist der Einsatz dieser Heilpflanzen sinnvoll:

• **Artischocke**
• **Schafgarbe**
• **Löwenzahnwurzel**
• **Ringelblumenblüten**

Lebererkrankungen

Die Leber ist die größte Drüse des menschlichen Körpers. Sie wiegt durchschnittlich etwa 1.500 g und liegt direkt unterhalb des Zwerchfells im rechten Oberbauch. Schmerzen bereitet die Leber nur sehr selten. Erst wenn die derbe Leberkapsel sich ausdehnt, weil sich das Organ vergrößert, kann es zu Schmerzen kommen. Ihre Aufgaben sind sehr vielfältig. So ist sie z. B. ein sehr wichtiges Verdauungsorgan, sie ist das Organ, wenn es um die Entgiftung geht, und baut lebenswichtige Stoffe, wie Eiweiße, so um, dass sie für den restlichen Körper nutzbar sind. Auch bei der Energiebereitstellung und beim Fettstoffwechsel spielt die Leber eine wichtige Rolle. Man vermutet, dass sie Hunderte von einzelnen Aufgaben hat. Ist die Leber geschwächt oder fällt sie krankheitsbedingt aus, kann dies wiederum ganz unterschiedliche Folgen hervorrufen.

Hört man das Wort Lebererkrankungen, denkt man häufig automatisch an Alkoholismus. Sicherlich führt ein übermäßiger Alkoholkonsum zu sehr vielen unterschiedlichen Störungen des Körpers und auch fast zwingend zu Leberschäden. Alkohol ist für unseren Körper ein Toxin, also eine giftige Substanz, die so rasch wie möglich abgebaut und dadurch unschädlich gemacht werden muss. Und für den Abbau von schädlichen Substanzen ist wiederum die Leber zuständig.

Aber auch andere – nicht alkoholbedingte – Ursachen für Lebererkrankungen gibt es. Häufig geht eine Virusinfektion mit den verschiedenen Arten des Hepatitis-Virus voraus. Hiervon kennt die Schulmedizin derzeit die Untergruppen A bis G. Schädigt etwa ein Hepatitis-B-Virus die Leber, kann es nachfolgend zu einer immer weiter fortschreitenden Lebererkrankung kommen. Aber auch Störungen im Fettstoffwechsel, Tumorerkrankungen oder Arzneimittelmissbrauch können zu einer Leberschädigung führen. Eine dauerhafte Schädigung des Organs wird in der

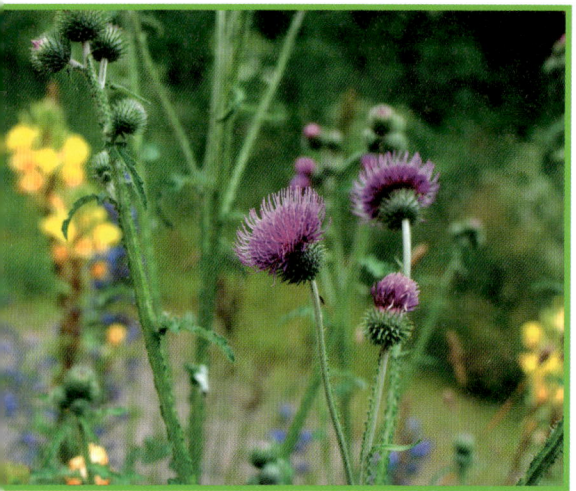

Medizin als Leberzirrhose bezeichnet. Ein Zustand, bei dem die Leber nicht mehr ordnungsgemäß funktioniert und das Lebergewebe stetig umgebaut wird und dabei schrumpft.

Was können Sie aus Sicht der Naturheilkunde tun, um die Leber zu unterstützen? Hier gibt es eine ganze Menge an Heilpflanzen, die dieses Organ richtig dazu animieren, seine Funktion wieder aufzunehmen. Sicher: Die Schulmedizin hat ihre sehr große Berechtigung und eine Lebererkrankung gehört grundsätzlich dem Arzt vorgestellt. Insbesondere sollte ein Verschluss der ableitenden Gallenwege ausgeschlossen werden, z. B. durch evtl. vorhandene Gallensteine. Dann steht aber zumindest einer zusätzlichen Unterstützung der Leber durch naturheilkundliche Mittel nichts mehr im Wege.

In vielen wissenschaftlichen Studien wurde die Wirksamkeit von drei Heilpflanzen auf die Lebertätigkeit bestätigt: **Mariendistel, Löwenzahn** und **Artischocke**. Dies sind die klassischen leberstärkenden Heilpflanzen, die bei keiner natürlichen Leberbehandlung fehlen sollten. Hauptsächlich aufgrund ihrer Bitter- und Gerbstoffe wirken diese drei sehr leberentgiftend und außerdem positiv auf die Regenerationsfähigkeit des Organs. Von der Mariendistel weiß man beispielsweise, dass sie die Bildung neuer Leberzellen anregen kann. Außerdem wirkt ein bestimmter Wirkstoff dieser Heilpflanze als Gegengift gegen bekannte toxische Substanzen, wie z. B. gegen das Gift des Grünen Knollenblätterpilzes. Aber auch das **Tausendgüldenkraut**, der **Wasser-**

dost und die **Gelbwurz**, Letztere auch bekannt als Kurkuma, sind wichtige Heilpflanzen bei der Behandlung von Leberschäden.

Schadstoff- und Schwermetallbelastungen

Uran im Trinkwasser, erhöhte Feinstaubwerte, Blei, Arsen und Cadmium in Futtermitteln, Amalgam im eigenen Mund und dazu noch atomar belasteter Fisch aus Japan – die Schadstoff- und Schwermetallbelastung in Zeiten der immer größer werdenden Umweltbelastung ist offensichtlich allgegenwärtig. Allerdings scheint dieses Thema leider weniger ein medizinisches Problem als vielmehr ein inzwischen heftig tobender Glaubenskrieg zu sein. Vollkommen widersprüchliche Aussagen wie *„Schwermetallbelastungen sind nur eine Erfindung, um mit teuren und obskuren Ausleitungsverfahren Geld zu machen!"* bis hin zu dem Verdacht, dass inzwischen für jede Krankheit eine Schwermetallbelastung verantwortlich sein könnte, machen es nicht leicht, den Überblick zu behalten. Verbraucherschutzorganisationen weisen immer wieder auf das massive Überschreiten von Richtwerten in Trinkwasser und Lebensmitteln hin. Vertreter der offiziellen Stellen dementieren dies daraufhin. Meist hinterlassen solche Behauptungen große Unsicherheit in der Bevölkerung.

Aus Sicht des gesunden Menschenverstandes erscheint es naheliegend, dass eine immer größer werdende globalisierte Industrie auch vermehrt Schadstoffe produziert. Chemische

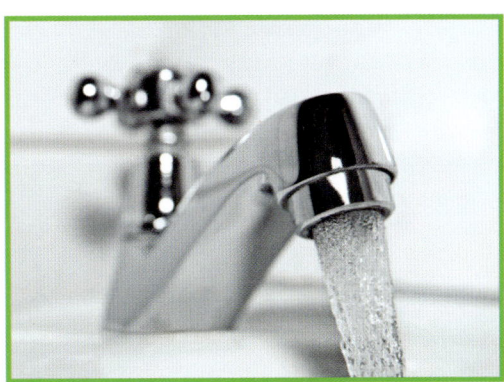

Erzeugnisse, Schwermetalle und schädliche Abfallstoffe fallen mehr und mehr an – ob dies nun Pestizide für einen optimierten landwirtschaftlichen Ertrag oder verseuchtes Kühlwasser eines Atomreaktors sind –, die Nachfrage nach Energie und Industriegütern nimmt immer mehr zu.

Aus medizinischer Sicht benötigt unser Körper allerdings sogar bestimmte anorganische Spurenelemente, wie Eisen, Kupfer, Mangan oder Zink. In sehr geringen Mengen sind diese Substanzen lebenswichtig. Ist jedoch zu viel davon vorhanden oder gelangen schädliche Metalle in den Körper, kann dies natürlich massive Schäden verursachen.

Die Liste der möglichen Symptome ist lang. Hier ein kleiner Auszug daraus:
- Nierenschäden
- Leberschäden
- Demenzerkrankungen, Konzentrations- und Gedächtnisstörungen
- Kopfschmerzen und Schwindel

- Verhaltensauffälligkeiten, ADHS
- erhöhte Anfälligkeit für Infekte
- hormonelle Störungen
- ungewollte Kinderlosigkeit
- Tumorerkrankungen
- Depressionen, Angstzustände, Unruhe
- Erschöpfungszustände und chronische Müdigkeit
- Muskelschwäche bis hin zu Lähmungen

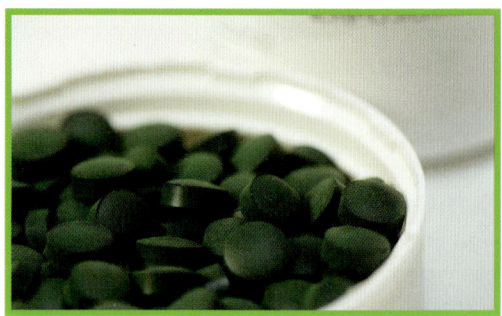

Meist besteht hierbei jedoch die Schwierigkeit, dass mögliche Schadstoffbelastungen keine spezifischen Symptome hervorrufen, die konkret auf eine Schadstoffbelastung hinweisen würden. Kommt es im Laufe des Lebens einmal zu Schäden an einem Organ, wie z. B. zu Einschränkungen der Nierentätigkeit, dann kann häufig keine Ursache dafür gefunden werden. An eine mögliche Schadstoff- oder Schwermetallbelastung wird nur in den seltensten Fällen gedacht. Leider gibt es noch ein zweites Problem, das sich sogar aus der naturheilkundlichen Behandlung an sich ergibt: Auf dem Markt gibt es eine verwirrende Vielzahl von sogenannten Nahrungsergänzungsmitteln zur Schwermetallausleitung, die teilweise durchaus hilfreich sein können, teilweise aber leider auch völlig wirkungslos bleiben. Der Betroffene selbst kann hier meist nicht wirklich einschätzen, welches Produkt tatsächlich Schadstoffe minimiert oder aber nur den Inhalt des Geldbeutels. Auch aus der medizinischen Wissenschaft gibt es hierzu leider keine klaren Richtlinien.

Vor jeder Behandlung sollte zunächst eine sehr sorgfältige Diagnose durchgeführt werden. Schildern Sie Ihrem Arzt, am besten einem sogenannten Umweltmediziner, Ihre Beschwerden und Ihren Verdacht, dass diese auf eine Schwermetallbelastung zurückzuführen sein könnten. In der Arztpraxis wird daraufhin eine genaue Blutuntersuchung durchgeführt werden, um schädliche Stoffe in Ihrem Organismus nachzuweisen. Erst nachdem Sie schwarz auf weiß sehen, welche Schadstoffe in Ihrem Körper wirklich vorhanden sind, kann eine entsprechende Therapie einsetzen. Diese sollte immer durch einen erfahrenen Arzt oder Heilpraktiker durchgeführt werden. Auch während dieser Ausleitungstherapie sollte Ihr Blut weiterhin auf Schadstoffe kontrolliert werden, um den Therapieerfolg nachvollziehen zu können.

Unterstützen können Sie die Ausleitung sehr wirkungsvoll mit einigen Heilpflanzen. Hier gibt es drei wichtige Faktoren in Ihrem Körper, die dabei berücksichtigt werden sollten:
- Zunächst ist es notwendig, vorhandene Schadstoffe aus den Organen und Geweben

herauszulösen. Anschließend gelangen diese so gelösten Substanzen in das Blut. Hier ist es wiederum notwendig, dass die Schadstoffe an bestimmte Substanzen gebunden und somit unschädlich gemacht werden. Diese beiden Aufgaben, das Herauslösen sowie das Binden der Schwermetalle können zwei Heilpflanzen sehr gut übernehmen: **Spirulina** und **Chlorella**. Beides sind Algen, die auch in der Natur die wesentliche Fähigkeit besitzen, Schadstoffe aufzunehmen und an sich zu binden und dadurch den umliegenden Lebensraum zu schützen.

- Ist dieser erste wichtige Schritt getan, bedarf es der eigentlichen Ausleitung der Schadstoffe. Hierbei spielt die Leber eine sehr große Rolle. Sie hat die Aufgabe, alle auszuscheidenden Substanzen zunächst chemisch so aufzubereiten, dass sie den Körper auch wirklich verlassen können. Hierzu besteht die Möglichkeit, die Funktion der Leber mithilfe von pflanzlichen Mitteln zu stärken. Alle leberstärkenden und gallensaftanregenden Heilpflanzen, die Sie bereits in diesem Kapitel zur Behandlung von Gallenstörungen (s. S. 215 ff.) und Lebererkrankungen (s. S. 217 ff.) kennengelernt haben, kommen wiederum zum Einsatz.
- Nun folgt der letzte Schritt, um sich von den Schadstoffen zu befreien: die eigentliche Ausscheidung aus dem Körper heraus. Dies erfolgt überwiegend über die Nieren. Hierzu ist es sinnvoll, den Ausscheidungsvorgang der Nieren zu fördern. Alle Heilpflanzen, die eine harntreibende Wirkung besitzen, können Sie hierbei

unterstützen. Dies sind u. a. **Birkenblätter, Brennnessel, Schachtelhalm, Holunder** oder **Löwenzahn**. Achtung: So wichtig die vermehrte Urinausscheidung auch ist – Sie sollten dabei sehr sorgfältig auf eine ausreichende Trinkmenge achten, um den dadurch entstehenden Flüssigkeitsverlust auszugleichen. Ist zu wenig Flüssigkeit im Körper vorhanden, kann dies schwerwiegende Folgen für den Organismus haben. Außerdem können die Schwermetalle ebenfalls nicht mehr ausgeschwemmt werden. Am besten trinken Sie während der Zeit der Ausleitung vermehrt reines Wasser, das nicht mit Kohlensäure versetzt ist. Achten Sie auch hier auf eine gute Qualität (ohne eine eventuelle Schwermetallbelastung). Führen Sie eine Entgiftungstherapie bitte nicht durch, falls eine Nieren- oder Lebererkrankung bereits vorliegt. Dies würde diese Organe zusätzlich überfordern.

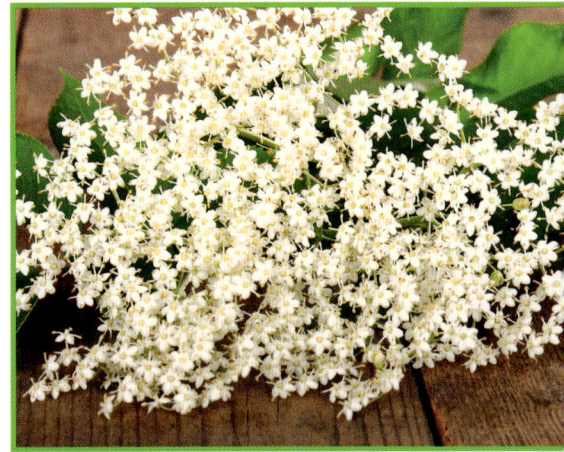

Ohren und Augen

Bindehautentzündung

Die Ursachen für eine Bindehautentzündung sind vielfältig: Zugluft, helles Licht, Rauch, Entzündungen durch Viren und Bakterien ebenso wie Überanstrengung z. B. durch vermehrte Bildschirmarbeit oder als allergische Reaktion. Typisch ist das unangenehme Jucken, Brennen und Tränen der Augen.

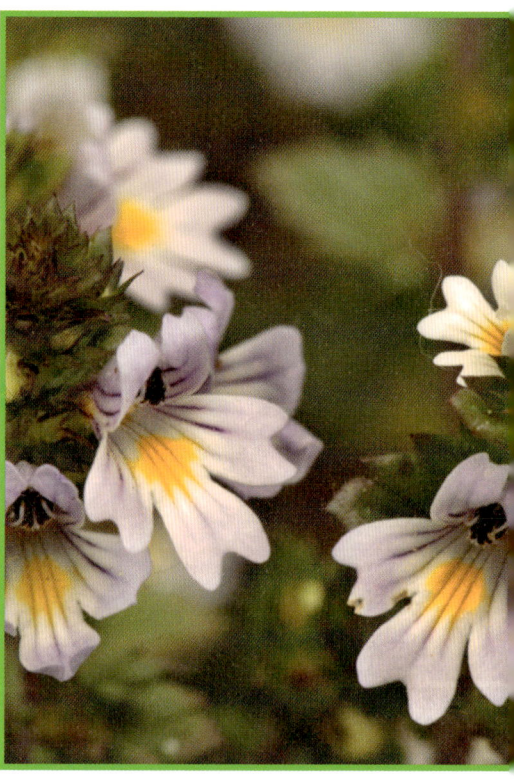

Diese Heilpflanzen sind hilfreich:
- **Augentrost**
- **Ringelblume**
- **Odermennig**

Sie können diese drei Heilpflanzen innerlich anwenden. Aufgrund ihrer antibakteriellen und entzündungshemmenden Wirkungen sind sie hervorragend zur Behandlung der Bindehautentzündung geeignet.

Wie innen, so auch außen

Zusätzlich zur inneren Anwendung können Sie Augentrost (Euphrasia) auch äußerlich anwenden: Geben Sie am besten die entsprechende Menge eines Fertigpräparates auf ein warmes Baumwolltuch und legen es ca. 15 Minuten auf die Augen auf. Dies ist sehr wohltuend und gleichzeitig durch die entzündungshemmende Wirkung der Heilpflanze sehr effektiv.

Ohrenschmerzen und Mittelohrentzündung

Vor allem bei Kindern treten Ohrenschmerzen, meist im Rahmen der sogenannten *Otitis media*, der Mittelohrentzündung, sehr häufig auf. Oft entwickelt sich dieses Schmerzgeschehen sehr akut im Rahmen einer Erkältung oder einer Entzündung der Nasennebenhöhlen. Häufig wandern dabei vom Rachenraum über den Verbindungsgang zum Ohr, die sogenannte Ohrtrompete, Krankheitserreger in das Mittelohr und sorgen dort für eine schmerzhafte Entzündung.

Aufgrund dieses Geschehens kommen vorrangig diejenigen Heilpflanzen in Betracht, die im Rachen und in den Nasennebenhöhlen auf die Schleimhäute abschwellend wirken. Zusätzlich ist eine entzündungshemmende und/oder antibakterielle Eigenschaft der Pflanzen hilfreich.

Somit setzt die Phytotherapie folgende Heilpflanzen ein:

- **Sonnenhut**
- **Spitzwegerich**
- **Holunderblüten**

Was Sie zusätzlich tun können

Eine Heilpflanze, die bei Ohrenschmerzen nicht fehlen darf, ist die **Zwiebel**. Geben Sie diese frisch gewürfelt in ein sauberes Geschirrtuch und legen die Packung für ca. 20 Minuten direkt auf das schmerzende Ohr auf (eventuell mithilfe einer Mütze in der richtigen Position halten). Oft ist eine über diese Zwiebelpackung gelegte Wärmflasche sehr angenehm. Doch Achtung: Teilweise kann genau das Gegenteil der Fall sein, und Ihr Kind verträgt in dieser Situation keinerlei lokale Wärme. Verzichten Sie in diesem Fall natürlich auf die Wärmflasche!

Tinnitus und Hörsturz

Ein hohes Pfeifen, ein tiefes Brummen oder ein Geräusch, als ob ständig der Wasserhahn aufgedreht wäre – dies sind typische Erscheinungen beim sogenannten Tinnitus, ohne dass wirklich eine äußere Geräuschquelle vorhanden ist. Diese meist einseitigen und sehr lästigen Ohrgeräusche setzen häufig sehr plötzlich ein, kommen und gehen eventuell wieder, sind teilweise auch nachts vorhanden, mal lauter, mal leiser und verschwinden im besten Fall wieder vollständig. Für den Betroffenen sind sie ein ständiger Begleiter, der ziemlich an die Nerven gehen kann. Ist das Ohrgeräusch länger als sechs Monate vorhanden, bezeichnet dies der Arzt als chronischen Tinnitus.

Ein Hörsturz dagegen ist eine sehr plötzlich einsetzende Hörminderung. Dies tritt ebenfalls in den überwiegenden Fällen einseitig auf. Das Hörvermögen ist dabei meist gedämpft, dumpfer und leiser und kann in extremen Fällen sogar gänzlich fehlen. Betroffene berichten häufig, dass sie wie durch Watte hören würden oder wie wenn zu viel Ohrenschmalz vorhanden wäre und dies das Hörvermögen beeinträchtige. Ein Hörsturz kann mit oder ohne Tinnitus auftreten. In diesem Fall ist der Tinnitus praktisch ein zusätzliches Symptom der Erkrankung Hörsturz. Auch Schwindel oder sogar Übelkeit können bei einem Hörsturz gleichzeitig vorhanden sein.

Die Ursachen für Tinnitus und Hörsturz sind bisher leider nicht geklärt. Lange Zeit vermutete die Wissenschaft, es könne sich um eine Art „Ohr-Infarkt" handeln. Wie auch beim Herzinfarkt, so die Vermutung, würde ein Blutgefäß im Ohr durch ein kleines Blutgerinnsel verschlossen werden. Dadurch käme es zu einer verminderten Versorgung des Ohres mit Sauerstoff und Nährstoffen und die Hörleistung nähme daraufhin ab. So weit die bisherige Meinung. In neuerer Zeit wurde allerdings diese Hypothese widerlegt. Blutgerinnsel konnten bei Betroffenen nicht nachgewiesen werden. Allerdings wird immer noch vermutet, dass der Hörsturz und auch die Ohrgeräusche mit der Durchblutung des Ohres zu tun haben.

Außerdem gibt es einen sehr auffälligen Zusammenhang: Menschen mit Hörsturz und/oder Tinnitus stehen häufiger unter negativem Stress als andere Menschen. Dass Stress, insbesondere chronischer und gleichzeitig negativer Stress,

sehr vielfältige und schwerwiegende Auswirkungen nicht nur auf die Psyche, sondern auch auf den Körper hat, ist längst bekannt. Die Reaktionen des Organismus auf negativen Stress führen neben vielen unterschiedlichen körperlichen Vorgängen dazu, dass sich die Arterien des Körpers eng stellen – dies könnte natürlich ebenfalls auch das Ohr betreffen, was wiederum einen Hörsturz und/oder Tinnitus zur Folge haben kann.

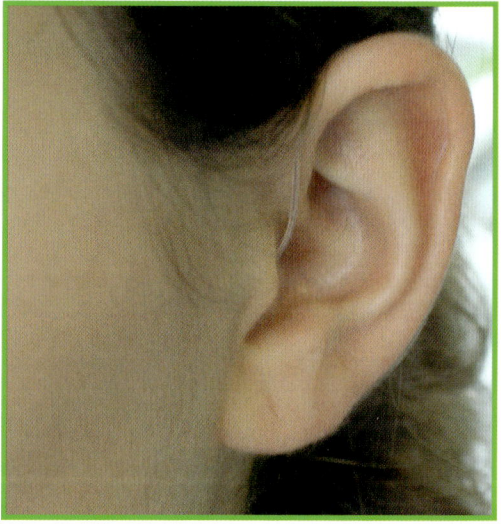

Eine ursächliche Therapie ist bisher leider nicht bekannt. Es kann versucht werden, die Fließeigenschaften des Blutes zu verbessern, um dadurch eine erhöhte Durchblutung im Ohr zu erreichen. Aber nicht immer ist dieses Vorgehen erfolgreich. Es gibt aber eine gute Nachricht: Ca. 65 Prozent aller Hörstürze bilden sich von selbst komplett zurück – auch ohne Behandlung.

Allerdings kann ein Hörsturz in manchen Fällen wiederkehrend auftreten.

Der Hörsturz sollte in jedem Fall von einem Arzt abgeklärt werden. Dieser wird zunächst nach genaueren Ursachen suchen und ernsthafte Erkrankungen ausschließen. Anschließend kann eine entsprechende Behandlung erfolgen. Natürlich ist es hierbei sinnvoll, eventuell vorhandene Risikofaktoren zu minimieren. In erster Linie hat hier die Stressbewältigung eine sehr große Bedeutung. Wie Sie mithilfe von Heilpflanzen die Psyche stabilisieren, lesen Sie ab S. 228 in diesem Buch. Hierzu gibt es vielfältige Möglichkeiten.

Um die Durchblutung in den Blutgefäßen des Ohres zu steigern, stehen Ihnen zwei ganz besondere pflanzliche Heilmittel zur Verfügung: **Ginkgo** und **Mutterkraut.** Beide Heilpflanzen sind inzwischen wissenschaftlich gut erforscht und steigern wirksam die Blutversorgung der Organe. Ginkgo steht neben den üblichen Ein-

nahmeformen inzwischen auch als Spezialextrakt zur intravenösen Infusion zur Verfügung. Dabei kann Ihr Arzt den pflanzlichen Wirkstoff über einen längeren Zeitraum direkt in den Blutkreislauf einführen, ohne dass dieser zunächst über den Verdauungsweg vom Organismus aufgenommen werden muss.

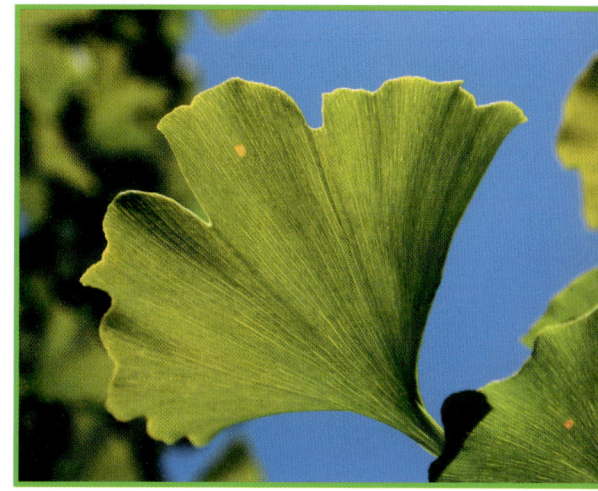

Nervensystem

Übermäßiges Schwitzen

Die Schweißproduktion ist ein sehr wichtiger Mechanismus unseres Nervensystems zur automatischen Regulierung der Körpertemperatur. Durch die Verdunstungskälte des Schweißes entsteht die notwendige Kühlwirkung der Hautoberfläche.

Die Schweißdrüsen der Haut werden durch das sogenannte vegetative Nervensystem beeinflusst. Dies ist der Teil des menschlichen Gehirns, der alle automatischen Körpervorgänge kontrolliert und steuert. Verschiedene Erkrankungen, wie z. B. Stoffwechselstörungen oder eine Schilddrüsenüberfunktion, können ebenso in diesen Steuermechanismus eingreifen wie andere Faktoren, die zu einer erhöhten Schweißproduktion führen können. Weitere Ursachen können sein: Übergewicht, Menopause, scharfe Speisen, übermäßiger Salzkonsum, erhöhte Koffeinzufuhr oder auch psychische Belastungen (wie z. B. dauerhafter negativer Stress).

Übrigens stammt der meist unangenehme Geruch beim Schwitzen nicht vom Schweiß selbst. Erst die normale Bakterienbesiedelung der Haut zersetzt den austretenden Schweiß, was dann zur Geruchsbildung führt.

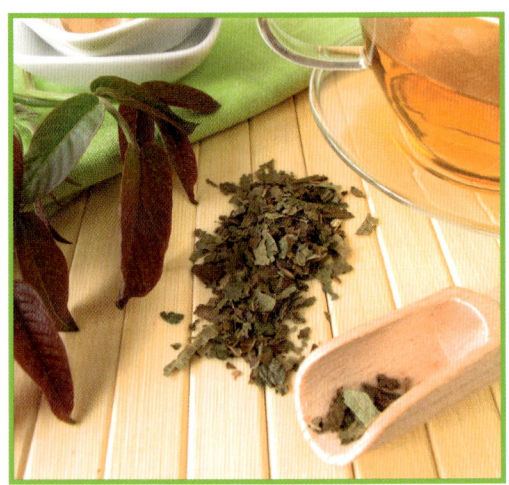

Bei einer übermäßigen Schweißbildung sind zwei Heilpflanzen bekannt: **Salbei** und **Walnussblätter.** Diese Pflanzen können innerlich als Tee bzw. als Fertigpräparat angewendet oder äußerlich als Tinktur bzw. Waschungen aufgetragen werden. Sie senken direkt die Schweißproduktion und wirken gleichzeitig antibakteriell. Diese Wirkkombination macht sie so wertvoll.
Zusätzlich kommen aber auch andere Heilpflanzen in Betracht, die ebenfalls hilfreich sein können:
- **Schachtelhalm**
- **Weidenrinde**
- **Kamille**

Auch diese Pflanzen können Sie als Umschläge, Waschungen oder als Teilbäder äußerlich anwenden. Sie sind aber ebenso für die innere Anwendung geeignet.

Demenzerkrankungen und Gedächtnisstörungen

In unserem Bereich sind Schätzungen zufolge ca. eine Million Menschen von der Demenz betroffen. Etwa 70 Prozent dieser Erkrankten leidet unter der speziellen Demenzform Morbus Alzheimer. Bei dieser Erkrankung lagern sich schädliche Eiweißbestandteile im Gehirn ab und richten hier leider vielfältigen Schaden an. Warum dies überhaupt möglich ist, konnte bisher noch nicht abschließend geklärt werden. Jedoch nicht jede Demenz ist automatisch eine Alzheimer-Demenz. In manchen Fällen können die Demenzsymptome durch andere vorhandene Erkrankungen hervorgerufen werden. So ist hier wiederum eine häufige Ursache die sogenannte Arteriosklerose (s. S. 156 ff.), im Volksmund oft auch als „Arterienverkalkung" bezeichnet. Sind die Blutgefäße, die das Gehirn mit Blut versorgen, durch die

Arteriosklerose geschädigt, kommt es nachfolgend zu unterschiedlichen Störungen, unter anderem auch zu den typischen Demenzsymptomen. Aber auch Stoffwechselerkrankungen, bei denen sich schädliche Substanzen im Gehirn ablagern, kommen als Ursache infrage. Hier ist es zunächst notwendig, die grundlegenden Ursachen schulmedizinisch abzuklären, um dann die richtige Behandlung anschließen zu können.

Charakteristische Symptome einer Demenzerkrankung zeigen sich natürlich in erster Linie als Störungen der Gedächtnisleistung. Meist ist hier das Kurzzeitgedächtnis betroffen. An länger zurückliegende Ereignisse, wie z. B. bedeutende Umstände des eigenen Lebenswegs, können sich Betroffene häufig noch gut erinnern. Aber wenn es darum geht, was der Betreffende gerade im Supermarkt einkaufen sollte, schlägt typischerweise das Vergessen zu. Schreitet die Erkrankung im weiteren Verlauf fort, kommen häufig zusätzliche Störungen hinzu. Diese können ganz unterschiedliche Bereiche sein, wie z. B. eine Veränderung der eigenen Moralvorstellungen, Orientierungsstörungen, Wesensveränderungen oder sogar körperliche Störungen.

Eine Behandlung sollte so früh wie möglich beginnen. Je eher diese einsetzt, desto besser stehen die Chancen, dass die Krankheit zumindest hinausgezögert werden kann. Deshalb ist es wichtig, möglichst auf Frühsymptome zu achten. Dies kann natürlich eine beginnende Vergesslichkeit sein. Oft sind es aber auch Alltagstätigkeiten,

die nicht mehr automatisch bewältigt werden können so wie früher. Auch sogenannte Wortfindungsstörungen von einfachen Begriffen können auf eine beginnende Erkrankung hinweisen.

Eine ursächliche Behandlung der Demenz gibt es leider nicht – weder in der Schulmedizin noch in der Naturheilkunde. Eine Heilpflanze ist allerdings bekannt, die zwar die Erkrankung nicht heilen, dennoch sehr positiv beeinflussen kann: **Ginkgo.** Sie wird sehr häufig bei der Demenzbehandlung eingesetzt und gilt – auch in der Schulmedizin – bereits als der Klassiker bei Alzheimer-Demenz und Demenzformen, die aufgrund der Arteriosklerose auftreten. Die Wirkung dieser Pflanze liegt in ihrer neuroprotektiven Fähigkeit, wie es Wissenschaftler ausdrücken. Mit anderen Worten bedeutet dies, Ginkgo hat einen schützenden Einfluss auf die Nervenzellen unseres Gehirns und fördert gleichzeitig die Durchblutung des

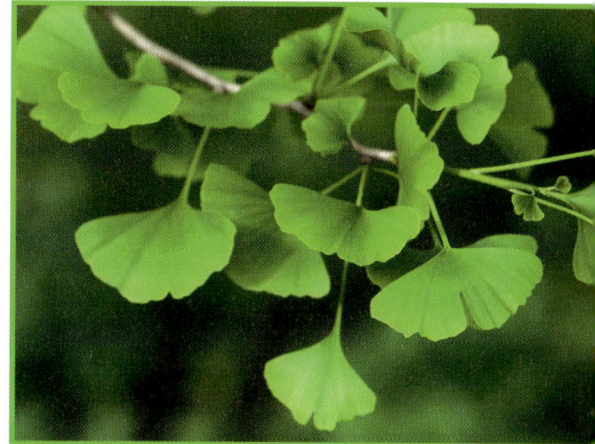

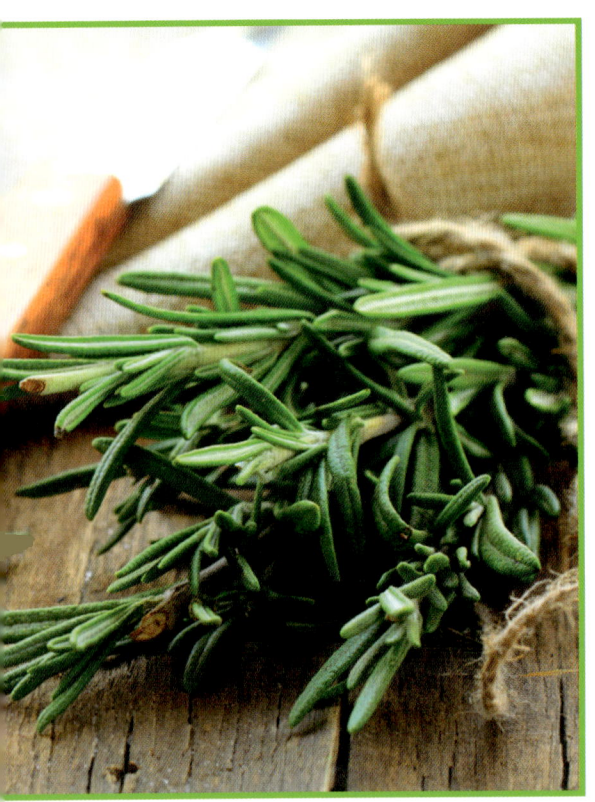

Lage, die Krankheit zumindest aufzuhalten. Erste Untersuchungen bestätigen diese Wirkungsweise. Endgültige Ergebnisse stehen allerdings leider noch aus. Aber: Es gibt sicherlich Heilpflanzen, die hierbei wertvolle Hilfe leisten können. Die Phytotherapie sollte in diesem Zusammenhang nicht außer Acht gelassen werden.

Psychische und psychosomatische Beschwerden

Im Gegensatz zu körperlichen Erkrankungen handelt es sich bei psychischen Störungen um zwar tatsächlich vorhandene Beschwerden des Betroffenen. Allerdings kann in den meisten Fällen kein erkranktes Organ gefunden werden, das die Ursache für diese Störungen darstellen würde. Oft erscheinen die psychischen Störungen aufgrund dieses Umstandes als nur sehr schwer fassbar. Auch die Wissenschaft selbst tut sich häufig schwer, psychische Beschwerden in ein gängiges Krankheitsmuster einzuordnen.

Statistische Zahlen belegen allerdings sehr deutlich, dass psychische Erkrankungen seit einiger Zeit wesentlich zunehmen. Krankheiten wie die Depression oder auch verschiedene Erscheinungsformen der Angst gelten inzwischen bereits als Volkskrankheiten. Die alltägliche Belastung in unserer modernen Gesellschaft und die immer weiter steigenden Anforderungen tragen sicherlich zu dieser Entwicklung bei.

Nervengewebes. Dies zusammen ergibt eine verbesserte Leistungsfähigkeit des Gehirns.

Da die Demenzerkrankungen inzwischen in der Bevölkerung so weitverbreitet sind, forscht die Wissenschaft fieberhaft nach neuen Medikamenten. Auch im Bereich der Pflanzenheilkunde gibt es hierzu aktuelle Untersuchungen. So sind z. B. die ätherischen Öle des **Rosmarins**, der **Melisse** und des **Salbeis** eventuell dazu in der

Umso wichtiger erscheint es, sich ganz bewusst immer wieder Freiräume und Möglichkeiten zu suchen, in denen die Psyche zwischendurch aufatmen kann. Stress ist nicht grundsätzlich negativ. Aber ständig anhaltender Stress kann letztendlich wiederum zu ernsthaften körperlichen Störungen führen. In diesem Zusammenhang kennt die Medizin eine Vielzahl verschiedener Heilpflanzen, die bei psychischen Störungen wertvolle Dienste leisten und dieser Gefahr vorbeugen können.

Um die richtigen Heilpflanzen anzuwenden, ist es in diesem Bereich zunächst notwendig, grundsätzlich zwischen zwei verschiedenen Krankheitsrichtungen zu unterscheiden.

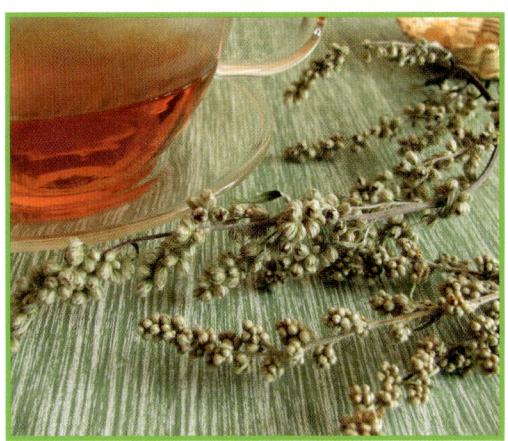

Die beiden grundsätzlichen Formen von psychischen Störungen

Depressionen, Angstzustände oder andere psychische Beschwerden können zwei unterschiedliche Richtungen nehmen:
- Psychische Störungen mit erhöhter Aktivität: einhergehend mit Unruhe, Nervosität, Überaktivität, teils Schlaflosigkeit, aktiven Gedanken usw.
- Oder aber psychische Störungen mit verminderter Aktivität: einhergehend mit Apathie, Müdigkeit, erhöhtem Schlafbedürfnis, Verlangsamung der Bewegungen und/oder der Gedanken etc.

Psychische Störungen mit erhöhter Aktivität

Bei dieser Gruppe von Beschwerden kommen sehr viele einzelne Heilpflanzen in Betracht, wie:
- **Baldrian**
- **Beifuß**
- **Damiana**
- **Johanniskraut**

- **Kalifornischer Mohn**
- **Passionsblume**
- **Hopfen**
- **Melisse**
- **Lavendel**
- **Veilchen**

Zu vielen dieser Heilpflanzen liegen der Schulmedizin weitreichende Studien vor, die die positive Wirkung dieser Pflanzen untermauern. Gleichzeitig ergaben zahlreiche Untersuchungen, dass sich die Wirkung jeweils erhöht, wenn die pflanzlichen Präparate miteinander kombiniert eingenommen werden. Aus diesem Grund sind sehr viele Fertigpräparate auf dem Markt, in denen meist mehrere Wirkstoffe gleichzeitig enthalten sind.

Die Wirkungsweise dieser Heilpflanzen liegt in einer wohltuenden Beruhigung der psychischen Funktionen, sodass sich der Betroffene wieder ruhiger und ausgeglichener fühlt. Auch Schlafstörungen kann dadurch sehr wirkungsvoll begegnet werden.

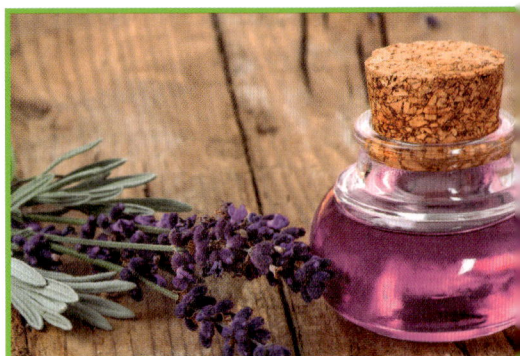

Ein Vollbad für die Psyche

Es gibt nichts Schöneres als ein genüssliches Vollbad mit Heilpflanzenextrakten. Geben Sie dazu einige Tropfen Lavendelöl in das angenehm temperierte Badewasser. Zusätzlich können Sie sogar auch einige frische Hopfenzapfen hinzufügen. Vielleicht möchten Sie dazu einige Teelichter aufstellen. Leise beruhigende Musik im Hintergrund ist meist auch sehr angenehm. Kurz vor dem Schlafengehen ist die Wirkung des Vollbades am effektivsten. Wichtig ist nur, dass Sie sich – in der Hetze des Alltags – auch wirklich die Zeit dafür nehmen, die Zeit für sich selbst, und Ihnen damit etwas Gutes tun.

Psychische Störungen mit verminderter Aktivität

Wenn die psychischen Beschwerden mit Müdigkeit und Abgeschlagenheit einhergehen, das morgendliche Aufstehen zur Qual wird und der tägliche Antrieb fehlt, dann kommen folgende

Heilpflanzen zur Anwendung:
- **Damiana**
- **Ginseng**
- **Mariendistel**
- **Johanniskraut**
- **Schafgarbe**

- **Rosmarin**
- **Weidenrinde**
- **Sonnenhut**
- **Löwenzahn**

All diese Pflanzen wirken psychisch und körperlich anregend. Sie steigern die geistige Konzentration, wirken Erschöpfungszuständen und Müdigkeit entgegen und regen den Stoffwechsel an. In dieser Weise kommen die Psyche und der Körper spürbar in Schwung und Sie bemerken wieder den eigenen Elan.
Bitte wenden Sie diese Pflanzen nicht am Abend an, da es dadurch zu Schlafstörungen kommen kann.

Vielleicht ist Ihnen aufgefallen, dass bei beiden Heilpflanzengruppen das Johanniskraut aufgeführt ist. Dies ist eine sehr wertvolle Heilpflanze, die sowohl bei Übererregung als auch bei Antriebslosigkeit hilfreich sein kann.

Schlafstörungen

Ein- oder Durchschlafstörungen kommen verhältnismäßig häufig vor. Schätzungsweise etwa ein Drittel aller Menschen in Mitteleuropa leidet darunter. Dass der Schlaf hin und wieder etwas unruhiger verläuft, ist sicher jedem bekannt. Wenn die Schlafstörungen jedoch immer wiederkehren und vielleicht sogar dauerhaft vorhanden sind, kann das zu ernsten gesundheitlichen Folgen führen. In diesen Fällen sprechen Schulmediziner von chronischer Schlafstörung oder auch von Insomnie. Falls Ihr Schlaf in mindestens

drei Nächten pro Woche unruhig und gestört verläuft und Sie sich dadurch am Tage müde, unausgeglichen und nervös fühlen, kann man von Schlafstörungen sprechen. Hält dieser wöchentliche Zustand darüber hinaus mindestens einen Monat an, kann Ihr Arzt die Diagnose chronische Schlafstörung stellen.

Die Ursachen, die hinter diesem quälenden Zustand stehen können, sind sehr vielfältig. Sie reichen von harmlosen und vorübergehenden bis hin zu sehr massiven und sogar dauerhaften Umständen. Folgende Faktoren können für Schlafstörungen verantwortlich sein:
- Äußere Umgebung: Die Wissenschaft weiß in diesem Zusammenhang, wie wichtig eine sogenannte Schlafhygiene ist. Dies hat allerdings nichts mit der eigenen Körperpflege zu tun. Unter diesem Begriff versteht man alle Faktoren,

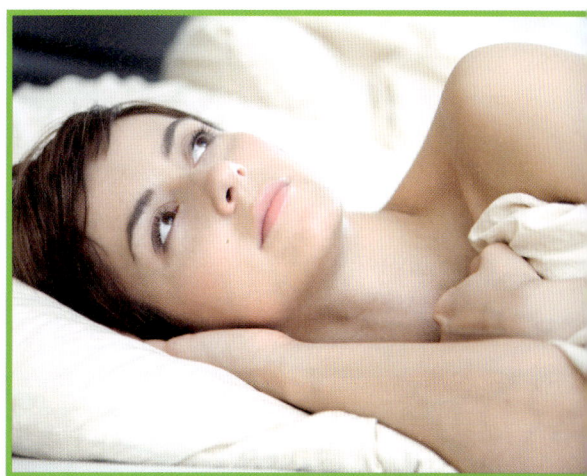

die der Betroffene selbst beeinflussen kann und die dazu führen, dass der eigene Schlaf möglichst erholsam und ungestört verläuft. Hierunter fällt z. B. die einfache Regel, erst dann schlafen zu gehen, wenn man wirklich müde ist. Nicht die Uhrzeit sondern die eigene biologische Uhr sollte den Zeitpunkt bestimmen. Aber auch Temperatur, Lichtverhältnisse, Geräuschpegel und Raumklima sollten passen.

- Genussmittel: Kurz vor dem Zubettgehen noch schnell eine warme Mahlzeit, das Glas Rotwein, noch die letzte Zigarette oder vielleicht sogar noch eine Tasse Kaffee – klar, dass der menschliche Organismus viel zu tun hat, um die zugeführten Stoffe zu verarbeiten, und dabei nicht in den Schlafmodus schalten kann. Auch bestimmte Medikamente können zu Schlafstörungen führen.
- Störungen im Schlaf-wach-Rhythmus wie z. B. Wechselschichtarbeit oder der berühmte Jetlag.
- Massives Schnarchen und regelmäßige Atemaussetzer: Die Schulmedizin bezeichnet diese Störung als Schlafapnoe. Die Atmung setzt dadurch kurzzeitig mehrmals pro Nacht vollständig aus. Dass dies zu einem unerholsamen Schlaf führt, liegt auf der Hand.
- Restless-Legs-Syndrom: Dies ist eine Krankheit, bei der sich die Beine überwiegend während der Einschlafphase nicht stillhalten können. Die Betroffenen fühlen einen ständigen unangenehmen Bewegungsdrang. Oft ist diese Störung auf einen Mangel an bestimmten Elektrolyten zurückzuführen.

- Weitere Erkrankungen: Leider gibt es eine sehr lange Liste mit ganz unterschiedlichen Krankheiten, die zu Schlafstörungen führen können. Von psychischen Leiden wie z. B. Depressionen, erhöhter Stressbelastung oder Angsterkrankungen über sogenannte Stoffwechselstörungen, neurologische Erscheinungen, Störungen der Nieren- und Blasentätigkeit bis hin zu Herz-Kreislauf- oder Atemwegserkrankungen sowie hormonellen Veränderungen reichen die möglichen Ursachen.

So vielfältig wie die möglichen Ursachen sind, so wichtig ist es, vor der eigentlichen Behandlung sorgfältig abzuklären, warum Schlafstörungen vorhanden sind. Falls dann ernstere Hintergründe ausgeschlossen werden können und somit keine tatsächliche Ursache gefunden werden kann – umso besser. In diesen Fällen stehen sich die Betroffenen meist selbst im Weg: Durch die eigene inzwischen aufgebaute Erwartungshaltung, dass doch endlich der erhoffte Schlaf einsetzen müsse, entsteht psychischer Druck, der wiederum den Schlaf beeinträchtigt. Schaffen Sie es, diesen Teufelskreis zu durchbrennen, ist bereits sehr viel gewonnen.

Und an dieser Stelle können Ihnen sehr wirkungsvoll so manche pflanzliche Heilmittel helfen – um wieder dauerhaft erholsamen, gesunden Schlaf zu finden. Beachten Sie bitte an dieser Stelle jedoch, dass die nachfolgend aufgeführten Heilmittel nicht als ultimatives Schlafmittel zu sehen sind. Erwarten Sie nicht, dass Sie den Heilpflanzentee trinken und dann sofort in tiefen Schlaf verfallen. Meist besteht die pflanzliche Wirkung in einer sehr wichtigen ausgleichenden Funktion: Sie kommen innerlich zur Ruhe, Ihre Gedanken können loslassen, der Körper entspannt sich, Sie fühlen sich ausgeglichener und gelöster und der angestaute Erwartungsdruck lässt nach. Dies sind grundlegende Voraussetzungen dafür, dass sich Schlaf überhaupt einstellen kann. Welche Heilpflanzen Sie dazu einnehmen möchten und wie Sie diese Pflanzen untereinander kombinieren wollen, bleibt Ihnen überlassen. Die Naturheilkunde kennt eine ganze Menge an natürlichen Substanzen, die bei Schlafstörungen sehr gut und meist nebenwirkungslos helfen können. In erster Linie sind dies die traditionell angewandten Pflanzen **Baldrian, Damiana, Melisse** und **Passionsblume.** Aber

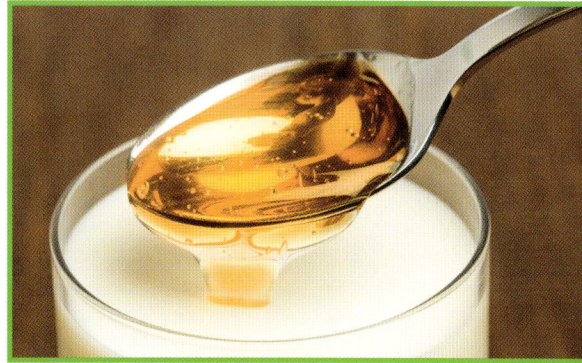

auch **Beifuß, Hopfen, Kalifornischer Mohn, Lavendel** und **Veilchen** haben eine sehr ausgeprägte Wirkung. Und gerade für Kinder ist ein Heilpflanzentee zusätzlich mit einigen farbigen Passionsblumen- oder Veilchenblüten sehr gut geeignet.

Warme Milch mit Honig – ein weitverbreiteter Irrtum oder ein Zaubermittel, das wirklich hilft?

Wissenschaftlich gesehen könnte dieses altbewährte Hausmittel tatsächlich eine bestimmte schlaffördernde Wirkung besitzen. Dies liegt an bestimmten Inhaltsstoffen der Milch und des Honigs. In diesen Nahrungsmitteln steckt nämlich ein wichtiger Eiweißbaustein, das Tryptophan. Der im Honig gleichzeitig enthaltene Zucker sorgt dafür, dass dieser Stoff in unser Gehirn gelangen kann und dort zu einem Hormon, dem Serotonin, umgebaut wird. Serotonin ist wiederum zuständig für eine ausgeglichene Psyche und somit mitverantwortlich für einen gesunden Schlaf. Allerdings ist es leider fraglich, ob die aufgenommenen Mengen an Tryptophan ausreichen, um letztendlich Schlafstörungen entgegenzuwirken. Aber ein beruhigendes und vertrautes Ritual ist warme Milch mit Honig allemal, und dies allein kann bereits schlaffördernd wirken – mit oder ohne Wirksubstanzen.

Alle Beschwerden im Überblick – und welche Heilpflanzen hilfreich sind

Nachfolgende Tabelle zeigt Ihnen in der Übersicht, welche Heilpflanzen zur Behandlung einer bestimmten Erkrankung hilfreich sind. In den einzelnen Abschnitten zu Erkrankungen und Beschwerden erhalten Sie nähere Informationen darüber. Außerdem finden Sie im Kapitel „Die

100 wirkungsvollsten Heilpflanzen" (s. S. 21 ff.) die angegebenen Heilpflanzen und ihre Wirkungsweise nochmals genauer dargestellt.

Erkrankungen/ Beschwerden/ Anwendungsgebiet	Nähere Informationen s. S.	Hilfreiche Heilpflanzen
Arteriosklerose, Durchblutungsstörungen	156 ff.	Artischocke Bärlauch Beifuß Buchweizen Cranberry Eichenrinde Ginkgo Knoblauch Steinklee Zimt
Arthrose	176 ff.	Gewürznelke Giersch Holunder Löwenzahn Mädesüß Schachtelhalm Teufelskralle Wacholder Weidenrinde

Erkrankungen/ Beschwerden/ Anwendungsgebiet	Nähere Informationen s.S.	Hilfreiche Heilpflanzen
Asthma bronchiale	163 f.	Anis Damiana Efeu Eibisch Eisenkraut Fenchel Gundermann Odermennig Spitzwegerich Thymian Ysop
Bettnässen	186 f.	Cranberry Gelber Enzian Johanniskraut Kalifornischer Mohn Melisse Passionsblume
Bindehautentzündung	222	Augentrost Odermennig Ringelblume

»

Erkrankungen/ Beschwerden/ Anwendungsgebiet	Nähere Informationen s. S.	Hilfreiche Heilpflanzen
Blähungskoliken bei Säuglingen	185	Anis Fenchel Kamille Melisse
Blutarmut, Eisenmangelanämie	196 ff.	Brennnessel Cranberry Gelber Enzian Hagebutte Kardamom Petersilie Quitte Ringelblume Sauerampfer Süßholzwurzel Tausendgüldenkraut Zimt
Blutfettspiegel, erhöhter	194 ff.	Artischocke Bockshornklee Cranberry Guar Indisches Flohsamenkraut Knoblauch Mistel Nachtkerze
Blutdruck, niedriger	153 f.	Lavendel Rosmarin Thymian

Erkrankungen/ Beschwerden/ Anwendungsgebiet	Nähere Informationen s.S.	Hilfreiche Heilpflanzen
Bluthochdruck	152	Johanniskraut Knoblauch Melisse Mistel Weißdorn
Bronchitis, akute und chronische	162 f.	Eukalyptus Hagebutte Rosmarin Thymian Umckaloabo Veilchen Wasserdost Zwiebel
Demenzerkrankungen und Gedächtnisstörungen	226 ff.	Ginkgo Melisse Rosmarin Salbei
Diabetes mellitus	201 ff.	Artischocke Bockshornklee Cayennepfeffer Eukalyptus Guar Indisches Flohsamenkraut Tausendgüldenkraut Traubensilberkerze Zimt
Durchfall	212 f.	Blutwurz Eibisch Eichenrinde Frauenmantel Hamamelis Kamille Mädesüß Schafgarbe Spitzwegerich

»

Erkrankungen/ Beschwerden/ Anwendungsgebiet	Nähere Informationen s. S.	Hilfreiche Heilpflanzen
Entschlackung, Entgiftung	200 f.	Blutwurz Eibisch Eichenrinde Frauenmantel Hamamelis Kamille Mädesüß Schafgarbe Spitzwegerich Artischocke Birkenblätter Brennnessel Löwenzahn Schafgarbe
Erkältungskrankheiten	167 f.	Fichte Hagebutte Holunder Huflattich Mädesüß Spitzwegerich Umckaloabo Veilchen Weidenrinde
Gallenbeschwerden	215 ff.	Artischocke Löwenzahn Ringelblume Schafgarbe
Gallensteine	217	Anis Fenchel Frauenmantel Kamille
Gürtelrose	168 ff.	Cayennepfeffer Eukalyptus Hagebutte

Erkrankungen/ Beschwerden/ Anwendungsgebiet	Nähere Informationen s. S.	Hilfreiche Heilpflanzen
Halsschmerzen bei Kindern	182 f.	Blutwurz Eibisch Kamille Malve Odermennig Ringelblumen Salbei Sonnenhut Spitzwegerich Umckaloabo
Harnwegsinfektionen, Blasenentzündung	207 f.	Bärentraube Birkenblätter Brennnessel Cranberry Kamille Kapuzinerkresse Meerrettich Ringelblume Schachtelhalm Wacholderbeere
Hautausschläge	174 ff.	Birke Bockshornklee Brennnessel Eichenrinde Hamamelis Johanniskraut Kamille Lavendel Löwenzahn Mariendistel Nachtkerzenöl Schachtelhalm Schafgarbe Wacholder Weidenrinde

»

Erkrankungen/ Beschwerden/ Anwendungsgebiet	Nähere Informationen s. S.	Hilfreiche Heilpflanzen
Herzinsuffizienz	159 ff.	Adoniskraut Birkenblätter Brennnessel Herzgespann Maiglöckchen Meerzwiebel Melisse Mistel Weißdorn
Heuschnupfen	171 f.	Augentrost Gundermann Kamille Pestwurz Spitzwegerich Wasserdost
Husten	161 f.	Anis Efeu Eibisch Fenchel Fichte Huflattich Königskerze Malve Schlüsselblume Sonnentau Spitzwegerich Süßholzwurzel Thymian Umckaloabo Veilchen Ysop
Stärkung des Immunsystems	156 f.	Eisenkraut Ginsengwurzel Sonnenhut Taigawurzel

Erkrankungen/ Beschwerden/ Anwendungsgebiet	Nähere Informationen s. S.	Hilfreiche Heilpflanzen
Insektenstiche	172 f.	Arnika Hamamelis Spitzwegerich Zwiebel
Konzentrationsstörungen	184	Baldrian Johanniskraut Lavendel Mädesüß Melisse Mutterkraut Pestwurz Wacholder Weidenrinde
Kopfschmerzen, Migräne	190	Baldrian Johanniskraut Lavendel Mädesüß Melisse Mutterkraut Pestwurz Wacholder Weidenrinde
Krampfaderleiden	154 f.	Beifuß Buchweizen Hamamelis Johanniskraut Mariendistel Mistel Rosskastanie Rotes Weinlaub Schachtelhalm Schafgarbe Steinklee

≫

Erkrankungen/ Beschwerden/ Anwendungsgebiet	Nähere Informationen s. S.	Hilfreiche Heilpflanzen
Lebererkrankungen	217 f.	Artischocke Gelbwurz Löwenzahn Mariendistel Tausendgüldenkraut Wasserdost
Lippenherpes	170 f.	Johanniskraut Mönchspfeffer Rosmarin Schafgarbe Thymian Wacholder
Menstruation, verstärkte	181	Frauenmantel Lavendel Schachtelhalm
Menstruation, geringe	180 f.	Johanniskraut Mönchspfeffer Rosmarin Schafgarbe Thymian Wacholder
Menstruationsschmerzen	180	Beifuß Damiana Frauenmantel Kamille Ringelblume Schafgarbe Weidenrinde

Erkrankungen/ Beschwerden/ Anwendungsgebiet	Nähere Informationen s. S.	Hilfreiche Heilpflanzen
Nervenschmerzen	191 f.	Arnika Beinwell Cayennepfeffer Eukalyptus Gewürznelke Kalifornischer Mohn Traubensilberkerze Wacholder Weidenrinde
Neurodermitis, Schuppenflechte	175 f.	Aloe vera Birkenblätter Bockshornklee Cayennepfeffer Eichenrinde Hamamelis
Nierensteine/Nierenkolik	209 ff.	Baldrian Birkenblätter Brennnessel Damiana Kamille Pestwurz Petersilie Tausendgüldenkraut
Ohrenschmerzen, Mittelohrentzündung	223	Holunder Sonnenhut Spitzwegerich Zwiebel

Erkrankungen/ Beschwerden/ Anwendungsgebiet	Nähere Informationen s. S.	Hilfreiche Heilpflanzen
Prämenstruelles Syndrom (PMS)	178 f.	Beifuß Birkenblätter Brennnessel Damiana Fenchel Frauenmantel Johanniskraut Löwenzahn Melisse Mönchspfeffer Nachtkerze Schafgarbe Steinklee
Psychische Störungen mit erhöhter Aktivität	225 f.	Baldrian Beifuß Damiana Hopfen Johanniskraut Kalifornischer Mohn Lavendel Melisse Passionsblume Veilchen
Psychische Beschwerden mit verminderter Aktivität	230 f.	Damiana Ginseng Johanniskraut Löwenzahn Mariendistel Rosmarin Schafgarbe Sonnenhut Weidenrinde

Erkrankungen/ Beschwerden/ Anwendungsgebiet	Nähere Informationen s. S.	Hilfreiche Heilpflanzen
Reizblase	208 f.	Bärentraube Hopfen Johanniskraut Königskerze Löwenzahn Melisse Salbei Wacholder
Reizmagen, Reizdarm	214 f.	Anis Fenchel Ingwer Kamille Süßholz
Rückenschmerzen, Hexenschuss	188 f.	Arnika Beinwell Gewürznelke Wacholder Weidenrinde
Schadstoff- und Schwermetallbelastung	215 ff.	Birkenblätter Brennnessel Chlorella Holunder Löwenzahn Schachtelhalm Spirulina
Schilddrüsenüberfunktion	207	Herzgespann Melisse Weißdorn
Schlafstörungen	231 ff.	Baldrian Beifuß Damiana Hopfen Kalifornischer Mohn Lavendel Melisse Passionsblume Veilchen

»

Erkrankungen/ Beschwerden/ Anwendungsgebiet	Nähere Informationen s. S.	Hilfreiche Heilpflanzen
Schulstress	183 f.	Kamille Lavendel Melisse Süßholzwurzel
übermäßiges Schwitzen	225 f.	Kamille Salbei Schachtelhalm Walnuss Weidenrinde
Sodbrennen, Magenschleimhautentzündung, Magengeschwür	211 f.	Eibisch Kamille Melisse Schafgarbe Süßholz
Tinnitus, Hörsturz	223 ff.	Ginkgo Mutterkraut
Tumorerkrankungen	192 f.	Mistel
Übelkeit, Erbrechen	215	Ingwer Kamille Kardamom Melisse Zimt
Verletzungen, äußere	177 f.	Arnika Beinwell Hamamelis Johanniskrautöl Rosskastanie Steinklee Veilchen
Verstopfung	213 f.	Anis Faulbaumrinde Fenchel Indisches Flohsamenkraut

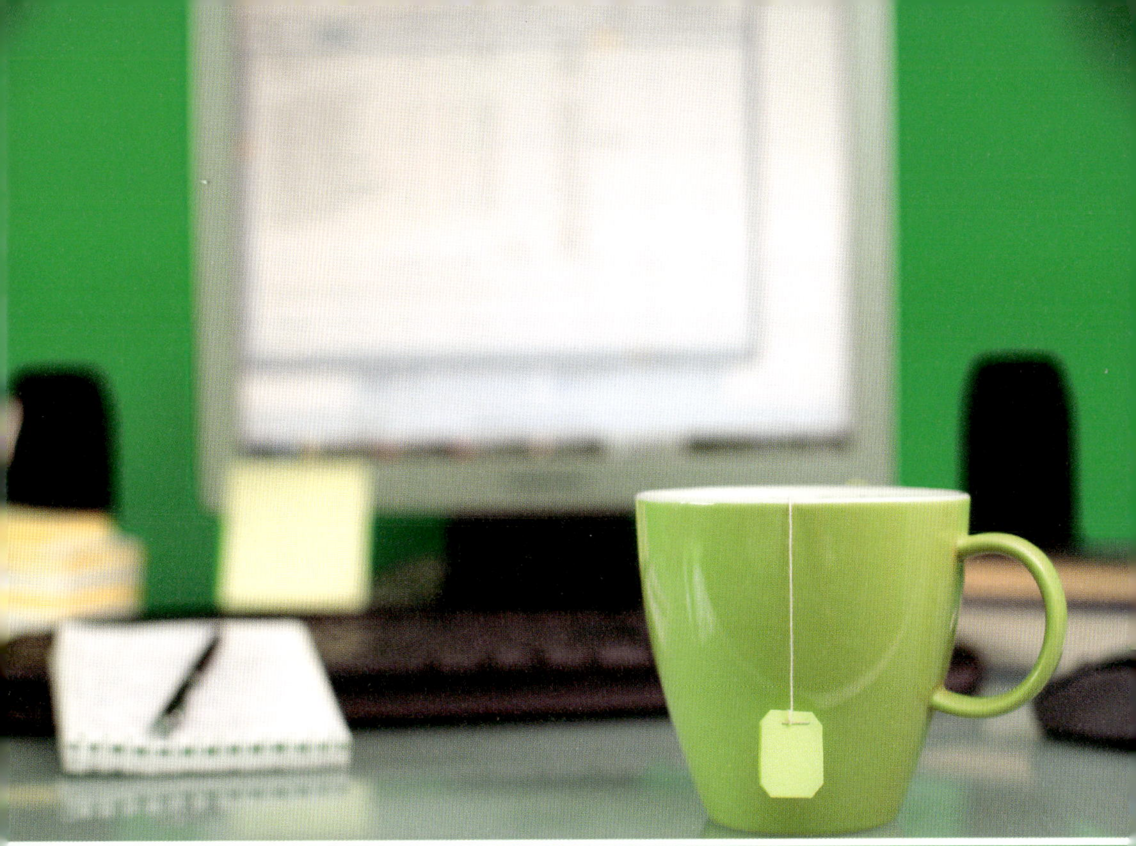

Serviceteil

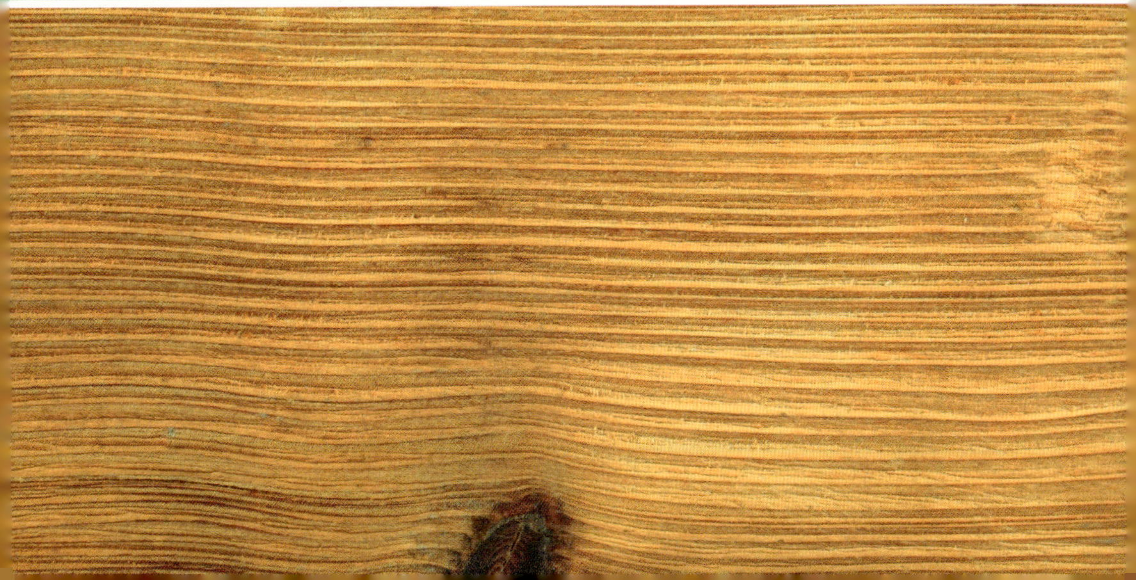

Hilfreiche Adressen

Wir wünschen Ihnen, dass Sie die nachfolgenden Adressen und Telefonnummern der Giftnotrufzentralen niemals benötigen werden.

Berlin

BBGes – Giftnotruf Berlin
Institut für Toxikologie
Klinische Toxikologie und Giftnotruf Berlin
Tel.: 030/19240, Fax: 030/30 686 799
mail@giftnotruf.de
www.giftnotruf.de

Bonn

Informationszentrale gegen Vergiftungen
Zentrum für Kinderheilkunde
Universitätsklinikum Bonn
Tel.: 0228/19240 und 0228/287-33211
Fax: 0228/287-33278 oder -33314
gizbn@ukb.uni-bonn.de
www.giftzentrale-bonn.de

Erfurt

Gemeinsames Giftinformationszentrum der Länder
Mecklenburg-Vorpommern, Sachsen,
Sachsen-Anhalt und Thüringen
Tel.: 0361/730 730, Fax: 0361/730 7317
ggiz@ggiz-erfurt.de
www.ggiz-erfurt.de

Freiburg

Zentrum für Kinder und Jugendmedizin

Vergiftungs-Informations-Zentrale
Tel.: 0761/19240, Fax: 0761/270 4457
giftinfo@uniklinik-freiburg.de
www.giftberatung.de

Göttingen

Giftinformationszentrum-Nord der Länder
Bremen, Hamburg,
Niedersachsen und Schleswig-Holstein
(GIZ-Nord)
Universitätsmedizin Göttingen –
Georg-August-Universität
Tel.:0551/19 240
Fax: 0551/38 31 88 1
giznord@giz-nord.de
www.Giz-Nord.de

Homburg

Informations- und Beratungszentrum für Vergiftungsfälle
Klinik für Kinder- und Jugendmedizin
Universitätsklinikum des Saarlandes
Tel.: 06841/19240
Fax: 06841/1621109
giftberatung@uniklinikum-saarland.de
www.uniklinikum-saarland.de/giftzentrale

Mainz

Giftinformationszentrum (GIZ)
der Länder Rheinland-Pfalz und Hessen
Klinische Toxikologie, Universitätsklinikum
Tel.: 06131/19240 oder 0700-GIFTINFO
Infoline: 06131-23 24 66
Fax: 06131/23 2468 oder 06131/280556

mail@giftinfo.uni-mainz.de
www.giftinfo.uni-mainz.de/

München

Giftnotruf München
Toxikologische Abteilung der II. Med. Klinik und
Poliklinik, rechts der
Isar der Technischen Universität München
Tel.: 089/19240
tox@lrz.tu-muenchen.de
www.toxinfo.org/

Nürnberg

Giftnotrufzentrale Nürnberg
Med. Klinik 1, Klinikum Nürnberg
Lehrstuhl Innere Medizin-Gerontologie,
Universität Erlangen-Nürnberg
Giftnotruf: 0911/398-2451
Tel.: 0911/398 2665, Fax: 0911/398 2205
giftnotruf@klinikum-nuernberg.de

Weitere hilfreiche Internetadressen

- www.botanikus.de
- www.pflanzenbestimmung.de
- www.heilkraeuter.de
- www.smgp.ch
- www.phytotherapie-komitee.de
- www.koop-phyto.org
- www.phytotherapy.org
- www.phytotherapie.at

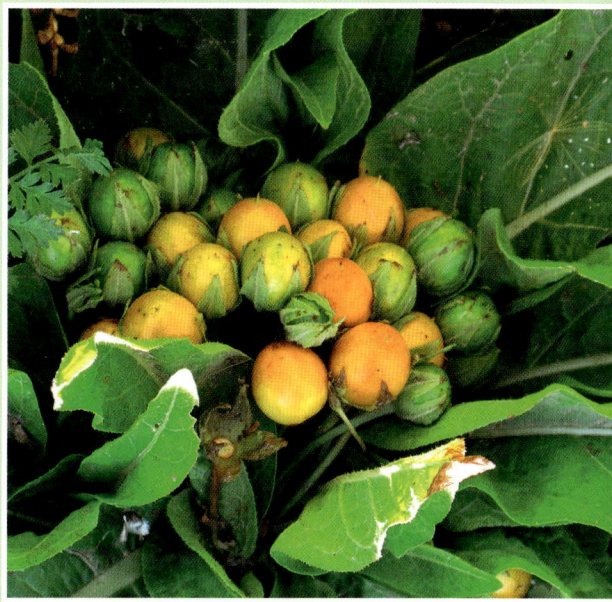

Beschwerdenregister

Heilpflanzenregister

Bildnachweis

Wir bedanken uns bei allen Bildlieferanten, die uns durch die Bereitstellung von Abbildungen freundlicherweise unterstützt haben.

djd/deutsche journalisten dienste: djd/Arcon International 162; djd/Weleda 219 o. l.; djd/Phonak; **dpa pictura alliance Frankfurt:** 8, 13, 28, 34, 39, 53, 56, 58, 73, 89, 90, 106, 113, 116, 126, 134, 156, 203, 204; **fotolia.com:** Konstanze Gruber 4 o., 249; von Lieres 4 u.; drubig-photo 5 o., 231; Floydine 6 o., 11,133, 138; Marina Lohrbach 6 u., 246, 230; doris oberfrank-list 7, 166; PhotoSG 9, 14, 21, 135, 147, 163, 168, 189, 209; lily 10; Kathleen Rekowski 15 o.; unpict 15 u., 19, 233; chiarafornasari 18; Fel1ks 25; hellyf 40; Stephan von Mikusch 41; fabianammer 44; emer 45, 78, 86, 115, 191; Unclesam 46; Digra987 47; Serghei Velusceac 49 o.; M. Schuppich 50, 81; rainbow33 54 o.; Joachim Opelka 54 u., Pavel Parmenov 66; lexmomot 74; XK 83; Svenja98 84; ExQuisine 94; Jürgen Fälchle 96; DOC RABE Media 98; tsach 99; Simone Andress 100; Kanusommer 104; Printemps 110, 185; mane82 111; arolina66 112, 211; Joachim Opelka 122; LianeM 118, 206; st-fotograf 125; Václav Mach 127; Heike Rau 128, 140 u. r., 153, 155, 174, 177, 226, 229; Hetizia 140 o. l.; Botamochy 141; nipitphand 143; fotoknips 144; Team 5 145; Gerhard Seybert 146; Kiddaikiddee 149; Picture-Factory 157 u. l.; Kzenon 157 o. r.; WavebreakmediaMicro 164; Diana Taliun 170; by-studio 172; Adam Gregor 173; Africa Studio 176; GiBu 180; fotoknips 181; Yvonne Bogdanski 182; 2xSamara.com 183; Svenja98 184; Miroslava Arnaudova 186; palomita0306 187; HandmadePictures 188; Sea Wave 194; Marzia Giacobbe 196, 216 r. r.; Andrzej Wilusz 197; Rozmarina 198; ratmaner 200; fovito 202; Sonja Birkelbach 206; Adam Gregor 210; gaborphotos 213; Grafvision 214; tinadefortunata 218; Eisenhans 219; Kathrin39 221; Ellie Nator 225; **istockphoto.com:** Kazakov 24; ajaykampani 35; igor 36; yogesh_more 57; JoolsBerlin 60; jasony00 121; HeikeRau 150; jamesbenet 159; GMVozd 165; **mauritius images:** 160; **pixelio.de:** Mika Abey 26; Dr. Astrid Kettling 27, 51; Stefanie Abel 29; Oliver Arndt 30; Elke Barbara Bachler 32; Angelika Wolter 33, 63, 103; Maren Beßler 37; Essenia Deva 38; Astrid Götze-Happe 42; Miroslaw 43; M. v. S. Scheherazade 52, susannebraun 55; Michael Mertes 61; Birgit Winter 64; kladu 65; ELZA 69; Alexandra H. 71M; Gaby Schoenemann 75; Rainer Sturm 76; Gila Hanssen 77; Kurt f. Dominik 79, 91, 105; Karl-Heinz Liebisch 80; Günter Havlana 82, 193; Irene Lehmann 85; Katharina Wieland-Müller 87; moorhenne 88; Uwe Kunze 92; bobby metzger 93; Dieter Hopf 95; Florentine 97 o. + u.; Betty 101; Susanne Schmich 102, 119 o.; Achim Lueckemeyer 108; Joujou 114; Ulrich Velten 117; M. Gade 120; Annamartha 122; Walter Eberl 119 u.; Himi 190; **shutterstock.com:** Madlen 5 u. ; anyaivanova 23; Bildagentur Zoonar GmbH 31, 107, 222; Dancing Fish 48; Willi Schmitz 70; moonrise 109; Calvste 124; nanka 129; Image Point Fr 137; Janaka Dharmasena 151; Ilja Generalov 169; Piotr Marcinski 201; AlessandroZocc 212; JCREATION 220; Michael Pettigrew 227; Dream79 228; bopav 247; **Sonstige:** Lizenz cc-by-sa: Franz Xaver 22; Lizenz cc-by-sa: Simon A. Eugster 49 u.; Lizenz cc-by-sa: Stan Shebs 67; Lizenz cc-by-sa: File Upload Bot (Magnus Manske) 68